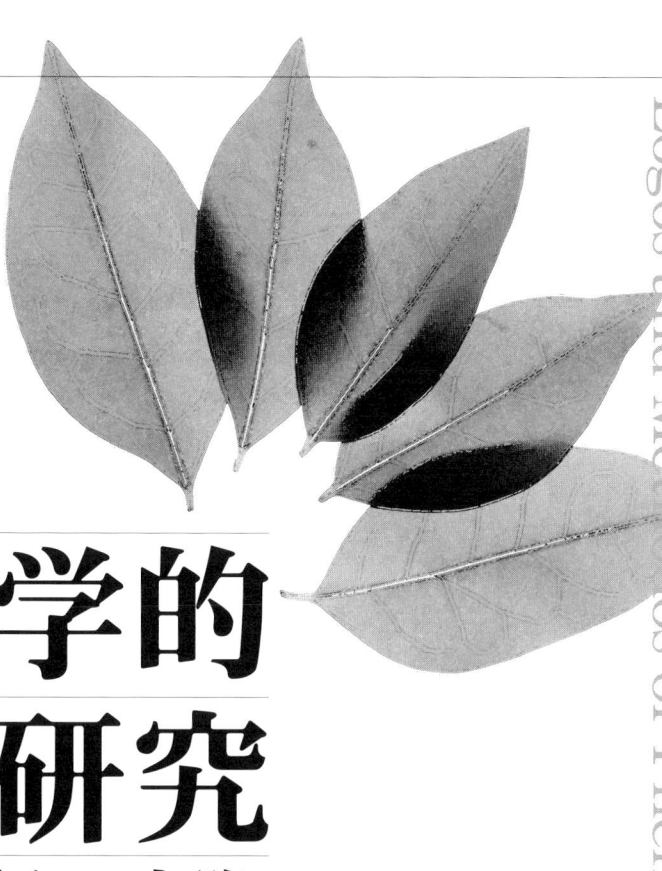

現象学的看護研究
理論と分析の実際

編集
松葉祥一 同志社大学グローバル地域文化学部嘱託講師
西村ユミ 東京都立大学大学院人間健康科学研究科看護科学域教授

医学書院

【編者略歴】
■松葉祥一(まつばしょういち)
同志社大学グローバル地域文化学部嘱託講師
1979年同志社大学文学部文化学科哲学・倫理学専攻卒．1983年同大学大学院文学研究科哲学専攻博士課程前期修了．1987年パリ第8大学文学部哲学科博士課程満期退学．同志社大学・龍谷大学・立命館大学の非常勤講師を経て1997年神戸市看護大学助教授，2001年同教授．2017年より現職．専門は現象学，政治・社会哲学，生命・医療倫理学．著書に『哲学的なものと政治的なもの―開かれた現象学のために』(青土社)，共著に『系統看護学講座　看護倫理』(医学書院)など多数．

■西村ユミ(にしむらゆみ)
東京都立大学大学院人間健康科学研究科看護科学域教授
1991年日本赤十字看護大学卒．神経内科病棟勤務を経て，1997年女子栄養大学大学院栄養学研究科(保健学専攻)修士課程修了．2000年日本赤十字看護大学大学院看護学研究科博士後期課程修了．同大学講師，静岡県立大学助教授，大阪大学コミュニケーションデザイン・センター准教授を経て，2012年より現職．著書に『語りかける身体―看護ケアの現象学』(ゆみる出版)，『看護師たちの現象学―協働実践の現場から』(青土社)などがある．

現象学的看護研究―理論と分析の実際

発　行　2014年12月1日　第1版第1刷ⓒ
　　　　2024年2月1日　第1版第4刷
編　集　松葉祥一・西村ユミ
発行者　株式会社　医学書院
　　　　代表取締役　金原　俊
　　　　〒113-8719　東京都文京区本郷1-28-23
　　　　電話　03-3817-5600(社内案内)
印刷・製本　アイワード

本書の複製権・翻訳権・上映権・譲渡権・貸与権・公衆送信権(送信可能化権を含む)は株式会社医学書院が保有します．

ISBN978-4-260-02048-0

本書を無断で複製する行為(複写，スキャン，デジタルデータ化など)は，「私的使用のための複製」など著作権法上の限られた例外を除き禁じられています．大学，病院，診療所，企業などにおいて，業務上使用する目的(診療，研究活動を含む)で上記の行為を行うことは，その使用範囲が内部的であっても，私的使用には該当せず，違法です．また私的使用に該当する場合であっても，代行業者等の第三者に依頼して上記の行為を行うことは違法となります．

JCOPY　〈出版者著作権管理機構　委託出版物〉
本書の無断複製は著作権法上での例外を除き禁じられています．複製される場合は，そのつど事前に，出版者著作権管理機構(電話03-5244-5088，FAX 03-5244-5089，info@jcopy.or.jp)の許諾を得てください．

はじめに

　本書は，現象学的看護研究について学ぼうとする方々のために書かれたテキストである．現象学的研究についてはじめて学ぶ方から，本格的に研究を始めようと思っている方まで，多くの方々に読んでいただきたい．

　現象学的研究の目的は，「生きられた経験」を明らかにすることである．例えば病いと共に生きている人の経験をインタビューや参加観察などによって記述し，その記述を読み解くことによってその人の「生きられた経験」を明らかにするとともに，そこに場合によっては一般的構造を見出そうとするのである．

　ただ，そのための方法は一つではない．現象学的研究が「開かれた方法」であることは，序論からすぐに理解していただけるだろう．この場合の「開かれた」というのは，誰でも手がけることができるという意味と同時に，あらかじめ手順が決まっていないという意味でもある．現象学的研究の場合，研究テーマによって，それに適した方法を見出さなければならないのである．

　したがって，本書は標準的なマニュアルや手順書の類ではない．本書にあるのは，多様な現象学的研究の方法と，その理論的根拠についての議論だけである．この点が本書の特色の一つである．第2部の第1章ではジオルジやコレッツィらの研究方法が概観され，第2章では村上靖彦の研究方法が，第3章ではP・ベナーの研究方法が比較的詳しく紹介される．そして特に第3部には，西村ユミが行った現象学的研究の研究計画から倫理審査，インタビュー，データ分析までが，詳しい解説と同時に収められている．データ分析のノート（別冊参照）が公開されるのは，おそらく初めてのことであろう．また補章では，実際に現象学的研究を行った指導者や大学院生の方法や経験が紹介されている．資料編では，現象学的看護研究に基づく代表的な著作と論文の内容と方法が紹介される．

　ただ，実際に現象学的研究を行うためには，こうした方法を参考にしながらも，研究対象によってそのつど方法を考える必要がある．そのために必要な考え方については，第1部が助けになるだろう．

　本書のもう一つの特色は，看護学と哲学の研究者が6年間にわたって行った共同研究の成果だということである．哲学用語の解説にも力を注ぎ，なるべくわかりやすい記述を心がけたつもりである．現象学的研究が「開かれた方法」であるということは，これからも議論と修正を重ねなければならないということである．読者の皆さんのご意見をぜひお寄せいただきたい．

2014年10月

松葉祥一

CONTENTS

序論　現象学的研究を学ぶために

1　現象学的研究はなぜ難しいのか ─────────────────── 1
　　1. 現象学的研究に必要な視点の変更 ……… 1
　　2. 現象学的研究の看護学への適用 ……… 2
2　マニュアルではなく思考の筋道を ─────────────────── 3
　　1. 命題定立型の研究 ……… 3
　　2. 「開かれた方法論的態度」としての現象学 ……… 4
3　本書の概要 ─────────────────────────────── 5

第1部　現象学的看護研究の理論と歴史

第1章　現象学とは何か

1　なぜ現象学だったのか ───────────────────────── 8
　　　直接経験とはどのようなものか ……… 9
2　どうすれば直接経験に帰れるか──還元 ───────────── 10
　　1. どうすれば意識の外に実在する対象を正しく知ることができるか ……… 11
　　2. 意識の根本的な働きとしての志向性 ……… 11
3　現象学的研究は「役に立つ」か ─────────────────── 12
　　1. 現象学は主観的なのか ……… 12
　　2. 偶然の出来事の細部を明らかにする ……… 13
　　3. 個別性と一回性のなかにこそ興味深い構造が隠れている ……… 14
4　現象学は看護研究に適用できるか ──────────────── 14
　　1. 看護師の語りと分析者の視線が互いに浸透し合ったデータ分析 ……… 14
　　2. 他者についての現象学 ……… 15

第2章　現象学の歴史

1　フッサール現象学の誕生とその背景 ───────────────── 17
　　1. エトムント・フッサール ……… 17
　　2. エルンスト・マッハ ……… 17
　　3. フランツ・ブレンターノ ……… 18
2　『危機』書と生活世界 ──────────────────────── 19
　　　生活世界へと回帰することの重要性 ……… 19

3　メルロ＝ポンティとシュッツ ―――――――― 20
　　1.　モーリス・メルロ＝ポンティ ……… 20
　　2.　アルフレッド・シュッツ ……… 21
　【column】フェミニズム現象学 ……… 22
4　ディルタイと解釈学的心理学 ―――――――― 23
　　1.　ヴィルヘルム・ディルタイ ……… 23
　　2.　体験の理解とは ……… 23
5　ハイデガーの解釈学的現象学 ―――――――― 24
　　1.　マルティン・ハイデガー ……… 24
　　2.　ハンス＝ゲオルグ・ガーダマー ……… 25
　　3.　ルートヴィヒ・ビンスワンガー ……… 26

第3章　現象学的看護研究の歴史と現状

1　思想としての，対人関係理解のための現象学 ―――――――― 27
　　1.　心理学者である早坂からの導入 ……… 27
　　2.　哲学者の思想運動からの導入 ……… 29
2　現象学を導入した理論と現象学的方法の構築 ―――――――― 30
　　1.　パターソン＆ズデラッドとその方法 ……… 30
　　2.　パースィとその方法 ……… 32
　　3.　ワトソンとその方法 ……… 34
3　多様な学術論文（現象学的看護研究）へ ―――――――― 35
4　日本の動向——学位論文と特集より ―――――――― 36
5　近年の動向 ―――――――― 37

第2部　研究方法としての現象学

第1章　質的研究のなかの現象学

1　量的研究方法と質的研究方法 ―――――――― 42
　　1.　四つの探求レベル ……… 42
　　2.　量的研究と質的研究の違い ……… 42
　　3.　ミックスメソッドの使用について ……… 43
2　質的研究方法のなかでの現象学的研究の位置づけ ―――――――― 44
　　1.　質的研究の定義と特徴 ……… 44
　　2.　現象学とグラウンデッド・セオリーの違い ……… 45

CONTENTS

  3. 看護学研究のうち，質的研究を用いた論文数の推移………49
3 多様な現象学的研究方法 ——————————————— 50
  1. ジオルジとその方法………50
  2. コレッツィとその方法………51
  3. ヴァン・マーネンとその方法………52
  4. 現象学的な研究の例………54

第2章　現象学的研究の方法——哲学の視点から

1 インタビュー ——————————————————— 57
  1. インタビュアーの機能………57
  2. 即興的反省………58
2 データ分析 ———————————————————— 59
  1. ビデオカメラのように………59
  2. モチーフ——語りと経験の個別性………60
  3. シグナル——語りの細部と経験の大きな流れ………60
  4. ノイズ——複数の文脈の交差点………61
3 構造の取り出しと概念化 ——————————————— 63
  1. 基本カテゴリー——時間，空間，身体，言語，制度………63
  2. 現象とは〈流れ〉である………63
  3. 概念化と哲学的概念との対話………64

第3章　ベナーの解釈学的方法

1 解釈学的研究の特徴——人間の時間性・社会性・実践性・身体性への注目 —— 65
  1. 時間性への注目………65
  2. 社会性への注目………66
  3. 実践性への注目………66
  4. 身体性への注目………66
2 解釈学的研究と現象学的研究 ————————————— 67
3 解釈学的研究の妥当性 ———————————————— 69
  1. データに最良の説明を与えるものであること………69
  2. 解釈が検証可能で受けいれられるものであること………69
  3. 解釈が理解の増大をもたらすものであること………70
  4. 解釈の対象となる世界の実践，意味，連関，実践知を明らかにするものであること………70

4 解釈学的看護研究のプロセス ───────────────── 70
　　　　　1. 研究計画 ……… 71
　　　　　2. インタビュー ……… 71
　　　　　3. 解釈 ……… 73
　　　5 解釈学的研究への批判 ───────────────────── 75
　　　　　【インタビュー】解釈的看護研究の方法と教育──ベナー氏に聞く ……… 78

第3部　現象学的看護研究の実際　"看護"はいかに語られ継承され得るか

第1章　研究動機から研究目的へ──何を明らかにしたいのか

　　　はじめに──方法について ──────────────────── 92
　　　1 研究動機から研究目的へ ───────────────────── 93
　　　2 "探求しようとする事象"と"私"との結びつきを解きほぐす経験の記述 ── 94
　　　　　【column】事象との関係を解きほぐす ……… 97
　　　3 先行研究の検討 ───────────────────────── 98
　　　　　文献検討のポイント ……… 98
　　　4 共同研究のメンバーとの議論，および予備的な調査 ─────── 100
　　　5 予備的インタビュー ─────────────────────── 101
　　　　　【column】参加者の志向性に関心を向けること ……… 103

第2章　なぜ現象学を手がかりにする必要があるのかを検討する

　　　1 事象の特徴の検討 ──────────────────────── 105
　　　2 事象そのものへたち帰ることの要請 ────────────── 106

第3章　調査の仕方を考える：インタビューとフィールドワーク

　　　1 インタビューの計画 ─────────────────────── 108
　　　　　【column】現象学におけるインタビュー法 ……… 109
　　　2 フォーカス・グループ・インタビュー ──────────── 111
　　　3 フィールドワーク ─────────────────────── 111
　　　　　【研究計画書の作成】……… 113
　　　4 倫理的配慮について ─────────────────────── 116

CONTENTS

第4章 データを読み，分析し，記述する

1 データの準備 — 122
2 データを繰り返し読む — 123
  1. "文脈"に留意して読む ……… 123
  2. 気になる表現をマークする ……… 124
3 気になる表現を読んでいく — 126
4 語り方が示すことを読む — 128
  1. 「誰が」の繰り返し ……… 129
  2. 逆説の表現 ……… 129
  3. 質問と応答のずれ ……… 130
5 展開を読む — 131
  1. 看護の視点を私の視点として探る ……… 131
  2. 自分の言いたいことの探究 ……… 134
  3. 何が譲れないのか──普通に看護師だったらすること ……… 135
  4. 「それがキーワードかも」へ ……… 139
6 分析の視点を振り返る — 145
  1. 主語を誰（何）として語っているか ……… 145
  2. 何に関心が向けられているのか ……… 145
  3. 経験はいかに更新されているのか ……… 146
  4. インタビュアーの質問に対してインタビュイーはいかに応答したか ……… 146
7 記述を洗練する — 147
8 記述の構成を定めて再記述する — 147
9 考察を書き，「問題の所在」を見直す — 149

補章

■現象学的看護研究における個人的経験

1 現象学との出会い — 152
2 大学院生の研究の概略 — 153
3 分析における疑問 — 154
4 分析における注意点（指導を受けた内容） — 156
  1. 語りのなかにキーワードとなる言葉や出来事を見つけ出す ……… 156
  2. 核心となることは何かを読み取る ……… 156
  3. テーマについてわかったことを具体的な言葉でサマリーとする ……… 156
  4. 解釈する ……… 157
  5. パラダイムケースの構造を明らかにする ……… 157

5　大学院生とともに指導を受けた経験から思ったこと ────── 158
■大学院生が現象学的看護研究を行った経験から
●構造を一つひとつ読み解いた，私の現象学的研究の経験の振り返り ── 160
　　1．研究テーマへの関心とその移り変わり ……… 160
　　2．研究フィールドとインタビューの方法 ……… 162
　　3．データの分析・解釈方法 ……… 163
●学位論文において現象学を手がかりとした質的研究を行った経験 ──── 166
　　1．私が研究テーマへの関心をもったきっかけ ……… 166
　　2．現象学，そして西村先生との出会い ……… 167
　　3．インタビュー法とフィールド調査 ……… 169
　　4．データ分析 ……… 171
　　5．現象学を手がかりとして研究を行ったなかで ……… 172
●私の研究経験 ────────────────────────── 172
　　1．研究の問いを問い続けていたら，現象学がやってきた ……… 172
　　2．研究計画を立てる ……… 174
　　3．インタビューと分析・記述 ……… 176

資料編

- 現象学に関する用語解説 ……… 182
- 現象学的看護研究に関する著作紹介 ……… 186
- 現象学的看護研究に関する国内論文紹介 ……… 193
- 現象学的研究に関する海外論文紹介 ……… 197
- 現象学をもっと知りたい人のためのブックガイド ……… 201

あとがき ──────────────────────────────── 204
索引 ─────────────────────────────────── 207

別冊：現象学的方法を用いたインタビューデータ分析の実際

執筆者一覧

編集

| 松葉　祥一 | 同志社大学グローバル地域文化学部嘱託講師 |
| 西村　ユミ | 東京都立大学大学院人間健康科学研究科看護科学域教授 |

執筆(五十音順)

家髙　　洋	東北医科薬科大学教養教育センター哲学教室教授
石田絵美子	兵庫医療大学看護学部看護学科講師
亀井　大輔	立命館大学文学部教授
河野　由枝	国立循環器病研究センター副看護師長
神田　大輔	立命館大学文学部非常勤講師
北尾　良太	京都大学医学部附属病院倫理支援部
グレッグ美鈴	名桜大学大学院看護学研究科教授
河野　哲也	立教大学文学部教授
西村　ユミ	東京都立大学大学院人間健康科学研究科看護科学域教授
細野　知子	日本赤十字看護大学看護学部准教授
ほんま　なほ	大阪大学COデザインセンター教授
松葉　祥一	同志社大学グローバル地域文化学部嘱託講師
三浦　　藍	四條畷学園大学看護学部看護学科准教授
村上　靖彦	大阪大学大学院人間科学研究科教授

各章の担当者は以下のとおりであり，全体に松葉と西村が手を加えた．

序　論…………松葉
第1部　第1章…松葉
　　　　第2章…河野哲也（＋ほんま）
　　　　第3章…西村（＋三浦）
第2部　第1章…グレッグ＋西村
　　　　第2章…村上
　　　　第3章…松葉
第3部…………西村
補　章…………グレッグ＋河野由枝＋石田＋北尾
資料編…………神田＋家髙＋細野＋亀井

序論　現象学的研究を学ぶために

1 現象学的研究はなぜ難しいのか

　多くの看護師や大学院生，研究者の皆さんから，「現象学的看護研究には興味があるけれども，難しくて手が出せない」という声をよく聞く．その理由として，用語が難解であることや，研究方法がわかりにくいことが挙げられることが多い．確かに，「還元」や「志向性」といった現象学の用語は難解に思える．また，他の質的研究のような具体的手順が示されていないので，どのように手をつけてよいか戸惑うことが多いようだ．なかでも特に難しいという声が多いのが，インタビューとデータの分析である．

　他の質的研究方法のインタビューでは，あらかじめインタビューガイドを作っておくことができるが，現象学的研究の場合，研究協力者に自由に語ってもらうことが重要なので，どのような質問をするかあらかじめ決めておくことはほとんどない．そのため，「インタビューを始めるときにどこまでテーマを説明してよいのか」，「あまり積極的に話してくださらない協力者の場合はどうすればよいか」，「確認のための質問はどこまでしてよいのか」といった疑問にぶつかる人が多いようだ．

　データの分析方法についても，現象学的研究の場合，コード化やラベリングのような具体的手順の指示がない．せいぜいのところ繰り返しテキストを読むこと，意味の単位に分けること，本質的な意味を見出すことといったことしか書かれていない．それゆえ，「何を手がかりにして分析すればよいのか」，「どうすれば本質的な意味に到達できたといえるのか」などについて困る人が多いようだ．

　現象学的研究の場合，後に見るように，あらかじめ決まった手順やマニュアルはなく，むしろ研究テーマや対象によって方法を変える必要があるので，どのように手をつければよいのかわからないのであろう．しかし逆に言えば，現象学的研究の基本をしっかり理解していれば，どのような方法をとってもよいのである．

1．現象学的研究に必要な視点の変更

　ただ，現象学的研究の基本を理解するためには，ある種の発想の転換が必要なので，学ぶ人にとって取っつきにくいのかもしれない．つまり，用語や方法が難しいというよりも，慣れ親しんだものの見方から離れることが難しいのである．

　現象学的研究に必要な視点の変更とは，「事象そのものへ"たち帰る"こと」である．言い換えればわれわれの「生きられた経験」，つまりわれわれが本当に経験

したことへと"たち帰る"ことである．例えば，今，「皆さんが教室で経験していることを記述してください」と言うと，多くの人が，教室の平面図を描いて自分の座っている位置を示し，授業の開始時間と現在の時間を書き，授業内容を箇条書きにして，「これが私の経験です」とおっしゃるだろう．しかし，それは実際にわれわれの経験したことだろうか．上から平面図のような教室を眺めただろうか，ずっと授業のことだけを考えていただろうか．むしろ，前の人の頭が気になっていたり，エアコンの音が聞こえたりしているのではないだろうか．自然科学的な研究は，われわれの経験の中から，意識的に行った行動や重要だと思われる要素だけを取り出して，空間座標や時間軸といった客観的指標にあわせて再構築し，残りの部分は捨てる，あるいはフッサールの言い方では隠してしまう．現象学的研究が求めるのは，そうした抽象化を行う前の「生きられた経験」にたち帰ることなのである．これは，自然科学的なものの見方に慣れていると，なかなか難しい．

現象学的研究がそうしたいわば意識されることのない経験を重要視するのは，それが重要な意味をもつ場合があるからである．われわれは，よく知った場所に意識することなく到着することができるが，それを地図に書くことは難しい場合がある．看護学の研究で言えば，病いとともに生きている人々やその家族の経験を理解しようとするとき，こうした意識にのぼらない経験が重要な手がかりになる場合がある．また例えば熟練看護師が，データを見る前から患者の異変に気づくのは，病室の雰囲気などさまざまな情報を総合的に判断しているからではないか．われわれの意識的な行動は，むしろこうした意識的でない経験の基盤の上に成立しているのではないか．こうした意識していない経験や行動は，自然科学的研究ではとらえることができない．現象学的研究は，こうした経験を明らかにすることに適している．

2．現象学的研究の看護学への適用

実際，看護学に現象学の研究方法が適用されるようになったのは，第一に看護学の研究対象が，物理的側面だけでなく心理的，社会的側面を備えた人間の病いや健康だからだと推測できる．言い換えれば，自然科学的研究がこうした人間のあり方を**分析的**(部分的)に明らかにしようとするのに対して，現象学的研究は，**綜合的**(全体的)にとらえようとするからでもある．第二に，看護研究の対象としての病いや健康が，自然科学的研究に必要な条件のコントロールや追試を受けつけず，つねに変化している対象だからである．この二つの理由は，心理学や社会学，精神医学などで現象学的研究が採用されたのと同じ理由である．

しかし，現象学的看護研究の方法論については，ジオルジやコレッツィら現象学的心理学者の定式化した方法に基づいてパースィやワトソンらが方法論の確立を目指したにもかかわらず，一般的方法が確立されたとはいえず，また特に理論的根拠づけが弱いという批判には一定の説得力がある．しかしたとえ手順やマニュアルを示すことはできないとしても，現象学に方法はないという説明だけで

は，少なくともこれから現象学的研究を学ぼうとする人たちに対しては不親切であろう．先に述べたように現象学の基本となる考え方を土台にして，現象学的研究に適したテーマ設定や，研究の際に注意すべきこと，データを解釈する際の指針などを示すことはできるだろう．また特に，そうした方法の理論的根拠を明らかにしておくことは，研究者が研究テーマに即して方法を考えていくうえでの役に立つであろう．

そこで，哲学と看護の研究者が，現象学的研究の方法や教育を共同で検討するための研究会を通算 6 年間行った．本書はその成果である[注1]．

2 マニュアルではなく思考の筋道を

この研究会でしばしば議論されたのが，現象学的研究に方法はあるかという問いである．今見たように，現象学にあらかじめ決まったマニュアルや手順はなく，研究しようとしている事象の方から呼び求められる形で研究手順が決まるという点で意見が一致した．

確かに，医療現場では，手順書やマニュアルがとても重要な役割を果たす．安全を確保するためにマニュアルは重要で，事故などが起こった場合は，マニュアルに沿っていたかどうかが問われることさえある．しかし，現象学的研究の場合，マニュアルを作ってしまうと，事象のほうがアプローチの仕方を示してくれているのに，これを無視してマニュアルに従ってしまうことになる．インタビューやフィールドノーツを読めば見えてくるはずのことを，マニュアルに従って分析してしまうことになる．私たちが知らず知らずのうちに陥っている態度を問い直すことが，患者や看護師，学生などの経験を理解するための手がかりになったり，看護師と患者との間で起こっているケアという実践を記述したりするための糸口になったりするのであるが，むしろ語りや記録を分析する方法の方に興味が向かってしまうことになる．

1．命題定立型の研究

実際，現象学的研究の場合，マニュアル化できない部分が多い．例えばインタビューの場合，経験を自由に語ってもらうとしても，その語り手の状況や関心にそった言葉を投げかける必要があり，それはそのときの状況によって決まる．現象学的研究の場合，その場の状況にいかに応じるかが重要になる．インタビューの際の最初の問いかけは研究目的にそって投げかけたとしても，その後，何がど

注

1. 本書は，平成 21-23 年度科学研究費補助金（基盤研究（C）「現象学的看護研究の方法論の確立」（課題番号 21592712：研究代表者，松葉祥一）および平成 24-26 年度科学研究費補助金（基盤研究（C）「現象学的看護研究の教育方法の確立」（課題番号 24593231：研究代表者，松葉祥一）の助成による研究の成果である．

う起こるかは，協力者がどのように語るかにかかっているからである．したがって分析の場合も，相手の語った言葉だけを分析するのではなく，両者の言葉がいかに生み出されているかを分析しなければならない．

このように狭い意味での方法をあらかじめ決めることができないのは，自然科学的研究のような**仮説検証型**の研究と違って，現象学的研究が**命題定立型**の研究だからだという説明ができるだろう．仮説検証型研究の場合は，あらかじめ研究対象がはっきりしているので研究対象に適した方法を決めることができるが，命題定立型の研究の場合，最初から研究対象がどういうものかはっきりしているわけではないので，どのような方法が適しているのかは研究を始めてみないとわからないのである．研究を行っている最中は，自分がどのような方法を用いているのかは必ずしも自明ではない．あるいはむしろ，研究方法は，研究対象が明らかになるにつれてその都度発見されなければならない．見る前に跳んでみて，あとから振り返ったときに方法が明らかになってくるのである[注2]．

2．「開かれた方法論的態度」としての現象学

私たちは，木田元とともに，現象学を「開かれた方法論的態度」であると規定したい．

> 「私は現象学を完結した一つの理論体系とか，ましてや形而上学のたぐいとは考えない．それはあくまでも開かれた方法的態度なのである．といっても（……）この方法なるものを料理の〈作り方〉とか自動車の操縦の〈仕方〉のような一定の結果を保証してくれる一連の〈手つづき〉と考えるとすれば，それは論外である．方法とは本来，デカルトの解析の方法やヘーゲルの弁証法がそうであったように，思考の**スタイル**，研究対象に立ち向かう**態度**のことなのである」(木田，1970，p.8. 強調木田)．

そこで私たちは，手順やマニュアルではなく，方法という語の元の意味である「思考の道筋（メトドス）」を示すことにした．例えば，囲碁の定石のように，途中から変化させてもよい，いやむしろ必ず変化させなければいけないが，それぞれの手順にどういう意味があるのかということを解説しつつ例を示すことで，自分なりの方法を見つけるための手がかりにしてもらいたいと考えた．したがって本書には手順やマニュアルはない．本書が目指すのは，現象学的研究を考えながら進めるためのポイントを示すことであり，事象にあわせた方法を見つけるための手がかりを提供することである．

2．したがって，現象学的研究の場合，先に方法を提示する自然科学の論文の様式は，本当はふさわしくないことになる．ただ，様式が決まっている場合は，それに合わせるより他はない．

3 本書の概要

以下は，本書の概要である．

第1部「現象学的看護研究の理論と歴史」の第1章では，導入として，現象学とは何か，現象学的研究とは何かについて簡単に見ておきたい．第2章では，現象学の歴史と理論を見ておこう．すなわち，どのように現象学がフッサール，ハイデガーからメルロ=ポンティへと展開していったか，また現象学的研究が社会学や精神医学，心理学に導入された歴史と理論を紹介する．第3章では，どのように看護理論や看護研究に現象学が導入されるようになったのか，その歴史と理論を見ておこう．

第2部「研究方法としての現象学」の第1章では，現象学の方法についての議論を，いくつかの疑問に答えるかたちで整理しておきたい．すなわち，現象学的研究の研究成果は普遍性をもちうるか，現象学は他者の経験を扱いうるのかといった，現象学的看護研究を学ぼうとする皆さんが必ず抱くであろう疑問である．第2章では，看護研究のなかでの現象学的研究の位置について考えておきたい．すなわち，量的研究と質的研究の違い，質的研究方法のなかでの現象学的研究の位置である．また，ジオルジやコレッツィら，現象学的看護研究のいくつかの理論的立場を比較検討する．第3章では，現象学的看護研究のなかでも特異な位置を占める，ベナーの解釈学的研究の理論的背景と実際の方法について見ておこう．

第3部「現象学的看護研究の実際」では，実例として西村ユミによる研究「"看護"はいかに語られ継承され得るか――看護系大学院教育における看護教員の経験に注目して」を見ていきながら，現象学的研究のプロセスとその理論的背景を検討する．すなわち，研究計画書からインタビューの方法，得られたデータをどのように分析するか，順を追ってみていきたい．

補章では，実際に現象学的研究を行った看護系の教育者と大学院生に，自らの指導と研究の概要と，現象学的研究を行ったうえで難しかった点とその解決策について報告してもらう．

「資料編」では，現象学の主要な用語と代表的な文献を紹介する．「現象学に関する用語解説」では現象学で使われる用語について，できるだけ簡潔な解説を付した．「現象学的看護研究に関する著作紹介」では，現象学的研究として，独自性をもつ著作を選んだ．「現象学的研究に関する国内論文」では，博士論文の水準で書かれている国内論文についての解説を収めた．「現象学的研究に関する海外論文紹介」では，多様な現象学的方法を使ったり，理論的枠組みとして現象学に依拠したりした海外論文のうち2000年以降に発表されたものを選んだ．可能な限り多様な領域からテーマを選んだので，読者の関心に近いテーマを見つけていただきたい．「現象学をもっと知りたい人のためのブックガイド」では，さらに現象学の理論的基盤について深く学びたい人のために，フッサール，ハイデガー，サルトル，メルロ=ポンティ，現象学的心理学，精神医学，解釈学などの基本文献を簡単

に紹介する．文献はあくまで現象学的看護研究に役立つであろうという視点から選んだ．

●文献
・木田元.(1970).現象学.岩波書店.

第1部

現象学的看護研究の理論と歴史

第1章 現象学とは何か

第2章 現象学の歴史

第3章 現象学的看護研究の歴史と現状

第1部 現象学的看護研究の理論と歴史

第1章 現象学とは何か

　現象学（phenomenology）とは，言うまでもなく現象についての学である．では，現象とは何か．現象学の場合，**現象**とは「意識に現れるがままの経験」を指す．すなわち現象とは，私と無関係にどこかで生じていることではなく，あくまで「私の」意識に現れる限りでのことを指すのである．

　ここからいくつかの疑問が生じるだろう．第一にもし研究の対象を「私の」意識に現れたことに限定するのであれば，現象学の成果はまったく主観的なものであり，一般化して他の人に適用できないのではないかという疑問である．そしてこの疑問は，そのように主観的な記述を「学」と呼ぶことはできない，あるいは現象学は科学的でないので「役に立たない」という批判につながる．

　第二に，現象学が私の経験を研究対象にするのだとすると，例えばインタビューによって他者の経験を聞いて分析したとしても，それは現象学とは呼べないのではないかという疑問である．そしてこの疑問は，現象学は，研究者が自分自身の経験について分析する哲学の領域では可能かもしれないが，研究者が他者の経験を分析にする領域，例えば看護学では不可能だという批判につながる．

　上の二つの疑問と批判は，現象学を学ぼうとするときに必ず出会う疑問であり，現象学的研究を行った場合にしばしば受ける典型的な批判である．そこで，本章では，こうした疑問と批判に答えつつ，現象学とは何かについて考えたい．それによって，現象学的看護研究の方法についての基本的な考え方を学ぶことができるであろう．

　そのため，第1節ではフッサールがなぜ現象学を構想したのか，第2節ではフッサールがその構想を実現するためにどのような方法を考えたのかについて見ていきたい．その上で，第3節では先ほどの疑問と批判のうち現象学は主観的なので役に立たないという批判に，第4節では，現象学的看護研究は現象学とは呼べないという批判に答えたい．

1 なぜ現象学だったのか

　現象学は，エトムント・フッサール（Edmund Husserl）が提唱した哲学上の立場である．第1部第3章で見るように（→ p.27），フッサール以後，その後継者たちによってさまざまなバリエーションが生まれたが，基本的な発想はフッサールに由来している．では，フッサールたちはなぜ現象学を構想し，展開していったのか．言い換えれば，現象学の根本的なねらいは何か．以下では，フッサールの考えを基盤にしながらも，その後の展開を含めた現象学の基本的な考え方について述べ

たい.

　フッサールは，ヨーロッパの諸学問が危機に陥っていると考えた．そして，それは諸学問が「直接経験」を忘れてしまったからだと考えた．17世紀にガリレオは，学問=科学(サイエンス)の役割を，「数学という文字で書かれている自然という書物を読むこと」だとした．確かに，この数学をモデルとする方法論は画期的であり，効果も生んだので，自然科学だけでなく社会科学や人文科学においても採用されるようになった．しかしその一方で，数学的にとらえられた世界のみが客観的な真の世界だという思い込みを生むことにもなった．その結果，数式にあてはまらない細部に満ちた直接経験の世界(生活世界)は，主観的であいまいな世界だとみなされて，覆い隠され，無視されるようになった．そして，科学は，直接経験の「現実性」を離れて，「可能性」の天空に舞い上がることになってしまった．19世紀の後半になって，多くの科学者や哲学者がこのことに危機感をいだくようになった．フッサールは，この危機から脱出するために，諸学問を最も確実な基盤，つまり**直接経験**の上に基礎づけ直す試みを始めたのである．

直接経験とはどのようなものか

　では，直接経験とはどのようなものか．谷徹がすぐれた現象学の入門書『これが現象学だ』のなかで示しているマッハ(→ p.17参照)が挙げた例を見ておこう(谷, 2002)．マッハは，自らの知覚経験を図2のように描いた(ここでは両眼による知覚経験ではないことは問わないことにしよう)．遠くに窓が見え，長椅子の上に足をのばし，右端には鼻が見え，鼻の下にはひげが見えている．これに対し

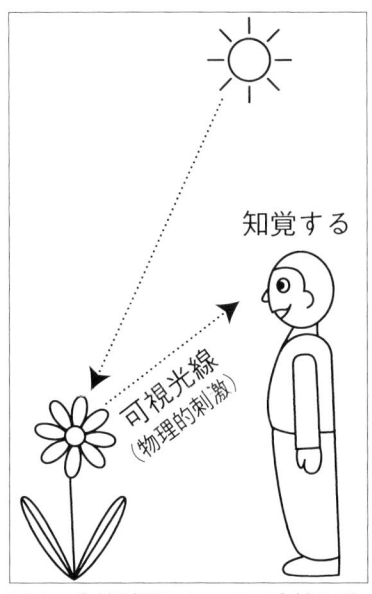

図1　自然科学にとっての直接経験
〔谷徹．(2002)．これが現象学だ．講談社をもとに作成〕

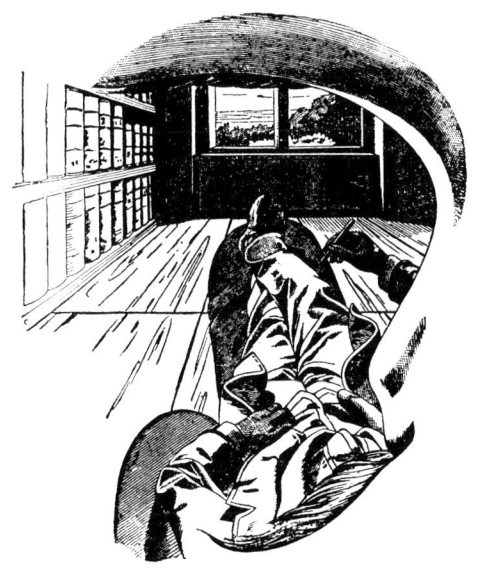

図2　マッハによる自らの知覚経験
〔Ernst Mach. (1992). Die Analyse der Empfindungen. Jena：Gustav Fischer. より〕

て，自然科学による知覚経験の説明は，まったく異ったものになるだろう．自然科学にとっては，外部からやってくる物理的刺激としての可視光線を私が受け取るという，図1のような事象こそが知覚経験である．しかし図1は，図2のような直接経験から出発して，事後的に形成された図式ではないだろうか．言い換えれば，図2のような経験こそが根源的であり，図1の図式は派生的なものにすぎないのではないか．自然科学は，自分たちの経験の中から，重要だと思われる要素，あるいは数式に置き換えられる要素だけを取り出して，数学的尺度にあわせて再構築し，残りの部分は捨ててしまっているのではないか．現象学的研究が求めるのは，そうした抽象化を行う以前の「直接経験」あるいは「生きられた経験」にたち帰ることなのである．

フッサールは，このように直接経験へ，すなわち「**事象そのものへ**」と帰ることによって，学問を確実な基礎の上に打ち立てることを目指した．そのための方法を体系化し，現象学という名前を与えたのである．では，直接経験へと帰る方法とはどのようなものか．

2 どうすれば直接経験に帰れるか──還元

フッサールは，私たちの日常的なものの見方を支配しているこの自然科学的なものの見方を**自然的態度**と呼び，それをいったん停止して直接経験に帰ることを**還元**と呼んだ．

フッサールの考えでは，自然的態度をとってしまうのは，客観的な対象や世界が存在することを前提にしてしまう傾向を私たちがもっているからである．

しかし，実は，私たちは客観的な対象が実在することを証明することはできない．例えば実在する対象と，想像上の対象を区別することはできない．目の前の大阪城の知覚には対応する対象が実在するが，想像上の龍宮城には対応する対象が実在しないといえるだろうか．大阪城の知覚に対応する対象が実在するかどうかを確かめるためには，自分の知覚と，実在する大阪城そのものを比較すればよいと思われるかもしれない．しかし，そのような比較のためには，私たちは自分の知覚の外に出なければならないだろうが，本当にそのようなことができるだろうか．こう考えると，龍宮城同様，その知覚の外に出て，その表象を確証することはできないということになる．実は，私たちは，知覚の外に出てはいないし，出られないのである．それにもかかわらず私たちは，普段，自分が知覚の外に出ていると思い込んだり，出られると思い込んだりする傾向をもっている(自然的態度)が，本当は，知覚の外に出ることなく，大阪城のような対象の実在を確信しているのである．

私たちは自分の知覚から出て対象が実際に存在しているかを確かめることはできないのだから，私たちの外にあるとされる世界が本当に存在していることは実は怪しいが，それでも世界の存在を疑わず，それを前提にして生きるのが<u>自然的</u>

態度と呼ばれる習慣的な態度である．

そして，このように「自然的態度を一時停止し，直接経験を直視すること」をフッサールは**還元**(超越論的還元)あるいは「カッコ入れ」，「判断停止」とも呼ぶ．

1．どうすれば意識の外に実在する対象を正しく知ることができるか

ここで注意しておかなければならないのは，フッサールが，客観的世界は実在しないと主張しているわけではないということである．フッサールは，私たちが対象や世界が実在すると確信していることを認める．私たちは，現実には大阪城と龍宮城の確からしさを区別している．しかし，誰も，私の意識の外に立って，対象が実在することを確かめることはできない．だとすれば私たちは，私の意識の内部で，なぜ私は対象が存在するという確信をいだくのかという根拠を確かめることしかできない．すなわち私たちは主観の中に閉じこめられているのである．それにもかかわらず，なぜ事物の存在，他者の存在，世界の存在を疑いえないものとして確信しているのか．それを明らかにするためには，私の意識から出発する以外の道はないとフッサールは主張しているのである．

このように，直接経験に帰るための方法としての還元は，私の意識の外部に事物が実在していると信じる自然的態度をいったんやめて，私たちの目を意識の内部(マッハ的な光景)に引き戻すことからなっている．そして，このように事物が意識の外に存在している(それは私たちの意識を超えているので「超越」と呼ばれる)と信じることが，どのようにすれば可能かを問う態度が，**超越論的態度**である．現象学にとって最も根本的な方法が，この自然的態度から超越論的態度への態度変更，つまり還元である．そして，このように「コップが目の前にある」という知覚を意識への現れへと還元するとき，もともとの「私の経験である」という個別性と目の前の実在性はカッコに入れられ，さまざまに移ろいゆく現象の流れになる．このとき，何らかの現象が意識に去来しているという事実自体は，たとえコップが空想であっても疑いえない．このような現れとその背後の地平が生じる場が，**超越論的主観性**である．

こうしてフッサールは，知覚が「真」であることを保証する仕組みを探求するという問いを解決するために還元を行った．しかし，この還元という方法は，フッサールのこうした認識論的なねらいを超える効力をもっていた．

2．意識の根本的な働きとしての志向性

フッサール自身は，直接経験において外部世界が実在するという確信がどのように生まれるかという問いに答えるために，この直接経験を**記述**することから始める．そしてそこで得られた記述を，想像によって**自由変更**すること(想像によってさまざまに変化させてみること)によって，さまざまな現れ方の向こう側にある同一性を**直観**することになる．

そしてフッサールが意識の根本的な働きだと強調するのが志向性である．例え

ば目の前の長方形の机は，正確に真上から見るのでない限り，平行四辺形や台形に見えているはずである．しかし，平行四辺形が見えていても，その向こうにつねに長方形を見ている．このように，「同一のもの」が「さまざまな現れ方」をするのであるが，その「同一のもの」は，多様な現象を超えた同一性を保っている．この同一性を与える働きが志向性である．つまり**志向性**とは，感覚データとして与えられたさまざまな現れ(現出)を，「あるもの」として解釈し，意味づける働きである．そしてこの志向性の働きを伴った超越論的主観性こそ，内部世界において外部世界が実在するという確信を生む根拠だということになる．

　フッサールは，このように意識のなかで超越論的主観性をとらえる．しかし，ハイデガーであれば時間性のうちに超越論的主観性をみるであろうし，メルロ＝ポンティであれば身体的な相互主観性のうちに超越論的主観性をみるであろう．しかし，彼らのすべてに共通しており，その意味で現象学にとって最も本質的な方法といえるのが還元なのである．したがって，現象学的看護研究の場合も，少なくともこの還元という方法あるいは態度をしっかりと理解し，実践する必要がある．

3 現象学的研究は「役に立つ」か

　では，先に述べた，現象学が研究の対象を「私の」意識に現れたことに限定するのであれば，現象学の成果は完全に主観的なものであり，一般化して他の人に適用することはできないのではないかという疑問，またしたがって現象学は科学－学問ではなく役に立たないという批判に対してはどのように答えればよいだろうか．

1．現象学は主観的なのか

　まず現象学は主観的だという批判は的外れである．確かに現象学は，私たちが純粋に客観的な視点を取ることができない以上，私の意識に現れる限りでの直接経験から出発するしかないと言う．しかし，上で見たように，現象学は客観的世界が存在しないと主張しているわけではない．むしろ現象学は，客観的世界が存在しているという確信がどこで生じるのかを明らかにし，その確実な基盤の上に科学的探求をするために，客観的世界を一時的にカッコに入れるべきだと主張しているのである．その意味で現象学は，方法論として独我論的態度をとっているにすぎない．

　他方で，科学－学問であるためには，研究結果を一般化できなければならないという主張は正しい．科学という営みが「世界の確からしさを増す」営みであるとすれば，ある研究が科学であるためには，その研究で得られた結果が，その研究の事例にだけにあてはまるものではなく，類似の条件下の他の事例にあてはまるものでなければならない．なぜなら研究の結果が，その研究の事例だけにあてはま

るのであれば，世界の確からしさを増すことはできないからである．

2．偶然の出来事の細部を明らかにする

　では，現象学の成果は主観的であるがゆえに一般化できないのであろうか．じつは現象学も，自然科学的研究と方法が違うだけで一般化を目指している．現象学的研究は，一般的な構造を取り出すことを目的とする．自然科学的研究の場合，データから一般的法則を打ち立てるために，科学が認める厳密な手続きに従って，複数の事例に共通する性質に焦点をあて，繰り返し現れるテーマを探求する．それに対してジオルジなどの現象学的研究における一般化は，一つの事例を調べて，自然科学的な研究方法では見逃されがちな情報を洗い出し，事例の固有性を掘り下げることによってその事例の一般化可能な本質を見出すのである（Schwandt, 2007；谷津, 2012）．したがって，現象学的研究も質は異なるとはいえ，一般化を行っている[注1]．しかし一般化可能性を論じる際，自然科学的研究における一般化が当然の前提とされることが多く，その限りで現象学的研究の成果は一般化できないと批判されているにすぎない（松葉, 2013）．

　事例をたくさん集めなければ信頼性に欠けるのではないかと考える人もいるであろう．しかし，そもそも人間のあらゆる経験や行為は一回性のものなのであるから，それを平均化することは本来できないはずである．そこで発想を逆転してみよう．たった一人の経験，たった1回の出来事にも意味があり，たとえその出来事が繰り返されることのない特異なものであっても，あるいはそれだからこそ，複数のデータを混ぜて平均値をとってしまっては失われてしまう意味がある，と．現象学的看護研究は，看護実践のなかのこうした数値化できない部分，類型化できない部分をとらえることを目標としている．現象学の特技は，事例をたくさん集めて一般化したときには抜け落ちてしまう偶然の出来事の細部を明らかにすることである．

　とはいえ現象学は，単に細部を掘り起こすためだけの方法ではない．現象学の特徴はむしろ，こうした要素を明らかにすると同時に，それらの間の連関を明らかにすることによって，背後でそれを支える運動や構造を取り出すことにある．ある要素が際立つということは，背後に何らかの運動や構造があるということを示している．この背後の**運動**と**構造**こそが，現象の意味の内実であり，それを発見することが現象学なのである．現象学はこのように個別的で具体的な経験からボトムアップ式で構造を見出そうとする．1回的なもののなかの構造こそが，個別なもののもつ一般性である（第2部第2章参照➡ p.57）．

　しかし，想像変更と理念化の作業を経由することで普遍化を目指したフッサールと，個別の事例の中に構造を見出そうとする現象学的看護研究のあいだには差

注

1．ただ，どれほどの一般性を見てとるかの点で，狭義の現象学的研究と解釈学的研究は異なる．この問題については第2部第3章で再び扱うことにしよう．

異があることは確かである．この点については今後も議論を深めていく必要があるだろう．ただメルロ＝ポンティが言うように「現象学の最も重要な収穫は極端な主観主義と極端な客観主義とを接合させたこと」(Merleau-Ponty, 1945/1967)にある以上，個別性（主観主義）と普遍性（客観主義）のいずれが正しいのかが問題なのではなく，両者をどのように結びつけるかが問題である．

3．個別性と一回性のなかにこそ興味深い構造が隠れている

グラウンデッド・セオリー・アプローチなどの質的研究は，確かに個別の経験にまなざしを向ける．しかし複数の人から収集したインタビューデータを混ぜながら，断片化して文脈をそぎ落として共通項を抽出することで，議論を一般化する．このとき，各データの個別性は消え去る．多くのデータに共通する事項が一般的で信頼性を持つとみなされているのであろう．それに対して西村や村上の現象学的研究は一人の語りを，語り手が抱える文脈の絡み合いを大事にしながら単独で分析して，そのなかに潜む構造を取り出そうとする．というのは，複数のデータを比較してしまったら消えてしまう個別性と一回性のなかにこそ，興味深い構造が隠れていると考えているからである．

したがって，先の批判に対して私たちは，現象学的研究は自然科学的研究とは異なる方法で意味を見出す学であり，したがってそれは十分に「役に立つ」のだと答えたい．したがって自然科学的研究が行えないような研究テーマ，つまり人間の心理や社会など変数が多すぎたり，条件をコントロールできなかったりするような研究テーマについては，現象学的研究を含む質的研究を行うしかないのであるから，両者は研究テーマによって使い分ければよいのだといえる．

4 現象学は看護研究に適用できるか

また，現象学は「私の」経験を研究対象にするのだとすると，例えばインタビューによって他者の経験を聞いて分析したとしても，それは現象学とは呼べないのではないかという疑問にはどう答えればよいだろうか．また，哲学者が自らの経験について分析する哲学の領域では可能かもしれないが，自分以外を研究対象にする他の領域では不可能だという批判[注2]にどのように答えればよいだろうか．

1．看護師の語りと分析者の視線が互いに浸透し合ったデータ分析

確かに看護研究において現象学を用いる場合の還元は，哲学における還元とは別の筋道をとる．というのも，この場合の還元は，一人の人間の反省ではなく，インタビューの場合であれば語り手と聞き手という二人の共同で，しかもインタ

注

2. 例えばデネットは，経験諸科学の現象学的研究は独我論的ではないから，哲学的な現象学とは切り離して「異種現象学」と呼ぶべきだと主張している(Dennett, 1992)．

ビューと分析のあいだの時間差を伴って起こるからである．インタビュー協力者の語りは体験談であり，自然的態度に基づいたものである．そこに立ち会う聞き手も，語りに感情移入し，可能な限り集中して話の筋を追う．このときは聞き手も，**経験的な水準**に立つことになる(村上，2013)．

　ところが，こうして得られたデータを分析する際には事情が異なる．分析者は，いわばデータを非人格化して，小さなことから大きなことまでさまざまな水準の運動へと還元する．重要なことは，分析者がデータを読むときに，実在がカッコに入れられるということである．特にこのとき語り手の人格がカッコに入れられ，さまざまな水準の多様な現象があらわになる．個人の経験や行動だけでなく，身体などさまざまな部分的運動，あるいは制度や宗教観など個人を超えた大きな運動が，現象として浮かび上がってくる．こうして聞き手が分析者になるとき，経験的な水準からいわば**超越論的な水準**へと移行する．つまり分析において，語りは実在性を奪われて現象の運動のなかで眺められることになる．その結果，語りは超越論的な構造を示すものになる．現象学的研究における超越論的な水準とは，ある現象が運動として生起することを可能にする背後の構造のことである．

　先に見たように超越論的主観性とは現象が去来する場のことであった．現象学的看護研究における超越論的主観性とは，看護師の語りと分析者の視線が互いに浸透し合ったデータ分析である．この相互浸透のせいで，データ分析はある意味で間主観的である．分析されつつある語りは具体的に体験されたものでありながら，同時に分析者の視点というフィルターがかかっている．その意味で，分析された経験は，語り手個人のものでも分析者のものでもない．語り手の「眼」に映ったものと，分析者の「眼」に映ったものとが合体したものなのである．看護の現象学的研究の場合，還元の場は語り手にも分析者にも属さない匿名のものになる．それゆえ，もともとは個別的な経験なのだが，最終的に構造としてとらえられたデータは，他の人とも共有しうるような普遍性を手にすることになる．

2．他者についての現象学

　別の言い方をすれば，現象学は常に「他者」についての学なのである．自分自身を分析する現象学も，自分の経験を非人称的なものとしてとらえることから始まる．現象学的な還元を行うことによって，研究対象が私自身の体験であっても非人称化しなければならないはずである．その意味で現象学は，本質的に他者についての現象学なのである．したがって，現象学的研究を行う研究者が，研究参加者の語りのデータを分析することによって，参与者自身も気づいていない経験の背景をなす構造を読み込むことは可能である．したがって，「現象学は反省を用い，自己の体験にのみ遂行できる」という通念は適切ではない．研究対象としては自分の体験と他者の体験の権利上の優劣は存在しない．したがって，本書は，現象学的研究を哲学だけに可能なものであるとする意見に対して，現象学的方法は哲学だけのものではなく，看護を含む経験諸科学に開かれているという立場に

立ちたい．私たちは，他者の経験をデータとする現象学的研究も十分に現象学的基準を満たしているというジオルジに同意したい（Giorgi, 2009, p.137）．

むしろ，看護を含む諸科学の現象学的研究は，現象学的哲学研究に内実をあたえることができるとさえいえる．フッサール自身が認めているように，哲学の超越論的研究は，それを支える事実的研究がなければ，空疎なままにとどまる．その意味で，現象学的哲学研究と現象学的看護研究の関係は，単なる理論と応用という関係ではない．メルロ＝ポンティが失語症や幻影肢を論じることによって，知覚の現象学を練り上げていったように，看護の現象学的研究は，現象学が経験の襞に沿い，上空飛翔的思考に陥らないための基盤なのである．

●文献
- Dennett, D. (1992). Consciousness Explained. Back Bay Books.
- Giorgi, A. (2009). The Descriptive Phenomenology Method in Psychology. A Modified Husserlian Approach. Pittsburgh, PA: Duquesne University Press.
- 松葉祥一．(2011). 開かれた現象学的研究方法．看護研究，44(1), 17-26.
- 松葉祥一．(2013). 現象学者は普遍的真理の夢を見るか——メルロ＝ポンティの「事実的普遍性」（特集：看護のチカラ）．現代思想，41(11), 137-151.
- Merleau-Ponty, M. (1945/1967). 竹内芳郎，木田元，宮本忠雄(訳)，知覚の現象学．みすず書房．
- 村上靖彦. (2013). 摘便とお花見——看護の語りの現象学．医学書院．
- 佐藤登美，西村ユミ. (2014). "生きるからだ"に向き合う——身体論的看護の試み．へるす出版．
- Schwandt, M. (2007/2009). 伊藤勇，徳川直人，内田健(監訳)，質的研究用語事典．北大路書房．
- 谷徹. (2002). これが現象学だ(講談社現代新書 1635)．講談社．
- 谷津裕子，北素子. (2012). 質的研究の結果は一般化できないのか？——質的研究における一般化可能性．看護研究，45(4), 414-420.
- van Manen, M. (1990). Researching lived experiences. Human science for an action sensitive pedagogy. London: The Althouse Press.

第2章 現象学の歴史

　現象学という語そのものは18世紀頃からドイツで使われていたが，現在現象学という場合，通常フッサールが考え出した哲学上の立場を指すことが多い．フッサールは，はじめ数学の基礎づけを志したが，やがてあらゆる学問の基礎づけを目指すようになり，そのための方法として現象学を考えた．その後この考え方は，哲学の大きな流れの一つになり，ハイデガーや，サルトル，メルロ＝ポンティらの後継者を生んで，現象学運動と呼ばれるようになった．また社会学や精神医学，心理学，看護学など他の領域の研究者によっても支持されている．現象学的な看護研究にはいくつかの立場があるが，そのいずれもがフッサールの考えを出発点にしている．

　このようなフッサールの現象学は，どのような歴史をたどって看護学に合流したのだろうか．本章では，看護学とのかかわりを中心にして，現象学の歴史を概説する．

1 フッサール現象学の誕生とその背景

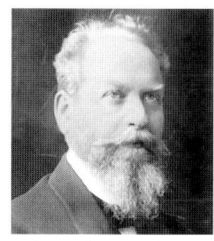

エトムント・フッサール
(Edmund Husserl)

1．エトムント・フッサール

　エトムント・フッサール(Edmund Husserl, 1859-1938)は，当時のオーストリア領メーレン地方(現在のチェコ共和国モラヴィア地方)の，裕福で比較的自由な雰囲気のユダヤ人家庭に生まれ育った．フッサールは，ベルリン大学やウィーン大学で，当初，数学を学んだ．

　この時期，19世紀末，ハプスブルク帝国の首都であったウィーンでは，20世紀の文化，思想，科学，芸術に決定的な影響を与えたさまざまな知的運動が始まっていた．音楽家のブルックナーや画家のクリムトのような芸術家，精神分析のフロイト，記号論理学と言語哲学の先駆者ヴィトゲンシュタインたちが，空間的にも時間的にも非常に近いところで活動していた．この時代のウィーンの哲学者のなかで現象学に大きな影響を与えたのはマッハとブレンターノである．

2．エルンスト・マッハ

　エルンスト・マッハ(Ernst Mach, 1838-1916)は，超音速の単位に名を残す物理学者であるが，同時に，哲学，心理学，生理学，音楽学などに重要な業績を残した．哲学者としてのマッハの特徴は，ラディカルな実証主義を提案したことにある．**実証主義**とは，「直接に観察したり，経験できたりするもの以外の存在を認めない立場」である．マッハは，経験的・実験的に確かめられない仮説的なものが実在し

第1部　現象学的看護研究の理論と歴史

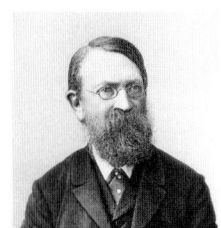

エルンスト・マッハ
（Ernst Mach）

ていることを認めない．ここからマッハは，当時は観測できなかった原子の存在も否定したし，エネルギーや物理的な力も直接に知覚できない以上，人間が自然現象を理解するために作り出した仮定にすぎないと考えた．例えば引力の法則などの自然法則も，自然界に実在しているわけではなく，自然界の現象（この場合，もの同士が引き合うという現象）をうまく説明する仮説以上のものではないというのである．この強い実証主義は，ウィーン大学の哲学者たちに大きな影響を与え，後に英語圏で発達する分析哲学の母体となっていく．

　フッサールも，マッハの実証主義に強く影響を受けた．フッサール自身が認めているように，現象学の「現象」という言葉もマッハに由来する．フッサールは，「科学の仮定する対象や法則が自然界に本当に存在していると考える態度」（自然主義的態度）を批判するが，これは実証主義的な態度である．**還元**とは，「直接に経験された現象を超えるような仮定を持ちこまないよう遮断する」態度を指すが，これがマッハの考えに近いものであることは明らかだろう．

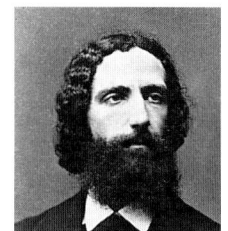

フランツ・ブレンターノ
（Franz Brentano）

3．フランツ・ブレンターノ

　フッサールにさらに大きな影響を与えたのは，フランツ・ブレンターノ（Franz Brentano, 1838-1917）である．ベルリンで数学を学んだ後に，ウィーンに戻ってきたフッサールは，ブレンターノの心理学の講義に出席した．ブレンターノの思想のなかでフッサールに最も大きな影響を与えたのは，志向性という概念であった．**志向性**とは，「どのような心理現象にも備わっている対象への関係性」のことである．例えば，愛とは誰かまたは何かに対する愛であり，思い出すことは何かを思い出すことである．ブレンターノは，物理的な現象と心理的な現象の違いは，志向性の有無にあると考えた．心理現象は，つねに何かの対象に関係するという特徴を持っているが，物理的現象のほうはそうした特徴を持たない．フッサールは，この概念に着目した．

　フッサール現象学の最も中心的な課題の一つは，意味の問題をどのように扱うかにあった．例えば，私たちの目の前にある樹木は，形にせよ，色にせよ，さまざまな現れ方をする．しかしながら，その変化の最中にも一つの「樹木」としての意味を保っている．このように，現象の世界においては，「同一のもの」が「さまざまな現れ方」をするのであるが，その「同一のもの」は，個々の現象を超えた同一性を保っていなければならないとフッサールは考える．

　そうした統一を与えるのが，志向性の働きである．志向性とは，自我が，感覚データとした与えられたさまざまな現れを，〈あるもの〉として解釈し，意味づける働きである．それは，例えば，多様な形や色の現れをあるもの，例えば樹木として解釈することであり，さまざまな現れ方を樹木のさまざまな現れとしてまとめあげることである．この世界に意味を与えている自我が，**超越論的自我**と呼ばれる．現象の統一的な意味は，超越論的自我によって与えられる．これがフッサール現象学の基本的な立場である．

2 『危機』書と生活世界

　フッサールは，最晩年の著作『ヨーロッパ諸学の危機と超越論的現象学』(1936, 以下『危機』と呼ぶ)において，生活世界という概念を提示し，新しい方向性を打ち出す．私たちは，日常生活において，「自然的態度」をとって生活している．**自然的態度**とは，世界は，本来，現象の集合体であるにもかかわらず，常識的な事物，例えば，イヌ，ブナの木，机，小屋，消しゴムなどといった事物でできていると考える態度である．自然的態度は，素朴実在論とも呼ばれる．しかし，事物とは，実際には，超越論的自我が自分の志向性によって，さまざまな現象を意味的にまとめあげたものにすぎない．**生活世界**とは，「日常的な志向性によってまとめあげられ意味づけられた世界」のことである．私たちは，日常的な事物で出来ている生活世界を，当たり前のこととして日常生活の実践の基盤にしている．

　しかし，フッサールによれば，科学は，私たちが暮らしている生活世界を独特のやり方で操作して，日常的世界を科学的世界へと描き変えていく．第一に，科学的概念，例えば，質量とか，エネルギーとかいう基準に沿って世界を精密に測定しようとする．第二に，その精密な測定化を，色，音，味などの感性的な性質にまで広げて，量化する．

　科学的操作は，自然的態度によって志向的に構成された生活世界を，人為的・記号的に再構成し，科学的世界へと描き変える．しかし，科学的世界は，生活世界を抽象化して，量的に測定した世界であり，その科学的操作によって生活世界を覆い隠してしまう．心理学のような人間科学においても物理学を模範として，人間の心を量的・統計的に測定する傾向に満ちている．しかし，あらゆる学問を自然科学化することは，生活世界から感性や意味を剥奪することに他ならない．科学的操作は，意味に満ちた生活世界と，その意味によって動機づけられている人間の行為を理解することに失敗してしまう．これが，ヨーロッパの人文諸科学が直面した「危機」なのである．

生活世界へと回帰することの重要性

　そこで，フッサールは『危機』書では，自然主義化された科学的世界から生活世界へと回帰することの重要性を訴える．まず，私たちが日常生活を送っている生活世界がどのような意味を持った世界なのかを記述し，そこから遡って，私たちが自分の生きている世界をどのように志向性によって意味付けているのかを明らかにしようとする．

　この生活世界の記述において重視されるのは，身体性である．というのも，生活世界とは，科学的に計測される世界ではなく，私たちの生身の身体によって住まわれ，身体的に理解しているところの世界だからである．生活世界に組み込まれている文化的・社会的な意味も身体的な直接経験の上に打ち立てられている．フッサールによれば，そうした直接経験の成立にあたって，身体は，「方向づけの

担い手」「諸感覚の担い手」「運動と行為の担い手，すなわち**私はできる**(Ich kann)」という三つの働きをしている．

　この生活世界の記述を現象学の課題として受け取った後継者として，身体の現象学を展開したメルロ＝ポンティと現象学的社会学を創始したシュッツとがあげられる．

3 メルロ＝ポンティとシュッツ

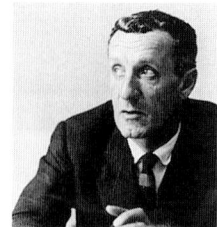

モーリス・メルロ＝ポンティ
(Maurice Merleau-Ponty)

1．モーリス・メルロ＝ポンティ

　モーリス・メルロ＝ポンティ（Maurice Merleau-Ponty, 1908-1961）は，フッサールの後期思想を，フランスの伝統的な身体習慣論，およびフランス心理学の生命中心主義と人格主義の文脈のなかで取り込もうとした哲学者である．メルロ＝ポンティは，フッサールが『危機』のなかで表明した二つの研究プログラム，すなわち第一に生活世界を記述すること，第二にこうして得られた生活世界の意味を超越論的主観性の志向性に還元することのうち，後者を批判し，前者を継承する．

　私たちの身体は，既に環境との交流を前提として生物学的に設計されている．世界に意味を与えるとされる私たちの志向性は，しばしば何の自覚もない幼少期のあいだに，大人たちによって，社会によって，植え付けられたものである．だから，私たちの生活世界の意味は，社会によって既に規定され，社会から与えられたに等しい．言語も同様である．自分にだけしか意味がわからない言語などというものは，そもそも存在しない．言葉の意味も社会から与えられたものだ．

　このように，メルロ＝ポンティは，私たちの自我が世界に意味を与えるどころか，意味の与えられた世界に無自覚のうちに住まわされていると考えた．こうして，メルロ＝ポンティらは，現象学を実存主義的に転回させた．**実存主義**とは，「具体的に生きている個々の人間存在に注目し，その人の世界におけるあり方を理解していこうとする考え方」である．メルロ＝ポンティらは，一定の特徴を備えた身体を授かり，特定の人間関係の中に生まれ落ち，特定の社会と時代状況の中で生きていく具体的個人としての自己を問題とするようになったのである．

　メルロ＝ポンティは，身体の現象学を，徹底的に記述的な現象学として発展させる．現象学の第一の任務は，主体の経験に関する，主体自身による，理論化される以前の語りを紡ぎ出すことにある．科学理論がもたらす抽象化によって見逃されてしまう微細だが，当人にとっては重大な意義を持つ具体的な経験，理論の枠に収まらない経験の特殊な側面，科学理論による画一的で統合的な把握によっては捉えられないさまざまな経験のあいだの複雑な葛藤と衝突，まだ根源的に意味が不確定であり，当人にも他者にも多義的なままにとどまっているような経験．現象学の任務は，これらの経験を救い出し，記述することにある．

　そうした主体の経験する世界とは，知覚される世界のことである．私たちの知覚する世界は，意味のある世界である．例えば，「今日は暑い」というのは，客観

的な空気の分子運動量を指しているのではなく，私の身体にとって，私の慣れ親しんだ気温と比べて，現在の場所の空気がそれよりも上であるという意味である．それはどこまでも個人的な意味である．私が感じる今日の暑さは，私の個人的な身体的な存在によって測られ，意味づけられている．

　看護学の観点からみて，メルロ＝ポンティの現象学的身体論において注目すべき点はいくつかある．第一に，人間同士のコミュニケーションをあくまで身体的なレベルでとらえようとしたことである．メルロ＝ポンティによれば，言語的なコミュニケーションも，抽象的な観念や概念のやりとりとしてではなく，特定の状況と文脈における特定の人物の身体的な表現としてとらえるべきである．言葉は，あくまで身振りや手振りの延長である．状況性と身体性を取り除けば，言語は意味を持ちえない．我々のコミュニケーションは，「考える」よりも前に「感じる」というレベルで行われている身体的交流である(**間身体性**)．

　第二に，我々が文化や社会慣習を身につけるのも身体によってであり，したがって，身体とは個人的なものと社会的なものの出会う場所であることを強調したことである．我々は，子どもの頃に周囲の人々を模倣することを通して，知らぬ間に社会の慣習や文化を獲得する．そうして身についた文化や慣習は，私たちの物の見方や他者との接し方を感性的なレベルで支配する．しかし他方で，我々の身体は，それらの文化や慣習に完全に従順であるわけではなく，どこかでそれらに違和感を憶え，従うことにあらがっている．例えば，我々はある社会で「女性らしい」とされる所作を身につけながらも，どこかでそれを煩わしく，抑圧的にさえ感じている．社会と個人との間の葛藤や矛盾は，身体のレベルで生じているのである．

2．アルフレッド・シュッツ

　フッサールの弟子で，ナチス時代に米国に亡命して現象学的社会学を創始するアルフレッド・シュッツ(Alfred Schütz, 1899-1959)もまた，超越論的な還元を拒否した現象学者である．彼は，フッサールの生活世界を，日常的な生活者にとっての社会的世界として理解する．その社会的世界とは，社会の伝統や文化などが持っているさまざまな類型によって分節された世界である．私たちの，事物，形象，他者，自己に関する認識は，社会的な類型によって構造化している．例えば，私たちは他者を，社会的な役割や職業，立場に準じて理解しようとする．現象学的社会学の目的は，この「複数の主観が共同的に形成する意味」すなわち**間主観性**(相互主観性ともいう)を解明することである．その後，シュッツは，この相互主観性の問題を深め，身体の相互作用から生まれるコミュニケーションはフッサールの超越論的現象学からは説明できないことを指摘する．

　こうして実存主義的転回を経た現象学は，何よりも意味に満ちた生活世界を記述することに徹する．現象学の言う「意味」とは，行為を動機づけるもののことで

ある．私たちは切符の販売機のボタンが何を意味しているか理解しているからこそ，それを利用して切符を購入することができる．販売機のボタンの意味がわからない幼児は，切符購入を購入しようとする意図を持てない．対象が「意味を持つ」というときには，その対象が他の対象に注意を向けるように当事者を促している，あるいは，その対象に自分の行為を差し向けるように当事者を促している．対象の**知覚**は，鏡でただ対象を写し取るような純然たる認識ではない．知覚すること自身が，行為への準備となっており，むしろ，知覚された対象とは，行為の潜在的な対象である．一言で言えば，知覚された世界は当事者の行為の理由を準備している．美味しそうな刺激的なカレーの匂いは，そう感じることの中に既に潜在的な食事の対象であることを含んでいる．科学的な観点から化学的成分の数値では，それが「食べてみたい美味しそうな香り」という意味を持ち得ない．そうした，意味づけられた経験，すなわち，動機づけられた経験の記述こそが，現象学的な記述なのである．

COLUMN

フェミニズム現象学

近年，フェミニズムと現象学の観点を総合した新たな身体論が興隆している．

メルロ＝ポンティを含め，今までの身体論は，すべて男の身体論であった．例えば，出産や生理現象，妊娠，化粧について，これまでの代表的な現象学者たちはまったく論じてこなかった．メルロ＝ポンティが『知覚の現象学』で論じた「性的身体」も男性の視点からのものでしかない．フッサールやハイデガーの身体論も抽象的であり，男性的である．いわば，女性の生活世界，女性的な志向性とその実存は，まったく無視されたままで一世紀が過ぎたわけである．

現在のフェミニズムによれば，政治権力は，身体化された形で私たちの存在に浸透し，身体的習慣を通して，無自覚的に私たちのジェンダーをコントロールしているという．しかしそのようなジェンダー化され，権力化された身体というものは，具体的にどのように経験され，どのような意味を世界に与えているのだろうか．これまでのフェミニズムは，政治的主張や規範理論に集中し，身体によって生きられる世界を具体的に記述することは十分とはいえなかった．他方，現象学も女性の身体を語ってこなかった．1990年代半ばまで，現象学は「女性的なもの」をほとんど扱わなかったのである．

ジェンダーの現象学や女性的身体の現象学は，これから発展すべき分野である．米国や北欧では，近年，ジェンダー現象学やフェミニズム現象学の研究者が続々と成果をあげている．例えば，シーツ＝ジョンストン(Maxine Sheets-Johnstone)，ヤング(Iris Marion Young)，グロス(Elizabeth Grosz)，ワイス(Gail Weiss)，ワイクマン(Judy Wajcman)らがそうである．ヤングは，『女の子投げ(throwing like a girl)』という著作のなかで，女性がボールを投げる独特のフォームを現象学的に分析し，さらに，胸の経験，それから月経，妊娠，服装，見られる経験，加齢，対人関係へと話を進めていく．

このように，性，月経，妊娠，見られる経験，加齢，対人関係などを扱うフェミニズム現象学は，メルロ＝ポンティを批判的に超克できる可能性を秘めた分野である．

4 ディルタイと解釈学的心理学

現象学的研究の一つとして「解釈学的現象学」が挙げられることが多い．解釈学と現象学はどのように結びつくのであろうか．

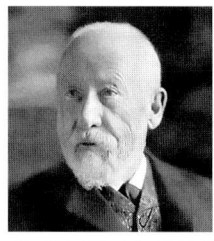

1．ヴィルヘルム・ディルタイ

哲学的な意味での解釈学を創始したのは，ヴィルヘルム・ディルタイ(Wilhelm Dilthey, 1833-1911)であるといってよい．もともと文献学の技法であった解釈学を，ディルタイは生の表出ないし表現の理解へと拡大した．

ディルタイは生の哲学者と呼ばれるが，その研究のほとんどは心理学である．その倫理学は意識の事実を記述し，それによって「生を生それ自身から理解する」，あるいは，ある人の経験全体を共体験することを本質としている．したがって，ディルタイの立場は，生活世界を記述しようとする現象学にきわめて近いものであり，ある意味でフッサールとは独立に追求された現象学だとさえ言えよう．ディルタイは，記述心理学の構想において「現象性の原理」を打ち出しており，これは，知識の範囲を経験可能なものに限定しようとする態度である．この原理は，マッハの実証主義やフッサールの現象学的還元を思い起こさせる．フッサールとディルタイは互いに批判し合い，フッサールの『厳密な学としての哲学』におけるディルタイ批判は厳しいものであったが，現在の地点から見れば，むしろ両者の共通性が目立つ．

2．体験の理解とは

ディルタイによれば，心理学の目的とは体験の理解である．体験の理解とは，体験自体にそもそも備わっている自己解明機能を自覚的に展開していくこと，すなわち，自己省察による．人間の体験ではすべての部分が関連しあっており，体験するとはこの全体性を生きることである．しかし，これを理解することは，体験された全体の関連性を明確に意識化することである．その際に理解とは，全体性という文脈を保持しながら，その全体に照らし合わせて部分を理解することである．例えば，私の持っている腕時計は他人にとってはありきたりのものであっても，私にとってそれが代え難いものなのは，学校に入学したときのお祝いとして父親からもらったという文脈があるからである．私と父親との関係性は，腕時計のプレゼントという出来事を通じて明らかになってくるのだし，私にとっての腕時計の大切さはそうしたエピソードを通してはじめて明らかになる．全体は部分が明確になることで理解され，部分は全体の関連のなかではじめて理解される．これを**解釈学的循環**と呼ぶ．つまり，全体の理解は部分の理解に依存し，部分の理解は全体の理解に依存するのである．

このような循環的な過程を通して，体験の全体的な構造を明らかにすることが心理学の目的である．全体の構造は，生自体の中に埋め込まれた自己同一性，本

質，全体と部分，時間性，価値，意味，目的，発展などのカテゴリーによって解明される．この体験を理解するためのカテゴリーは，自然科学のカテゴリーとはまったく異なり，内的な共体験をするための手がかりである．

（注　晩年のディルタイはこの体験の理解という方法に限界を覚え始める．体験の構造を探ろうとすれば，体験の流れを中断し変質させてしまう．また，体験はそれほど明確に意識化できないからである．そこで，彼は客観的に表出され，対象化された精神，すなわち，表現物を解釈の対象として注目するようになる．言語，身振り，礼儀作法，芸術作品，歴史的行為などが理解されるのは，ある表現の共通性の中に，表現者と理解者が結び付けられているからである．）

5　ハイデガーの解釈学的現象学

パトリシア・ベナー（次章参照）は，自らの解釈学的現象学の源泉としてハイデガーを挙げている．

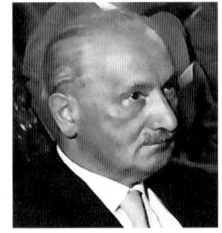

1．マルティン・ハイデガー

マルティン・ハイデガー（Martin Heidegger, 1889-1976）が『存在と時間』（1927）において探求したのは存在の意味である．ハイデガーは，あのもの，このもの，という特定の仕方で与えられる個別の経験ではなく，何かがあるという経験，あるという事実を重視し，対象と意識の間の志向的関係として描かれるのではない，新たな現象学の探求の領域を開拓した．意識や志向性の代わりにハイデガーが導入したのは，存在理解という考え方である．なお，ハイデガーは経験，体験，生を包括することばとして存在という概念を選ぶ．私たちはつねに，ある特定のものや対象，あるいは人に向かうのに先立って，何らかの存在理解のうちにある．我々は，いつもすでに，あるところ，あるもののそばに，あるものとともに，否応なくある，存在するのであり，いわばそこに投げ込まれているのだ（このように，すでにそこにある，という存在の仕方が現存在と呼ばれる）．この存在理解を仕上げていく作業をハイデガーは**解釈**と名づけた．

ハイデガーにおいても重要なのはやはり意味である．我々は意味を理解という仕方で常に存在し，生きている．ハイデガーにとって理解とは，言語的意味の理解や学問的理解のみを指すのではなく，我々の存在の仕方そのものを指している．つまり理解するとは行為や生存とは無関係な知的操作ではなく，実践的なかかわりのなかで具体的に一つの存在の可能性を描き，その可能性を自ら遂行することなのだ．しかも理解は情報を抽出したり，計算したりすることではなく，先だってなされた素描としての理解を仕上げていくというプロセスであり，ある理解は，別の理解によって引き受けられ，乗り越えられるという具合に，全体として理解と解釈の運動が進展していく．解釈および学問としての解釈学とは，あることがあること（として）示される関係を見つけていく作業なのだ．ハイデガーによれ

ば，我々は世界内存在という独自の存在様式を生きている．解釈の作業を通して世界の外に立つことはなく，どこまでも内に在る，という構造を生きているのである．ハイデガーはフッサールから学んだが，フッサールの超越論的立場には批判的であり，むしろディルタイとの近さを指摘することもできる．ハイデガーは，真理を永遠的で普遍的と考える伝統的な真理観を疑問視し，人間が時間的，歴史的に存在する実存であることを強調する．ハイデガーによれば，私たち人間は，特定の時代状況の中に投げ込まれるように生まれ，過去から影響を受けながら，未来に向かって何かを企てながら生きている．彼の**現存在**という言葉は，「与えられた状況に拘束されながらも，そのなかで選択して生きている人間の存在のあり方」を意味している．そこでハイデガーは，ディルタイのように，生が生を解釈する生の現象学，すなわち，解釈学的現象学の立場を打ち出す．時間的な生は，無時間的で普遍主義的な認識によってこれまで長らく隠蔽されてきたのであり，そのような支配的な知のありかは解体しなければならないのである．

　ハイデガーは，フッサールが主張するような，部分を綜合して全体を構成する志向的過程を批判する．例えば，黒板は，机やドア，部屋，チョーク，学生などとの関連性において一気に「黒板」として与えられる．私たちが生きているのは，そうした漠然とであれ意味の関連として現れる環境世界，あるいは，**気遣い**の世界である．現象学は，この環境世界の分析から出発して，**世界内存在**という私たちの実存の根本構造を明らかにする．

　個別的な環境の中で生活する私たちの解釈は，つねに特定の視座からの解釈に他ならない．解釈者の視座あるいは先入見は，当然，解釈の結果に入り込んでいる．しかし解釈の結果は，解釈者の先入見を訂正させ，ときに解釈者のあり方自体を問題化する．ここには，解釈する者と解釈される対象のあいだに循環が存在している．したがって，解釈とは，人間存在（現存在）が対象を解釈しながら，同時に自らを隠蔽しているものを取り去って，自己を自己に対して明らかにしていく自己理解の過程，すなわち，実存論的分析なのである．ハイデガーにとって，現象学的記述とはこうした解釈の遂行に他ならず，それゆえ，彼は自分の立場を解釈学の現象学と呼ぶのである．

2．ハンス＝ゲオルグ・ガーダマー

　ハイデガーの弟子のハンス＝ゲオルグ・ガーダマー（Hans-Georg Gadamer, 1900-2002）は，さらに解釈学的循環の思想を深めた．ガーダマーによれば，解釈の過程とは，歴史的現在に生きているものが，伝統の影響を受けながら，それを理解するという現在と過去との相互作用の過程である．伝統を解釈することは，過去からの語りかけに応じることであり，応じることによって伝統は現在へと適用される．したがって，理解の解釈学的循環とは，原著者と解釈者，我と汝のあいだの一種の対話であり，その媒介をするのは言語なのである．こうして，過去のテキストと現在の解釈者のあいだに対話が成り立ったときには，そこには，「地平の

融合」があると言われる．地平の融合においては，過去のテキストの著者と解釈者のテキストはどちらが優位ということなく融合して一体化する，とガーダマーは主張する．

3．ルートヴィヒ・ビンスワンガー

　スイスの精神医学者，ルートヴィヒ・ビンスワンガー（Ludwig Binswanger, 1881-1966）やメダルト・ボス（Medard Boss, 1903-1990）は，ともにフロイトやユングの深層心理学を学ぶが，やがてハイデガーから影響を受けるようになる．彼らは，ハイデガーの『存在と時間』の分析方法によって，精神疾患の患者がどのような体験をしているのかを明らかにしようとした．この方法は現存在分析と呼ばれ，ビンスワンガーはこれによって統合失調症やうつ病，躁病の体験の本質的な構造を理解しようとし，ボスは性的倒錯などを対象とした研究を行った．

●文献
- Heidegger, M. (1927/1994). 細谷貞雄（訳），存在と時間（上下）（ちくま学芸文庫），筑摩書房．

※本章の文献については，巻末の資料編「現象学をもっと知りたい人のためのブックガイド」を参照ください．

第3章 現象学的看護研究の歴史と現状

　一つの思想運動である現象学は，看護学が学問として成立する歴史的な経過の中で，学的基盤を支える思想として，実践の特徴を表す思想として，さらには看護実践や患者の経験を理解する研究方法論，つまり研究方法として取り入れられてきた．
　この「現象学」という言葉は，1970年代に既に看護学の学術雑誌に登場している．看護学が1950年代に学問として登場したことを鑑みると(Tomey & Alligood, 2002/2004)，看護学は比較的早い時期から，現象学に親しんできたといえる．本章では，上述した状況からの歴史的展開を紹介する．

1 思想としての，対人関係理解のための現象学

　看護学の領域において現象学は，いわゆる「研究方法論」として取り入れられる以前から，看護実践の特徴や課題を論じる際の足場として，看護という営みとある種の親和性がある思想として，さらには哲学的基盤を与える思想として紹介された．例えば，米国の看護学研究者であるトーマス＆ポリオ(Thomas & Polio, 2002/2006)は現象学的アプローチによる研究書において，1960年代に実存主義哲学が臨床での実践に関係があるとみなされるようになったと述べる．現象学者でもあり，なおかつ実存主義者でもある哲学者が多いことから，ここでの実存主義という言葉は現象学を内包しているといっていいだろう．
　トーマス＆ポリオによれば，この哲学は「一人ひとりの個人の独自の可能性を強調」(p.22)しており，これらに注目した著述家として，マデライン・クレメンス・ヴァイロット(Madelein Clemence Vaillot, 1996)やアン・ファーリック(Anne Ferlic, 1968)を紹介している．例えばヴァイロットは，ガブリエル・マルセル(Gabriel Marcel, 1889-1973)を引用して，実存哲学は「看護師に人間の苦しみの〈観客〉ではなく〈証人〉になることを求めている」と述べ，これをトーマス＆ポリオは，「自由意志で人間の苦しみの場に全身を投げ出してかかわることを選んだ者となる」(p.22)と解説する．
　わが国でも，現象学は研究方法として輸入される前に，国内で独自の導入がなされている．その導入の仕方について，ここでは次の三つを紹介する．

1．心理学者である早坂からの導入

　一つ目に，心理学者である早坂泰次郎(1923-2001)の存在が大きな影響を及ぼしていたといっていいだろう．1960年代より看護界に現象学を紹介しており

第1部 現象学的看護研究の理論と歴史

——渡邉ら（2004）によれば，看護界への現象学の導入は「病気と人間——現象学的試論」（大森文子ら編『患者に目を向けよう』医学書院，1966）とされる——．1970年には『看護における人間学』を出版している．そしてこの頃より，立教大学の早坂のもとで，あるいは1970年に早坂が設立した日本IPR (Inter-Personal Relationship)研究会において，幾人もの看護師が彼の思想を学び，それを足場として書籍や論文を著した（高橋，1991；高崎，1993；牧野，1998）．早坂（1976）は，特に戦後の心理学界が「アメリカの風土に根づいた自然科学主義の心理学の強い影響のもとにおかれ」「実験室での実験か，そうした実験の手法に基づく精密な調査かのどちらかが科学としての心理学の方法のすべてである」（p.200）とされていたことを危惧し，自身の仕事に徹底的に事実と体験を記述する現象学を取り入れた．さらに早坂は，オランダの精神病理学者であり現象学者でもあるヴァン・デン・ベルク（Jan H. van den Berg, 1914-2012）の著書を日本へ翻訳し紹介したり，1981年には，このヴァン・デン・ベルクを日本に招待し，日本の看護協会主催の講演会を全国5か所で開催している．ヴァン・デン・ベルク（Van den Berg, 1972/1976）は，現象学を「それがきちんと整った一つの理論を提供するものではなく，むしろ，真実味のある洞察を与えるものなのだ」（p.xii）と述べ，現象学的に記述されたものは，その内容の専門家でなくとも，読み手が自由に思いをはせることを可能にするのだと述べている．また彼が，日本国内での講演において「ナイチンゲールは現象学者だった．看護婦は行動する現象学者なのだ」と述べたことも記されている（van den Berg & 早坂，1982, p.77）．こうした言葉からもわかる通り，この時代において現象学は，対人関係，とりわけ患者-看護師関係を理解したり，関係を学ぶツールを支える思想として用いられていた．

2節，3節へも接続する現象学を取り入れた研究の展開の一部を，先に紹介しよう．早坂のもとで修士号を取得した看護研究者の一人である池川は，思想として現象学を看護に生かした一人であろう．例えば池川（1979）は，「看護体験の構造化」という研究において，「私が課題としているのは，一般的に自然科学的方法が要請する，経験の抽象化ないし経験の一般化によって明らかにされにくい，個々の人間，しかも病気という特殊な状況に置かれた具体的な〈ひと〉を理解する方法が，いかにして可能かという点にある」（p.21）と述べ，この問いに応ずるべく，「方法としての了解」を提案する．それは，患者の体験を了解することであり，池川によれば患者の「体験の構造化」によって実現するのだが，その際に，現象学や解釈学，実存哲学の思想を引用し，この時代に科学的であろうとした看護学に警笛を鳴らした．これらの思想を足場として池川は，看護技術論，看護ケア論，看護パラダイム論，看護哲学・倫理を論じていく．その過程で，『看護——生きられる世界の実践知』（1991）も著わされた．

また高橋は，「臨床に生きる——看護と現象学」という文章を『看護』（1985）に寄稿し，現象学を紹介するとともに，看護に現象学を導入することの意義を述べた．彼女は，早坂のもとで学んだ後にデュケイン大学，イリノイ大学へ留学し，心理

学者のジオルジや看護理論家のパースィに師事するとともに，パースィの著書の翻訳，および現象学的アプローチの紹介に尽力した(1990)．パースィについては後に述べるが，彼女やジオルジと高橋が接触したことは，日本にデュケイン大学の現象学運動の風を運び込むことをもたらした．この運動は，近年まで続いており，2010年代になってからも高橋は，ジオルジを日本に招へいし，講演やワークショップを続けている．

2．哲学者の思想運動からの導入

1970年代には，上述とは別の動きもみられる．例えば佐藤(1978)は，市川浩が著した身体論『精神としての身体』(1975)やブーバーの対話的原理，ベルクソンやサルトル，マルセルなどのフランスの生の哲学や現象学を手がかりにして，心身二元論，主体と客体の二元論を退け，看護実践の特徴を詳細に記述している．こうした哲学者の思想に手がかりを得ようとした佐藤の目的は，看護師たちの「"からだ"のリアリティ」(佐藤，西村，2014, p.6)を取り戻すことであった．

ではなぜ，看護という，生まれつつある学問や実践者たちが現象学にコミットしたのが1970年代だったのか．佐藤の次の記述が，その理由を端的に表現している．

70年〜80年代と言えば，何よりも社会に力があり，領域や分野を問わず，技術的な革新と経済的な成長が爆走していた時代である．その爆走に乗じるように，看護はベッドサイドで仕事をする者も教育に携わる者も，総じてその技術の科学化を図り，固有化(専門職)をめざし，大発展をしようと大いに励んだ時期であった．つまりは，看護に携わる誰しもが志を持っていて，看護という仕事を個人的な経験に基づく技術から，科学的に裏づけられた技術へと一気に変革しようと意気込んでいた(佐藤，西村，2014, p.51)．

この記述から明らかなように，佐藤は，医療技術の進歩とアメリカ看護の輸入によって客観的な科学的知識と技術の適応が推奨され，それまでの主観的な経験や訓練に基づく方法にありがちな不確かさが退けられることによって，自らも含めた看護師たちの「素朴な"からだ"の実感を削いでしまうことへの"畏れ"」「強引に心身二元論的に割りきろうとすることへの恐れ」(p.6)を，著作を通して訴えようとしていた．その際に，実践者の「主体」，生きた「私のからだ」(p.6)へとたち帰ることを推奨する現象学や実存哲学，とりわけ身体論をその議論を下支えする思想としたのである．

上述した1970年代のこの傾向は，哲学の思想運動としての現象学の動きとも深く結びついている．

わが国ではちょうどこの頃，木田元が『現象学』(1970)を著し，哲学の専門家以外にも広く現象学が知られるようになった．現象学の創始者でありドイツの哲学

者エトムント・フッサールの「現象学」という用語を用いた『イデーン I -1』(1979),フランスの哲学者モーリス・メルロ＝ポンティの主著『知覚の現象学1』(1945/1967)もこの頃に翻訳された.これに続くように市川浩が『精神としての身体』(1975)を著し,看護雑誌において,4回にわたって身体論を紹介している(市川,1977a；1977b；1977c；1977d).先に紹介したヴァン・デン・ベルクの『人間ひとりひとり』が邦訳されたのも,同じ時期である.

こうした看護学における傾向は,そもそもフッサール(1936/1995)が『ヨーロッパ諸学の危機』において論じた通り,既存の学問が自然科学化を強いられ,その結果,学問自体が危機に陥っていること,それを「事象そのものへ」たち帰って捉え直すことによって乗り越えようとする意志を引き継いだ運動として位置づけることができるだろう.

2 現象学を導入した理論と現象学的方法の構築

看護学や看護実践と現象学とが,上述した歴史をもっていたためであろう.1970年代に入ると,現象学を導入した学術的な取り組みが積極的になされるようになった.例えば,トーマス＆ポリオ(Thomas & Polio, 2002/2006)によれば,ジョセフィン・パターソン＆ロレッタ・ズデラッド(Josephine Paterson & Loretta Zderad, 1976)やローズマリー・パースィ(Rosemarie Parse, 1981),カロリン・オイラー(Carolyn Oiler, 1982),アンナ・オマリー(Anna Omery, 1983)らが,「看護の学術的調査に初めて現象学的な哲学を取り入れた」(p.23).

この時期の特徴的な仕事の一つとして,現象学を導入して看護理論を構築すること,およびそのために必要とされた方法として,独自の現象学的方法が考案されたことが挙げられる.

ここでは,理論構築にも貢献したパターソン＆ズデラッド,パースィ,ジーン・ワトソン(Jean Watson, 1988/1992)を紹介したい.解釈学的現象学を発展させた看護学研究者としてパトリシア・ベナー(Patricia Benner)が有名であるが,彼女の仕事は看護学や関連領域の現象学的研究に多大な影響を及ぼしているため,章を変えて詳細に論じたい(第2部第3章,→ p.65).

1. パターソン＆ズデラッドとその方法

初めて,現象学を看護領域の読者に広く提供したのは,パターソン＆ズデラッドである.二人は,ともに1940年代に看護師の資格を取り,看護への現象学や実存哲学を基盤に『ヒューマニスティックナーシング』(1976/1983)を上梓した際には,ノースポート復員軍人医療センターに勤務しつつ,ニューヨーク州立大学の准教授をしていた.彼らは,1972年から5回にわたって実施した専門看護職員向けの研修コース「ヒューマニスティックナーシング(人間的看護)」を基に,自らの理論書を作り出した.

彼らにとっての看護の意味は,「人間と人間とのあいだの生の体験である.どの看護場面でも,そこに関与する人々の実存の能力と実存の条件の現われ方は,相互に影響しあい喚起しあうものである」(p.2).さらに彼らは,この関係において,自分自身および他者についての「人間的な気づき(awareness)」(p.3),つまり実存的な気づきを体験するが,この体験に基づく概念化が必要であると述べている.ただしこの概念化は,他の領域や既存の理論から借りてくるのでは不十分である.彼らがいうには,「看護婦(原文ママ)という存在(nurse-being)」の特性(出会い,相互主観性)を示す看護の記述的学問的な概念化には,それぞれの看護婦が,自分の日常的ななじみ深い出来事に潜む神秘性を積極的に探究し自覚するようになること,そして自分の実践にとって基本となる独自の理念や価値観や意味感を積極的に認めること」(p.7~8)が要求される.

彼らは,上述の考え方を下敷きにして,「ものそれ自体」,言い換えると「実存的に体験された看護場面」(p.8)の研究を導く現象学へと触手をのばしていく.我々が,さまざまな体験を安易に理論的,分析的に解釈してレッテルを貼ってしまうこと,これをいったん判断中止し,「これらの体験の状況的な文脈を調べ,よく吟味し,深く考え,じっくりと取り組み,手間をかけることによって,生々しい人間的なデータは,知識を生むことができる」(p.10).看護場面を現象学的に記述することは,これを可能にする.

さらに彼らは,看護の構成概念を創造的に作り出す努力の過程で,看護学の現象学的方法を生み出した.この方法は,「人が自分の世界をどのように体験しているのかという人間の現実性に目を向ける」(p.108).その入り口は,「主観的-客観的な人間である看護師は,いかにして自己と他者とを知ることができるのか」(p.108)という問いを持つことにある.そして,看護場面の「間」で起こっていることへと探究を進めるのである.

現象学的接近法として,具体的には次の過程が提案されている(pp.126-135).

1)現象の直観的な把握

現象学は体験に基礎を置くため,直接体験した生のデータを重視する.そのため,この接近法において第一に求められるのは,率直さおよび自覚の態度である.言い換えると,反省に先立つ体験,つまりレッテルを貼ったり,カテゴリーに分類したり,判断する前に,現実に対する自分の直接の印象および反応に気づくようになることを意味する.彼らはこの把握を「直観的把握」と呼び,「現実への洞察であって,直接経験としての確かさを帯びた洞察である.そこには,いかなる推論の過程も介在しない」(p.128)と述べる.

そのために,<u>理論的な予想や解釈,レッテル,カテゴリー,判断などを「カッコにくくろうとする(中止したままにしておく)」</u>(p.128)ことが求められる.それは,自分自身の先入観,習慣化され当たり前だと思っていることを自覚することでもある.

さらに現象を能動的に体験しているのか,受動的に体験しているのかを自覚的

に記すことが勧められる．同様に，その現象を主観的に捉えているのか客観的に捉えているのかを意識し，実感することも求められる．

　次いで，看護における主要な現象は，相互主観的ないしは相互交流的なものであると考え，どのような現象にも主体である人々の間が含まれていると考えることを求める．時間つまり「タイミング」にも目を向ける．今とここに対する，そこに参加する者たちの受けとめ方を見ていくことも必要である．

2) 分析と統合と記述

　この三つは，相互に関連し絡み合っていることを，まずは断っておこう．そのうえで，以下のポイントが述べられている．

- 現象の実例を比較対照することによって，類似性と相違性を発見する．
- さまざまな実例を，共通要素を発見するために検討する．
- いろいろに変化した場合を想像して，つまり特定の要素の欠けた現象を想像するように努めて，どのような要素がその現象にとって本質的であるのかを見極める．
- いろいろな要素がどのように相互に関連しているのかを決定する．
- 現象に含まれる際立った特性をさらに明確化するために，その現象をまた別な類似の現象と関連づけて，区別する．
- 分析的な検討や記述を促すために，類推を使う．
- 比喩を利用する．

　パターソン&ズデラッドの現象学的方法は，既存の研究方法を組み換えて作ったものではない．彼らが同僚であるノースポート復員軍人医療センターの看護師たちとともに，対話的な研修の中で作り出した，まさに事象そのものから見出した方法であり，事象に向かう態度である．

2．パースィとその方法

　看護学の理論家の一人であるパースィ(1998/2004)は，ピッツバーグ市のデュケイン大学を卒業しており，同大学看護学部において教員の経験もある．さらに，デュケイン大学の学問的風土や心理学者であり現象学的心理学を構築したジオルジらの研究から多くの影響を受けた．このジオルジの方法については，別の章で述べる(→p.50)．しかしパースィは，ジオルジらの方法とは「少し違った現象学的・解釈学的な方法」(p.73-74)を提案する．その違いが生じたのは，パースィが看護学の新たなパラダイムを基にした独自の看護理論である人間生成理論を構築し，この理論を基にして研究の方法論を作り出したためであろう．

　パースィの人間生成学派の考え方は，看護理論家のマーサ・ロジャーズの看護の原理，およびフッサール，ハイデガー，サルトル，メルロ=ポンティなどの「実存主義的現象学の理念である志向性」「人間の主体性」と「共存状況づけられた自由」「相互構成」(p.14)という概念が参照され，「人間と生成についての前提を創案

するなかで統合された」(p.19)．この学派の基本概念には，「人間-天地万物の相互過程や健康の相互構成，存在し生成するために統一体としての人間が見出す多元的な意味，また，それぞれの状況において別の生成の意味を選ぶ人間の自由がある」(p.10)．また，この思想は「人間科学に根ざしており，それは現象の意味を人間的に体験されたこととして明らかにすることをめざす方法論を提示している」(p.9)．

1980年代中ごろから，パースィの提案した研究方法論の基礎研究とその応用研究が行われてきた．基礎研究には，「科学的知識を広げるために，生きられた体験の構造を明らかにすることを目標とする研究」と「人間生成の視点から主題の意味を明らかにする解釈学の解釈の過程」(p.71)がある．応用研究は，「実践のガイドとしての人間生成理論を評価すること」(p.71)を目的としたものである．

ここで現象学的方法として紹介したいのは，基礎研究である．前者の「生きられた体験の構造を明らかにすることを目標とする研究」は，「普遍的な人間の健康に関する生きられた体験」，例えば，希望，喜び-悲しみ，満足，悲嘆，苦痛などが情報源となり，参与者の描写が「人間生成の枠組み」に基づいて解釈される．研究は，「対話的関与」「抽出-統合」「発見的解釈」の過程で進められる．対話的関与は，従来の質的研究におけるインタビューとは異なり，「真に共に在る研究者と参与者との対話」(p.74)とされる．抽出-統合は，上述の対話から本質を選び出し，この体験の本質を科学的な言語に概念化するプロセスである．以下にそのプロセス(p.75)を示す．これによって，体験の構造が明らかにされる．

(1) 参与者の言葉によって表現された逐語記録から，本質を抽出し統合する．
(2) 研究者の言語を基に，本質を統合し抽出する．
(3) それぞれの参与者の本質から，命題を導き出す．
(4) 全参与者の命題から中心概念を抽出し，統合する．
(5) 中心概念を基に，人間の生きられた体験の構造を統合する．

ここでの発見的解釈は，「人間生成理論の原理に沿って構造を組み立て，看護学の知識基盤を広げ，さらなる研究のアイデアを創出することである」(p.75-76)とされる．

これに対して，後者の解釈的方法は，「解釈と理解に焦点を当てた知識探究の方法である」(p.76)．それは，研究者と状況との対話という生きられた過程であり，これを通して，研究者は自らの概念枠組みに基づいて，その状況に意味を与える，つまり解釈する．したがって状況を理解することによって，研究者の概念枠組みを具現化することができるのである．

このように，パースィの方法論は，徹底した研究者と参与者の「対話」，人間生成の原理との「対話」によって支えられている．パースィの看護理論を日本に導入した高橋(1998/2004)は，この看護理論の特性を，「現象学的方法に支えられた人

間科学として論じとおしている」(p.145)と解説する．

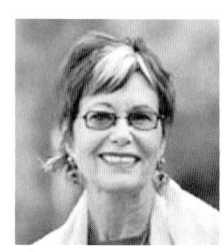

3．ワトソンとその方法

ジーン・ワトソン
(Jean Watson)

ワトソン(1988/1992)は米国の看護理論家の一人である．ワトソンの理論は，トランスパーソナルなケア(ケアリング)を主要概念として，その哲学と科学が看護実践の本質であることを論じたものである．この理論に基づき，看護学を人間に関するサイエンスとアートとして発展させるために，従来の科学観とは違う前提を持った方法論を提案する必要があった．それが，「記述的現象学的方法論」であり，それを深めた「超越論的現象学」の表現としての詩である．

ワトソンは，現象学的方法の主題は「人間に関する経験，すなわちその種類と構造，主観的意味，本質，かかわり方」(p.115)であると述べる．それは，人間にまつわる現象が「物のようなものではない」ため，「なにを(事態)」よりも「どのように(様態)」(p.116)を扱う．さらに，メルロ＝ポンティを引用しつつ，この人間に関する事象の研究において「我々が記述できるのは，客観的世界でも主観的世界でもない」(p.117)，人間に関するあらゆる事象は，主体-世界が切り離されず，その関係の中に置いたまま探求することが重要であると述べる．

この主体-世界の経験の様態を探求する方法として，ワトソンは，後に紹介するジオルジの方法とその仕事を受けたスウェーデン，イェーテボリ大学教育学部の研究グループの方法を参照しつつ，自らの研究を進める．現象学的方法において，とりわけ強調しているのは，「現象学的還元」である(p.118)．

(1) 経験を，カッコに入れる，保留する，現われとみなす．
(2) 現象としての経験を頭の中でさまざまに思い描き，その変わらない特徴をつかもうとする．つまり，その経験に必ず伴われる構造すなわち現象の「本質」を考察する．

さらに，ワトソンはこの現象学的方法を練り上げることを通して，「超越論的ないし深み(depth)の現象学」(p.130)という方法を提案する．超越論的現象学は，「経験の〈深み〉と，我々のもっている〈自然〉すなわち我々の〈存在〉の可能性に関心」があり(p.131)，「絶えず〈自己超越〉を続けていく運動を育てる」(p.131)という意味で超越的である．それ故，この超越論的現象学は「〈トランスパーソナル〉なケアとしてヒューマンケアのプロセスを探求していく」(p.131)方法として適している．さらに，この方法においてワトソンは，レビンとハイデガーを引用しつつ成果の表現として「詩」という形を提案する．「超越論的深みの現象学は，人間に関する経験を重点的に取り上げ徹底的に〈反省〉する場合に，詩の形以外には考えられない」(p.135)のである．

3 多様な学術論文（現象学的看護研究）へ

　現象学をキーワードとした研究は，1970年代から学術雑誌に登場しはじめる．あえて「現象学的研究」とせずに，「現象学をキーワードとした」と記したのには理由がある．既に述べた通り，現象学や実存哲学は，看護実践，特に対人関係に関する理論的，哲学的基盤として導入されてきた歴史があり，必ずしも狭い意味での研究方法論に特化したものばかりではないためである．

　ここでは，現象学をキーワードとした研究を二つに分けて紹介する．

　一つ目は，現象学の歴史的な経緯を含めた，看護学における現象学的方法の導入にかかわる議論である(Choen, 1987)．例えば，そもそも現象学的方法とは何であるか？　その源泉はどこにあるのか？　現象学的方法と現象学との関係は？　看護学に対して現象学的研究はいかなる示唆を与え得るか等々が議論されている(Oiler, 1982; Omery, 1983; Knaak, 1984)．少なくとも，現象学的研究は自然科学の枠組みの中で議論を進めない．その理由は，前章で述べた通りである．

　また，具体的にいかなる手順で進めるのか？という問いに対する議論も数多くなされていた．研究の素材となる情報を集める方法にも，さまざまな考え方がある．その情報を提供してくれる研究参加者やフィールドについても議論されてきた．最も注目を集めるのが，集めた情報の分析および解釈の方法である．このタイプの議論は，1990年代に盛んに行われた(Drew, 1993; Taylor, 1993; Beck, 1994a; 1994b Walter, A. J., 1995; Holms, 1995; Lawer, 1998; Porter, 1998; Caelli, 2000)．現象学的研究が看護学に定着したのがこの時代であったことを物語っているかもしれない．さらに，他の方法論との違いを述べた論文も，この頃に登場した(Sorrell, J. M., 1995)．

　二つ目は，調査に基づいて得た情報（インタビューデータ，フィールドノーツなど），これを分析・解釈して，現象学が目指すところの"生きられた体験"を記述した研究である．さらにこれを二つに分けると，一つ目は，哲学書から現象学的方法をじかに学び，その研究の中で方法が，その事象に即して作られていくというタイプの論文である．看護の理論家として紹介した前節のいくつかの著書，さらにパトリシア・ベナーの一連の研究がこれに相当すると思われる．二つ目は，既存の方法，とりわけ他領域において作られた現象学的方法——心理学が最も積極的にこの取り組みをしており，ヴァン・カーム，ジオルジ，コレッツィなどが引用されることが多い——を用いて，調査データを分析した研究に分けることもできる(Drew, 1986; Naase, 1987; Forrest, 1989; Samarel, 1992)．ただし，そもそも現象学的方法は，事象の特徴に即して方法をその都度吟味していくことを求めている．そのため，既存の研究方法を用いたとしても，実際の研究プロセスにおいては，その研究に即した方法に作り変えられることが多い(Edward & Welch, 2011)．看護実践のあり方や患者の経験を，彼らの視点に立って記述したこうした論文は，看護職たちが自らの前提や先入見を捉え直すことに貢献していると思われる．

4 日本の動向──学位論文と特集より

　現象学的研究を用いた論文が紹介されたのは，『看護研究』1990年12月号の特集「現象学的アプローチ」である．ここでは，現象学的アプローチをいかに臨床に応用するか，現象学的アプローチを用いた研究方法とは何かを紹介している．

　現象学的研究方法を用いた研究として初めて学会誌に掲載されたのは，広瀬(1992a)の論文である．ここでは，ジオルジの現象学的方法とパースィの方法を参照しつつ適用し，看護面接過程を分析するための現象学的方法の作成過程が紹介されている．さらに広瀬は，1991年に国内で初めて，現象学的研究によって行った学位論文を東京大学に提出し学位を取得した．広瀬によって著された博士論文は，「看護面接の機能に関する研究」(1992b；1992c；1993)と題され，外来通院中の透析患者12名を研究参加者とした看護面接が，上述の現象学的方法によって分析された．この分析に加えて，看護師と患者に質問紙調査が加えられたことも，この時代を表しているものと思われる．

　ここからしばらく空けて，1997年に田中が，解釈学的研究によって学位を取得している．この研究は，地域で生活を送っている精神障害当事者を研究参加者とし，彼らのライフヒストリーを記述して，これをハイデガーの解釈学的方法論で解釈した．この研究では，当事者の経験を理解するとはいかなる営みであるのかが，研究全体のプロセスを通して提示された(田中，2000a；2000b)．

　2000年には，西村(2001)が，現象学的研究によって学位を取得した．この研究は，遷延性植物状態患者のケアに携わる看護師の経験の聞き取りとフィールドワークによって得られた語りとフィールドノーツを，メルロ＝ポンティの身体論を手がかりとして分析し，患者とのはっきり見て取ることのできない関係を記述したものである．この研究では，ヴァン・マーネンの方法(→ p.52)が参照されてはいるが，既存の方法は応用されていない．

　この後，さまざまな現象学や現象学的方法によっていくつかの学位論文が著されている．近年の傾向については他の章で紹介するが，課題となっているのは，研究方法や記述のスタイルが多様であるがゆえに，方法として定式化することが難しい点である．学位論文において取り組まれているのは，テーマとなっている事象の記述とともに，方法論に関する議論であり，方法の提案である．この方法は，すぐさま他の研究に応用できるものというよりも，現象的研究を行っていくそのプロセスにおいて，何をどのように考えることが求められるのかを提案するものといえるだろう．

　加えて，2004年以前までの現象学的研究の国内の動向は，渡邉・渡邉・高橋(2004)が詳しく紹介しているので参照して欲しい．さらに，解釈学については，中山(1993)が，1992年にベナーの看護論が邦訳されたのを契機として，「なぜ現象学的アプローチでなく解釈学的方法なのか」という講演の記事を紹介し，解釈学的方法を解説している．

こうした動きを受けて，雑誌特集や連載も積極的に編まれている．上述した方法に関する議論や実際に経験的な調査を行った研究成果などが報告されている．以下に記すので参照して欲しい．

- 「ナースのための現象学」『臨牀看護』，16(1)〜17(3)，1990〜1991
- 「現象学的アプローチ」『看護研究』，23(5)，1990
- 「看護研究と現象学的アプローチの動向」『看護研究』，37(5)，2004
- 「臨床看護学——精神医学・リハビリテーション・看護ケア」『現代思想』，38(12)，2010
- 「尊厳って何だ？ 希望って何だ？——緩和ケアへの現象学的アプローチ」『緩和ケア』，17(5)，2007
- 「現象学的研究における「方法」を問う」『看護研究』，44(1)，2011
- 「経験を記述する——現象学と質的研究」『看護研究』，45(4)，2012
- 「看護のチカラ」『現代思想』，41(11)，2013 など

5 近年の動向

　最後に，近年の研究の動向を，簡単に示しておきたい．現象学的研究方法が多様であることは既に述べたが，近年は，既存の分析方法にならって分析・記述した研究が多くみられる．

　最も多く行われているのは，ジオルジの方法(例えば，Lesniak, 2010)を用いた現象学的研究であろう．国内では，現象学的研究が雑誌に登場しはじめた初期の頃の研究の多くは，ジオルジを参照していた(広瀬，1992b；1992c；1993，杉山ら，1998；牧野，2000)．ヴァン・カームの方法(Mason, Rice, Records, 2005；小野，小西，2009)，コレッツィの方法(緒方，佐藤，2004；Shorter & Stayt, 2009)やヴァン・マーネンの方法(Byers & France, 2008)，パースィの方法(Naef & Bournes, 2009)，ポリオの方法(荒木，2011)を用いた研究なども見られる．解釈学的方法における研究も数多く報告されている(大久保ら，2003；相良，2004；Ellett, Appleton, Sloan, 2009)．

　なかには，これらの分析方法を用いず，例えばエレットら(2009)は，泣き続けている乳児と生活している父親たちの経験を解明するために，ハイデガーの思想を援用する．また，サダラら(Sadala, et al. 2006)のサンパウロのある大学病院に勤める医師らが実践に与えているさまざまな意味を探究した研究では，その理論的前提にメルロ＝ポンティの「実存」が導入されている．西村(2011)による，実践が「うまくできない」という経験から，できているときの看護師たちの実践知を探求する研究，および西村・前田(2011)による「痛み」の理解に関する研究では，メルロ＝ポンティの知覚論を手がかりにした分析が行われている．さらに，スンディン，ノルベルク，ヤンソン(Sundin, Norberg & Jansson, 2001)は，脳卒中で失語症の患者とのケア関係についてのケア提供者の生きられた経験の意味を解明するため

第1部 現象学的看護研究の理論と歴史

に，リクールの現象学的解釈学のアプローチによってデータを分析している．

このように，既存の定式化された現象学的方法を用いず，現象学者の思想を研究の理論的前提としたり，データそのものの特徴をもとに分析の視点を定めたりする傾向は，慢性的な痛みを持つ患者の経験に関する深い意味を探究するために，フッサールの思想に基づいた形相的(記述的)現象学，およびメルロ=ポンティの思想に依拠したトーマス(Thomas, 2000)らや，本書の執筆者たちがそうであるように，看護研究者だけで現象学的研究を進めるのではなく，哲学者やその他の関連領域の研究者と共同して研究を進めているからなのかもしれない．わが国でも共同研究が進み，その研究過程において，哲学者である榊原(2011)や松葉(2011)，家高(2011)らが看護における現象学的研究の方法に関する議論を行い，村上(2013)が看護師たちへのインタビューに基づいた現象学的研究『摘便とお花見』などを出版している．

なお，本章で紹介したいくつかの文献は，本書の巻末の資料編に，その概要をまとめているため，そちらを参照して欲しい(→ p.193)．

●文献
- 荒木奈緒. (2011). 異常を診断された胎児と生きる妊婦の経験. 日本看護科学会誌, 31(2), 3-12.
- Beck, C. T. (1994a). Reliability and Validity Issues in Phenomenological Research, Western Journal of Nursing Research, 16 (3), 254-267.
- Beck, C. T. (1994b). Phenomenology: its use in nursing research, International Journal of Nursing Studies, 31 (6), 499-510.
- Byers, D. C., & France, N. E. M. (2008). The Lived Experience of Registered Nurses Providing Care to Patients with Dementia in the Acute Care Setting: A Phenomenological Study, International Journal for Human Caring, 12 (4), 44-49.
- Caelli, K. (2000). The Changing Face of Phenomenological Research: Traditional and American Phenomenology in Nursing, Qualitative Health Research, 10 (3), 366-377.
- Cohen, M. Z. (1987). A Historical Overview of the Phenomenologic Movement, IMAGE: Journal of Nursing Scholarship, 19 (1), 31-34.
- Drew, N. (1986). Exclusion and Confirmation: A Phenomenology of Patients' Experiences with Caregivers, IMAGE, 18 (2), 39-43.
- Drew, N. (1993). Reenactment Interviewing: A Methodology for Phenomenological Research, IMAGE: Journal of Nursing Scholarship, 25 (4), 345-351.
- Edward, K-L., & Welch, T. (2011). The extension of Colaizzi's method of phenomenological enquiry, Contemporary Nurse, 39 (2), 163-171.
- Ellett, M. L. C., Appleton, M. M., & Sloan, R. S. (2009). Out of the Abyss of Colic: A View Through the Fathers' Eyes, The American Journal of Maternal Child Health, 34 (3), 164-171.
- Forrest, D. (1989). The experience of caring, Journal of Advanced Nursing, 14(10), 815-823.
- Haase, J. (1987). Components of courage in chronically ill adolescents: a phenomenological study. Advanced in Nursing Science, 9(2), 64-80
- 早坂泰次郎. (1970). 看護における人間学. 医学書院.
- 早坂泰次郎, 田中一彦. (1976). 訳者あとがき. ヴァン・デン・ベルク(著), 早坂泰次郎, 田中一彦(訳), 人間ひとりひとり——現象学的精神病理学入門(pp.199-209). 現代社.
- 広瀬寛子. (1991). 看護面接の機能に関する研究——透析患者との面接過程の現象学的分析. 東京大学大学院医学系研究科, 博士論文.
- 広瀬寛子. (1992a). 看護研究における現象学的アプローチの適用に関する考察——看護面接過程の現象学的分析方法作成までのプロセスに焦点を当てて. 日本看護科学会誌, 12(2), 45-57.
- 広瀬寛子. (1992b). 看護面接の機能に関する研究——透析患者との面接過程の現象学的分析(その1). 看護研究, 25(4), 69-86.

- 広瀬寛子.(1992c). 看護面接の機能に関する研究——透析患者との面接過程の現象学的分析(その2). 看護研究, 25(6), 37-62.
- 広瀬寛子.(1993). 看護面接の機能に関する研究——透析患者との面接過程の現象学的分析(その3). 看護研究, 26(1), 49-66.
- Husserl, E. (1950/1979). 渡辺二郎(訳), イデーンⅠ-1——純粋現象学と現象学的哲学のための諸構想 第1巻 純粋現象学への全般的序論. みすず書房.
- Husserl, E. (1936/1995).細谷恒夫,木田元(訳),ヨーロッパ諸学の危機と超越論的現象学. 中央公論社.
- 家高洋.(2011). 現象学的看護研究の基礎的考察——現象学的人類学を手引きとして. 医療・生命と倫理・社会, 10, 23-46.
- 市川浩.(1975). 精神としての身体. 勁草書房.
- 市川浩.(1977a). 自己と身体(1). 看護教育, 18(4), 256-260.
- 市川浩.(1977b). 自己と身体(2). 看護教育, 18(5), 327-331.
- 市川浩.(1977c). ひとつの身体論のこころみ(1)身の諸相. 看護教育, 18(6), 387-391.
- 市川浩.(1977d). ひとつの身体論のこころみ(2)身の構造. 看護教育, 18(7), 459-464.
- 池川清子.(1991). 看護——生きられる世界の実践知. ゆみる出版, 1991.
- 池川清子.(1979). 看護体験の構造化——看護上の問題点とは何か. 看護教育, 20(1), 21-29
- 木田元.(1970). 現象学. 岩波書店.
- Knaack, P. (1984). Phenomenological Research, Western Journal of Nursing Res, 6 (1), 107-114.
- Lawler, J. (1998). Phenomenology as research methodologies for nursing: From philosophy to researching practice, Nurs Inq, 5, 104-111.
- Lesniak, R. G. (2010). The Lived Experience of Adolescent Females Who Self-injure by Cutting. Advanced Emergency Nursing Journal, 32 (2), 137-147.
- 牧野智恵.(1998). 看護実践および看護研究における現象学的アプローチ(その1). 福井県立大学看護短期大学部論集, 7, 75-87.
- 牧野智恵.(2000). 未告知状況下におけるがん患者の家族と看護者の世界——現象学的方法論を用いた面接を通して. 日本看護科学会誌, 20(1), 10-18.
- Mason, W. A., Rice, M. J., & Records, K. (2005). The Lived Experience of Postpartum Depression in a Psychiatric Population, Perspectives in Psychiatric Care, 41 (2), 52-61.
- 松葉祥一.(2011). 開かれた現象学的方法. 看護研究, 44(1), 17-26.
- Merleau-Ponty, M. (1945/1967). 竹内芳郎, 小木貞孝(訳), 知覚の現象学1. みすず書房.
- 村上靖彦.(2013). 摘便とお花見——看護の語りの現象学. 医学書院.
- Naef, R., & Bournes, D. A. (2009). The Lived Experience of Waiting: A Parse Method Study, Nursing Science Quarterly, 22 (3), 141-153.
- 中山洋子.(1993). なぜ現象学的アプローチでなく解釈学的方法なのか. 看護研究, 26(4), 68-73.
- 西村ユミ.(2000). 遷延性植物状態患者の看護ケアの意味——対話・記述・解釈による現象学的接近. 日本赤十字看護大学大学院看護学研究科, 博士論文.
- 西村ユミ.(2001). 語りかける身体——看護ケアの現象学. ゆみる出版.
- 西村ユミ.(2011). 看護ケアの実践知——「うまくできない」実践の語りが示すもの. 看護研究,44(1), 49-62.
- 西村ユミ, 前田泰樹.(2011).「痛み」の理解はいかに実践されるか——急性期看護場面の現象学的記述. 看護研究, 44(1), 63-75.
- 緒方久美子, 佐藤禮子.(2004). ICU緊急入室患者の家族員の情緒的反応に関する研究. 日本看護科学会誌, 24(3), 21-29.
- Oiler, C. (1982). The Phenomenological approach in nursing research, Nursing Research, 31 (3), 178-181.
- 大久保功子, 玉井真理子, 麻原きよみ, 近藤浩子, 百瀬由美子.(2003). 出生前遺伝子診断による選択的妊娠中絶の語り——モノグラフ. 日本看護科学会誌, 23(2), 1-11.
- Omery, A. (1983). Phenomenology: A method for nursing research, Advances in Nursing Science, 5 (2), 49-63.
- 小野美喜, 小西恵美子.(2009). 臨床看護師が認識する「よい看護師」の記述——若手看護師の視点. 日本看護教育学会誌, 18(3), 25-34.
- Parse, R. R. (1998/2004). The Human Becoming School of Thought: A Perspective for Nurses and Other Health Professionals／高橋照子(監訳), パースィ看護理論——人間生成の現象学的探求. 医学書院.
- Paterson, J. G., & Zderad, L. T. (1976/1983). Humanistic Nursing, New York, A Wiley Biomedical

第1部　現象学的看護研究の理論と歴史

- Publication, John Wiley & Sons, Inc, 1976.／長谷川浩，川野雅資（訳），ヒューマニスティック・ナーシング．医学書院．
- Porter, E. J. (1998). On "Being Inspired" by Husserl's Phenomenology: Reflections on Omery's Exposition of Phenomenology as a Method of Nursing Research, Advances in Nursing Science., 21 (1), 16-28.
- Sadala, M. L. A., Lorençon, M., Cercal, M., & Schelp, A. (2006). Caring for organ donors: The intensive care unit physicians' view, Heart & Lung: the journal of critical care, 35 (3), 190-197.
- 榊原哲也．(2011)．現象学的看護研究とその方法．看護研究，44(1)，5-16．
- 相良-ローゼマイヤーみはる．(2004)．子どもの死と死後の世界観：解釈的現象学を用いて．日本看護科学会誌，24(4)，13-21．
- Samarel, N. (1992). The experience of receiving therapeutic touch, Journal of Advanced Nursing, 17, 651-657.
- 佐藤登美，西村ユミ．（編著）．(2014)．"生きるからだ"に向き合う――身体論的看護の試み．へるす出版．
- 佐藤登美．(1978)．看護行動の根拠としての，私の"身体"――Kさんのケーススタディ雑考．看護，30(4)，35-45．
- Shorter, M., & Stayt, L. C. (2009). Critical care nurses' experiences of grief in an adult intensive care unit, Journal of Advanced Nursing, 66 (1), 159-167.
- Sorrell, J. M. (1995). Interviews in qualitative nursing research: differing approaches for ethnographic and phenomenological studies, Journal of Advanced Nursing, 21(6), 1117-1122.
- 杉山喜代子，鈴木治代，田中悦子，浦田照美，紅林伸幸．(1998)．臨床実習における学びの様相――現象学的アプローチによる体験世界の記述．看護研究，31(3)，39-52．
- Sundin, K., Norberg, A., & Jansson, L. (2001). The Meaning of Skilled Care Providers' Relationships With Stroke and Aphasia Patients, Qualitative Health Research, 11 (3), 308-321.
- 高橋照子．(1985)．臨床を生きる――看護と現象学．看護，37(11)，101-108．
- 高橋照子．(1990)．看護における現象学的アプローチ．看護研究，23(5)，19-24．
- 高橋照子．(1991)．人間科学としての看護学序説――看護への現象学的アプローチ．医学書院．
- 高橋照子．(2004)．［解説］人間科学としての看護学――パースィ理論の意味．高橋照子（監訳），パースィ看護論――人間生成の現象学的探求(pp.143-157)．医学書院．
- 高橋照子．(1990)．看護における現象学的アプローチの活用．看護研究，23(5)，19-24．
- 高崎絹子．(1993)．看護援助の現象学．医学書院．
- 田中美恵子．(1997)精神障害・当事者にとっての病いの意味――地域で生活する4人のライフヒストリーから．聖路加看護大学大学院看護学研究科博士後期課程学位論文．
- 田中美恵子．(2000a)．ある精神障害・当事者にとっての病いの意味――Sさんのライフヒストリーとその解釈――スティグマからの自己奪還と語り．聖路加看護学会誌，4(1)，1-20．
- 田中美恵子．(2000b)．ある精神障害・当事者にとっての病いの意味――地域生活を送るNさんのライフヒストリーとその解釈．看護研究，33(1)，37-59．
- Taylor, B. (1993). Phenomenology: one way to understand nursing practice, International Journal of Nursing Studies, 30 (2), 171-179.
- Thomas, S. P. (2000). A Phenomenologic Study of Chronic Pain, Western Journal of Nursing Research, 22 (6), 683-705.
- Thomas, S. P., & Polio, H. R. (2002/2006). Listening to Patients: A Phenomenological Approach to Nursing Research and Practice. Springer Publishing Company．／川原由佳里（監訳），患者の声を聞く――現象学的アプローチによる看護の研究と実践．エルゼビア・ジャパン．
- Tomey, A. M. & Alligood, M. L. (2002/2004). Nursing Theorists and Their Work. Mosby. 都留伸子（監訳），看護理論家とその業績．医学書院．
- 渡邉美千代，渡邉智子，高橋照子．(2004)．看護における現象学の活用とその動向．看護研究，37(5)，59-69．
- Van den Berg, J. H.(1972/1976). A Different Exsistance: Principle of Phenomenological Psychology. Duquesne University Press. 早坂泰次郎，田中一彦（訳），人間ひとりひとり――現象学的精神病理学入門．現代社．
- ヴァン・デン・ベルク，早坂泰次郎．(1982)．現象学への招待．川島書店
- Walter, A. J. (1995). The phenomenological movement: implications for nursing research, Journal of Advanced Nursing, 22(4), 791-799.
- Watson, J. (1988/1992). Nursing: Human Science and Human Care; The Theory of Nursing, National League for Nursing．／稲岡文昭，稲岡光子（訳），ワトソン看護論――人間科学とヒューマンケア．医学書院．

第2部

研究方法としての現象学

第1章 質的研究のなかの現象学

第2章 現象学的研究の方法──哲学の視点から

第3章 ベナーの解釈学的方法

第2部 研究方法としての現象学

第1章

質的研究のなかの現象学

本章では,まず量的研究と質的研究がどのように違うのか,さらに現象学的研究が他の質的研究とどのように違うのかについてみていこう.

1 量的研究方法と質的研究方法

看護実践をする中で,「これって,どうしてなんだろう」「○○するには,どうしたら良いのだろうか」と思うことはしばしばある.その「疑問」を研究によって明らかにしようとする場合,この疑問から具体的な「研究の問い」を立てることになる.その研究の問いがどのような探究レベルにあるかを考えてみよう.

1. 四つの探求レベル

ディアーズ(Diers, 1984)は,探究のレベルを四つに分けて,そのレベルに対応する研究の種類を明らかにしている.第1のレベルは,「これは何であるか」という因子を探索,記述するもので,**因子探索研究**である.状況や出来事を記述することや,それを命名することが必要な場合に行われる.第2のレベルは「何が起こっているのか」という関係を探索する**関係探索研究**である.因子あるいは変数の名前は明らかになっているが,それらの関係や他の因子との関係が明確になっていない場合に行われる.第3のレベルは「もし～すれば,何が起こるだろうか」という関連を検証する**関連検証研究**,あるいは因果仮説を検証する**因果仮説検証研究**である.第4のレベルは「～を起こすには,どうするか」という規定を検証する規定検証研究である.検証するための規定を作り,検証された規定理論を作り出すための研究である.規定理論は,状況産生理論とも言われ,看護ケアの具体的方法やその結果を扱うものである(Meleis, 2007).大きく分けると,質的研究は,第1の探究レベルである「これは何であるか」を明らかにする研究に用いられるが,量的研究は,第1～4のすべての探究レベルで用いられる.

2. 量的研究と質的研究の違い

トッピング(Topping, 2006)は,量的研究と質的研究の違いについて文献を基に,表1のように整理している.量的研究は,真実を見つけ出すために客観的である必要があり,偏りを最少にして,妥当性が最大となるように研究状況をコントロールすることが重要となる.

量的研究は,還元主義に立脚し,複雑な要素が絡み合ってできている現実世界を,その要素ごとに分解して調べることで全体を理解しようとする.一方,質的

表1　量的研究と質的研究の特徴

量的研究	質的研究
ハードサイエンス	ソフトサイエンス
客観的	主観的
策略的	中立的
還元主義	全体論的（ホリスティック）
演繹的	弁証法的，帰納的，推論的
因果関係	意味
理論の検証	理論の開発・改善・再解釈
コントロール	解釈の共有
データ収集のための測定用具	データ産出方法としての傾聴・会話・観察
分析基本単位：数	分析基本単位：ことば
統計解析	解釈
一般化	独自性／置換性

［Topping, A. (2006). The quantitative-qualitative continuum. In Gerrish K & Lacey A. (Eds.), The Research Process in Nursing (5th ed.) (p.158). Oxford; Blackwell. ／より作成］

研究では，主観的であることは必然的で望ましいと考えられ，研究現象の意味を発見し，その解釈を共有することが重要となる．質的研究が重視するホリスティックとは，全体は部分の総和以上のものであるとする考え方に基づいて全体を理解しようとすることであり，還元主義と反対の立場である．

さらに量的研究では，客観的普遍的な一般化を目指し，研究結果が研究対象者以外の他の人たちに一般化できる度合いによって，研究の質が評価される．質的研究では独自性に焦点が当てられるが，研究結果が活用されることは量的研究と同様に重要である．質的研究では，研究結果を生み出した場とそれを適用しようとする場の両方がよくわかっていれば，研究結果は場を越えて適用可能であるという置換性あるいは転用可能性が問われる．

パラダイムの違い

量的研究と質的研究の違いは，パラダイムの違いとしても説明できる．量的研究は「現実は単一で，確実で，切片化が可能である」「研究は価値から独立している」とする実証主義的パラダイムに属し，質的研究は，「現実は複数で，構成されたもので，全体的である」「研究は価値に縛られる」という自然主義的パラダイムに属する（Lincoln & Guba, 1985）．しかし最近，看護学でも量的研究と質的研究を一つの研究の中で用いるミックスメソッドも増えてきている．量的研究と質的研究はパラダイムが異なるとする考え方は，ミックスメソッドの使用において論争を醸し出すことになる．ミックスメソッドは，このパラダイム論争を超える第3の方法論ともいわれている（Teddie & Tashakkoni, 2011）．

3．ミックスメソッドの使用について

ロスマン＆ウィルソン（Rossman & Wilson, 1985）は，ミックスメソッドの使用について三つの立場があるとしている．一つ目は純粋主義者で，質的研究と量的研究は相互排他的な認識論的・存在論的前提に由来するので，質的研究と量的研究

を結合することはできないとする立場である．二つ目は状況主義者で，データ収集とエビデンスのタイプは，特定の方法論から論理的に生じるものなので，一つの研究で質的研究と量的研究を行うことはできるが，質的データと量的データは混合されるべきではないとする立場である．例えば，一つの研究の中で質問紙調査とエスノグラフィーを用いた場合，データは別々に提示され，別々に考察される．三つ目は現実主義者で，一つの研究でミックスメソッドの使用を主張する立場である．ミックスメソッドによって，質的研究と量的研究が補完しあい，研究の問いに答えを出していくことになる．

いずれの立場においても，大切なことは，研究の問いが方法論を導くことであり，その方法論は質的研究であっても量的研究であっても，あるいはミックスメソッドであっても，研究の問いに答えが出せる最適な方法を使えばよいと考えることができる．

2 質的研究方法のなかでの現象学的研究の位置づけ

看護研究で使われているさまざまな質的研究方法のなかで，現象学を用いた研究の位置づけを明確にするために，質的研究の定義と特徴，現象学とグラウンデッド・セオリーの違い，質的研究を用いている論文数の推移について述べる．

1．質的研究の定義と特徴

質的研究にはさまざまな定義が存在するが，ここでは次の定義を使うこととする．「質的研究とは，自然な状態で，研究者と研究参加者が相互作用をするなかで行われ，言葉などの質的データを用いて帰納的に探究する研究である．」(グレッグら，2012, p.12)．質的研究の特徴についてもさまざまな見解がある (cf. Polit & Beck, 2004; Holloway & Wheeler, 1996/2000; Miles & Huberman, 1994；波平，道信，2005)が，それらの共通性を量的研究との比較で述べると次のようになる．
①研究者自身が測定用具となる．

量的研究では，多くの場合，質問紙が測定用具となる．また実験を行う場合は，何らかの機器を用いてデータ収集をする．一方，質的研究は，インタビューをするにしても，参加観察をするにしても研究者自身がデータを産出するため，研究者が測定用具となる．したがって研究者自身が測定用具として高い精度をもつことが重要となる．
②研究者と研究参加者のあいだに相互作用が存在する．

質的研究では，この相互作用が研究結果に大きく影響することになる．つまり研究者が研究参加者とどのような関係を結ぶことができるかで，データは大きく変わってくる．インタビューであれば，研究参加者が研究者に語りたいという思いをもつことができるかどうかが重要になる．量的研究で用いられる質問紙では，質問紙調査を実施している研究者と質問紙に答える研究対象者のあいだに，

直接的な相互作用は存在しない．
③さまざまなデータ産出方法をデータ分析と同時に行う．

　質的研究では，データ産出方法としてインタビュー，参加観察，既存の書類の検討などが用いられる．それらのデータ産出をしながら分析を進める．分析過程で明らかになったことに基づいて，さらなるデータ産出が行われる．量的研究の場合は，通常，データ収集が終わってから分析を行う．質的研究の場合も，例えばすべてのインタビューを終了してからデータ分析を行うことは不可能ではない．しかし質のよいデータを得るためには，データ分析をしながらデータ産出をするほうがよい．分析過程での疑問や明らかになったことを，次のインタビューで確かめることができるからである．
④データは帰納的に分析される．

　量的研究では，概念枠組みが作られることが多い．この概念枠組みは演繹的に作成される．質的研究では，これとは逆にデータに根付いた分析が行われる．自分がもっている枠組みに当てはめるのではなく，インタビューで語られた内容そのものを分析していく．これは実際にやってみると，既存の知識に影響を受けることが多い．それを避けるためには，既に文献検討で学んだ知識を横に置いて，語られた内容に意識的に集中する必要がある．

2．現象学とグラウンデッド・セオリーの違い

　質的研究方法における現象学を用いた研究の位置づけを明らかにするために，グランデッド・セオリーとの違いを取り上げる．現象学については，本書で詳しく述べられているので，グランデッド・セオリーの概略を説明し，現象学との違いに焦点を当てる．

1)グラウンデッド・セオリーとは何か

　グラウンデッド・セオリーは，1960年代に社会学者であるバーニー・グレイザー(Barney G. Glaser 1930-)とアンセルム・ストラウス(Anselm L. Strauss, 1916-1996)によって生み出された研究方法である．その哲学的基盤となっているのは，ジョージ・ハーバード・ミード(George Herbert Mead, 1863-1931)とハーバード・ブルーマー(Herbert Blumer, 1900-1987)によって提唱されたシンボリック相互作用論である．シンボリック作用論とは，言葉を中心とするシンボルに媒介される人間の相互作用に焦点を置き，「解釈」に基づく人間の主体的あり方を明らかにしようとする現代の社会学・社会心理学理論の流れである(見田ら，1994)．

　ブルーマーは，シンボリック相互作用論の三つの基本的な前提を次のように述べている(Blumer, 1969/1999)．第1の前提は，人間は，ものごとが自分に対してもつ意味に則って，そのものごとに対して行為するという前提である．第2の前提は，ものごとの意味は，その人が仲間とともに行う社会的相互作用から導き出され，発生するという前提である．第3の前提は，このような意味は，その人が出会ったものごとに対処するなかで，その人が用いる解釈の過程によって扱われ

たり，修正されたりするという前提である．

このようなシンボリック相互作用論を基盤とするグラウンデッド・セオリーは，社会・心理的現象を説明するための理論を生み出すことを目的に，質的なデータを収集し分析するための高度に体系化された研究方法である(Chenitz & Swanson, 1986)．グラウンデッド・セオリーが用いられるのは，その研究課題についてほとんどわかっていないとき，またその現象を説明する理論がほとんど存在しないとき，さらに研究対象となる現象のプロセスを知りたいときである．

グラウンデッド・セオリーには以下の特徴がある(Charmaz, 1995；Chenitz & Swanson, 1986；Stern, 1980)．

①データ収集と分析を同時に行う．

これは質的研究の特徴で述べた通りである．

②継続的比較分析を行う．

理論開発のあらゆる段階において，コード化したデータを常に他のデータやカテゴリーと比較する．これは，コアカテゴリーが明らかになり，理論を構築するまで続けられる．

③コードやカテゴリーは，実際のデータから生み出されるもので，理論的枠組みや研究前にもっている仮説から生み出されるものではない．

④データ産出は，カテゴリーが理論的飽和に達するまで行う．

理論的飽和とは，カテゴリーを産み出す新しい，あるいは重要なデータが存在しない状態である．理論的飽和に達しない理論は，概念的に不十分であるといわれている．

⑤理論構築のために，理論的サンプリングを行う．これは，一定集団の代表性を得るためではない．

サンプリングのプロセスは，形成されつつある理論によって決まる．分析によって，次にどのようなデータが必要で，それをどこで見つけることができるかを考える．つまり，研究過程で生じる直感(思いつき)を調べたり洗練したりするために，次の研究参加者を見つけることが必要になる．

⑥帰納的中範囲理論を生み出すものである．

理論は抽象度のレベルによって，大理論，中範囲理論，状況特定理論に分類される．グラウンデッド・セオリーによる一つの研究で生み出されるのは，領域密着型中範囲理論である．研究を重ねることによって，公式理論となる．公式理論は，抽象度のレベルでは中範囲理論であるが，より概念的なものであるといわれている．

2) 現象学とグラウンデッド・セオリーの相違点

研究方法としての現象学とグラウンデッド・セオリーにはどのような違いがあるのだろうか．ベイカー，ビューストとシュテルン(Baker, Wuest & Stern, 1992)は，現象学とグラウンデッド・セオリーは間違った使い方がされることが多いとして，二つの研究方法論の違いを，①既存の知識の役割，②データ源，③サンプリング，

④データ収集と分析，⑤妥当性から明確にしている．これらを見てみよう．

　①**既存の知識の役割**：現象学では，研究者がもっている既存の知識や先入観をカッコに入れて棚上げする現象学的還元が必要とされ，そのことによって本質が発見される．グラウンデッド・セオリーでは，まったく逆の立場をとる．研究者もまた社会プロセスを作り出す社会的な存在であるから，以前の経験はデータとなり，プロセスをよりよく理解するために経験や既存の知識を使う．

　これには少し説明が必要だろう．グラウンデッド・セオリーも逐語録を分析する際には，研究参加者によって語られたことを分析していくので，けっして研究者の経験やアイデアに基づいて分析しようとしているのではない．オープンコーディングと呼ばれる第1レベルのコード化は，可能な限り研究参加者の言葉を使って，データの小さい部分を概念化していく．データに密着(grounded on data)した分析が重要である(木下，2003)．概念化が進み，理論のアイデアを作り出す段階では，自分自身の経験や既存の知識も使うことになる．しかし，グラウンデッド・セオリーは，あくまでもデータに密着して，概念の発展と理論の生成を目指すものである．ディー(Dey, 1993)は，質的研究におけるデータ分析では，蓄積された知識を使う必要があるが，論点となるのは既存の知識を使うかどうかではなく，どのように使うかであると述べている．

　②**データ源**：現象学では，生きられた経験に関心を寄せるので，唯一の重要なデータ源は研究している現象の現実を生きているインフォーマントである．グラウンデッド・セオリーでは，ダイナミックな心理社会的プロセスが焦点となるので，社会的相互作用を観察したり，インフォーマントが自分自身や他者について発言することを聞いたり，他の研究者が書いていることを読んだり，自分自身の過去の経験を振り返ったりする．

　③**サンプリング**：現象学では，研究している現象を生きている人が選ばれるので，合目的的サンプリングとなり，サンプルサイズは意図的に小さいものとなる．グラウンデッド・セオリーでは，特徴のところで説明したように，理論的サンプリングが行われ，理論的飽和に至るまでサンプリングが行われる．研究参加者の選択やその他のデータ源は，作られつつある理論により決まり，サンプルサイズは理論の完成度によって決まる．

　④**データ収集と分析**：サンプリングの方法が違うということは，データ収集と分析も異なるということである．現象学におけるデータ収集では，先入観，期待，何らかの枠組みから解放されている必要があり，そのためにインタビューの質問は構造化されないものになる．データ分析においては，逐語録を何度も繰り返し読み，全体を理解することが重要になる．グラウンデッド・セオリーでは，データ収集と分析は同時に行われ，継続比較分析が行われる．サンプリングで述べたように，理論的飽和に至るまで理論的サンプリングを続ける．明らかになる理論は，理論的コードやメモによって統合され範囲が定まっていく．

　⑤**妥当性**：現象学では，研究に参加しているインフォーマントの経験した現象

第2部　研究方法としての現象学

の本質をどこまで捉えられているかが結果の信用性を示す．グラウンデッド・セオリーでは，生成された理論の有効性が重要になる．つまりその理論は，データと一致し，研究対象の領域での出来事に関連していなくてはならない．また構築された理論が既に起きていることを説明でき，これから起こると予測でき，今起きていることが解釈できる必要がある(Glaser, 1978)．

スタークス＆トリニダード(Starks & Trinidad, 2007)は，現象学，談話分析，グラウンデッド・セオリーの3種類の質的アプローチを比較している．そのうち現象学とグラウンデッド・セオリーの共通点と相違点を以下の表2にまとめた．

表2の中にある「基本的社会過程(basic social process)」は，分析結果がはっきりとしたプロセス的変化を特徴とする場合に有効な概念であり，人間が社会生活の何らかの局面において経験する一つの基本的な行動パターンを理論的に要約したものであるといわれている．またグラウンデッド・セオリーで抽出されるコアカテゴリーは基本的社会過程(BSP)の1種類であり，すべてのグラウンデッド・セオリーにはコアカテゴリーがあるが，すべてにBSPがあるわけではない(Glaser, 1978)．この指摘に基づくと，表中の「基本的社会過程」は，「研究対象と

表2　現象学とグラウンデッド・セオリーの比較

	現象学	グラウンデッド・セオリー
由来	欧州哲学	社会学
原理	共通の特徴をもった本質的で認識された現実が存在する．	データに根付いた概念を吟味することによって理論が発見される．
目的	一つの現象の生きられた経験の意味を記述する．	基本的社会過程を説明する理論を開発する．
方法論：研究の問いの形成	(関心を寄せる現象の)生きられた経験は何か．	基本的社会過程(X)は，(Y環境の)文脈の中でどのように起こったか．
サンプリング	関心のある現象を経験した人を研究参加者とする．	異なる状況の下で研究している現象を経験した人を研究参加者とする．
データ収集,観察	研究している現象が経験される文脈の中で研究参加者を観察する．	基本的社会過程が起こるところで研究参加者を観察する．
インタビューの方略	研究参加者が経験を述べ，インタビュアーは詳細や明瞭さを探る．	研究参加者が経験を述べ，インタビュアーは詳細や明瞭さを探る．
分析	経験の本質，あるいは核となる共通の性質や構造を記述する．	コアカテゴリーに統合される概念を説明できる枠組みを開発する．
分析者の視点の役割	視点をカッコに入れる．	視点をカッコに入れる．
聴衆	研究している現象の生きられた経験を理解する必要のある臨床家，実践家，その他の人々である．	介入をデザインするために説明モデルを求める研究者や実践家である．
成果物	生きられた経験の事前に与えられた(pre-given)←所与の本質と構造の主題に関する記述である．	研究参加者の経験の範囲から生まれた理論である．

[Starks, H. & Trinidad, S. B. (2007). Choose Your Method: A Comparison of Phenomenology, Discourse Analysis, and Grounded Theory, Qualitative Health Research, 17(10), 1373. を改変]

なっている現象」と置き換えたほうがよいことになる．

　前述したベイカー，ビュースト＆シュテルン（Baker, Wuest & Stern, 1992）の現象学とグラウンデッド・セオリーの比較と表2を比べると，分析者の視点の役割の捉え方が異なる．前者は，グラウンデッド・セオリーでは，既存の知識や研究者の経験を使うとされており，後者はそれらをカッコに入れるとしている．ディー（Dey, 1993）のいうように，既存の知識の使い方と同様に，分析者の視点をどのように使うかが重要である．

3．看護学研究のうち，質的研究を用いた論文数の推移

　看護学の研究の中で用いられている主な質的研究には，本書で扱われている現象学やこれまで述べてきたグラウンデッド・セオリー以外に，エスノグラフィー，具体的研究手法としての質的記述的研究がある．エスノグラフィーは，人々の行動，やりとり，言語やその所産を含めて，文化を詳細に研究することを目的としている（Bloor & Wood, 2006/2009）．質的記述的研究は，研究対象となっている現象を記述することによって，その現象を理解することを目的としている（グレッグら，2012）．

　これらの研究がどの程度実施されているのかを知るために，医中誌とCINAHLで検索してみた．医中誌は，2009〜2013年の5年間の論文を対象とし，タイトルとアブストラクトに研究方法名が含まれるもので，分類を看護，論文種類を原著とする絞り込みを実施した．このうち文献レビューの論文は除外した．現象学を用いた研究では，国内のジャーナルに英語で出版されている論文が3編あった．これらはCINAHLには含まれていなかったが，英語の分類に入れた．CINAHLは，医中誌と同様の期間で，アブストラクトに研究方法名が含まれる研究論文とし，言語を英語，著者を看護師とする絞り込みを行った．結果は表3の通りである．

　日本語および英語の論文の両方において，看護学の研究のなかで最も多く用いられている質的研究方法は，質的記述的研究である．次いでグラウンデッド・セオリー，現象学，エスノグラフィーの順に多い．日本語論文でも，質的記述的研究が最も多く用いられ，次いで現象学が多い．グラウンデッド・セオリーとエスノグラフィーは1割と少ない．現象学の方法論において名称に言及されているのは，ジオルジが8件と最も多く，次いでベナーとコレッツィが各3件であった．

表3　質的研究方法の実施状況　（%）

研究方法	現象学	グラウンデッド・セオリー	エスノグラフィー	質的記述的研究	合計
日本語	59(36.9)	16(10.0)	16(10.0)	69(43.1)	160(100)
英語	54(18.3)	131(44.4)	17(5.8)	93(31.5)	295(100)
合計	113(24.8)	147(32.3)	33(7.3)	162(35.6)	455(100)

第2部 研究方法としての現象学

　一方，英語論文では，グラウンデッド・セオリーが約半数を占め，次いで質的記述的研究，現象学が多く，エスノグラフィーの実施は1割に満たない．現象学を用いた研究の方法論の名称では，コレッツィが7件と最も多く，次いでヴァン・マーネンとジオルジが各3件であった．

　日本語論文で現象学を用いた研究の年次推移をみると，2009年12編，2010年6編，2011年8編，2012年19編，2013年14編となる．現象学は，コンスタントに用いられている方法論であるといえる．しかしながら方法論の書き方はさまざまであり，「現象学を用いた研究」といえるかどうか疑問に思うものもある．例えば「現象学的アプローチを参考にした質的記述的研究」や「現象学的手法を用いてカテゴリー化した質的帰納的記述的研究」，「現象学的方法を参考に分析した・解釈を加えた」研究などである．

3 多様な現象学的研究方法

　前節において，現象学を用いた研究方法論の名称として，ジオルジとコレッツィ，ヴァン・マーネンを挙げた．いずれも現象学的な方法を発案した研究者であるが，前の二人は，フッサール現象学を方法の理論的前提としている．それに対して，ヴァン・マーネンは教育学者であり，解釈学的現象学を前提としている．その違いが，とりわけ研究方法に対する考え方に映し出されている．

1. ジオルジとその方法

　ジオルジ(Amedeo Giorgi, 1931-)は，自らの方法を「修正フッサール流アプローチ(A Modified Husserlian Approach)」と述べている(Giorgi, 2009/2013)．ジオルジがあえて「修正」を加えたのは，この方法が哲学的方法に留まらず，「心理学的現象に関する健全な科学的探究を行うための手続きに従う」(p.111)ことを重視したためである．それゆえ，まず強調されたのは，「分析されるべき新しいデータは，研究者からではなく，他者から得られなければならない」(p.111)という点である．この点は，フッサールが自らの意識に現前するもののみを分析したこととは異なっている．しかしジオルジの方法における，「分析，意味の分節化，そして，形相的データの直観看取は，分析者の意識の中で起こっている」(p.113)ことから，ジオルジの提案した方法も現象学的基準を満たしていると主張されてもいる．さらに，方法を吟味するにあたって特に留意されたのは，「叙述を介して経験の心理学的意味を求める質的分析が客観的でありうるか否か」(p.139)という問いである．これを言い換えてジオルジは，「ある具体的な経験の叙述を，心理学的に意味のある仕方でどのようにして分析し，そして，量的分析が到達するのと少なくとも同程度の客観性を，どのようにして達成するか？」(p.139)と問う．そのためジオルジが重視するのは，研究者が現象学的態度，とりわけ超越論的現象学的態度を取ること，参加者が生きてきた当該の経験の可能な限り完全な記述，そして分

析である．

　それには，データ収集の局面も重視されるが，ここでは，分析のステップのみを紹介する(p.147-157)．より詳細な方法に関する議論に触れたい場合は，ジオルジ(2009/2013)などを参照して欲しい．またここで断っておきたいのは，この分析方法の具体的ステップは，自然科学における概念枠組みを吟味し，それと「人間であることの本質的諸特徴に敬意を払うアプローチ」(p.81)，つまり人間科学とを対比させ，そこからフッサールの思想へと議論を進め，さらに，哲学の方法であるフッサールの現象学を心理学の方法へと修正するという吟味を通して導き出されたものであるということだ．ともするとステップのみが独り歩きをするが，ステップの使用にあたっては，これを開発するに至った経緯も含めて参照することが推奨されている(p.260)．以下に分析のステップを紹介する．

(1) 全体の意味を求めて読む

　この最初のステップは，記述全体の感じをつかむために記述の総体を読むこととされる．分析のこの段階では，記述の全体的意味を明らかにしようとか，より一層明示的にしようとかを試みることはしない．ここでは単に，記述が何についてのものであるかの一般的な感じのみにかかわる．

(2) 意味単位の識別化

　このステップの目的は，記述の内部に含まれている意味単位(unit of meaning)を確立することである．この分析は心理学的であることが意図されている．そして現象学的科学的還元，つまり科学的な見方を棚上げすることが遵守される．

　この意味単位は，次の方法によって確立される．記述にたち帰ってそれを再読すると，ある重要な意味の転換を経験する．その度ごとに，データに印を付けていく．この印が区切りとなって，意味単位に分割される．しかし，客観的な意味単位があるわけではない．意味単位は，研究者がその課題に持ち込む心理学的感受性の一つの結果として構成されている．

(3) 参加者の自然的態度の表現の現象学的心理学的に感受性のある表現への変換

　意味単位とその詳細な記述へと再びたち帰る．そして，その生活世界の記述の心理学的含意をより一層満足する仕方で表現するために，自由想像変容の現象学的手続きを用いる．この手続きは，心理学的特異性を表現するのに相応しい程度の一般的なレベルにまで進められる．そして，色々な参加者のデータを一つの構造へと統合する．

　ただし，ここでの「心理学的」次元は，一般的な心理学理論を意味しているわけではない．それは，無・理論的心理学的態度のこと，つまり，臨床家や心理療法家たちが，しばしば取っている態度のことであり，前理論的な仕方，生活世界で使われている仕方を意味している．

2. コレッツィとその方法

　コレッツィ(Paul F. Colaizzi, 1938-)は，ジオルジの言葉を借りながら伝統的な心

第2部 研究方法としての現象学

理学の方法では意味，人間の主観性の探究はとりわけ難しいことを指摘し，フッサールの「事象そのものへたち帰る」というテーゼに倣い，心理学的現象を意味ある事柄として探究することを推奨する(Colaizzi, 1978)．現象学的心理学という方法を選んだ場合，調査者（現象学者）は，研究課題について既にもっている自身の先入観を見出し，この先入観をカッコ入れする現象的探究を始めなければならない．コレッツィは，こうした現象学の特徴を基に，例えば，すべての現象学的研究の問いは，理論的な見方とは違う対象者の経験に依存しており，またこの研究課題やそれにかかわる経験が，研究対象を選ぶ基準ともなると述べる．もちろん対象者数も，それぞれの研究課題において検討されるべきさまざまな内容に依存している．このようにコレッツィは，まさに経験という事象を基準にして方法を検討しようとする．

　データの分析方法についても提案している．具体的な研究方法としては，次に示す7段階(pp.52-62)が紹介されている．

(1) 対象者から得たデータをすべて読み，そのデータを感覚的につかみ，それらの意味を理解する．
(2) 探究している事象と直接関連のある重要な文章を抜き出す．
(3) 重要な文章の意味をデータに忠実に読み取り，系統立て把握する．この段階では，明確に言語化できないことにも注目し，創造的に洞察していく．
(4) 上記の手続きを繰り返し，意味のまとまりごとに整理し，複数のテーマをまとめて群(clusters)に分ける．
　a. それらの正当性を証明するため，テーマの群(クラスター)を最初の手順に戻って参照する．
　b. この段階で，群(クラスター)同士そして／あるいは群(クラスター)間にある不一致に気づくかもしれない．研究者は適合しないデータを無視したい誘惑を退けなければならない．
(5) これまでの分析結果を，探究中の現象の包括的な記述に統合する．
(6) 研究されている事象の包括的な記述を，本質的な構造の記述にまで統合する．
(7) 分析結果を各対象者に返し，分析が各対象者の体験を正確に記述しているのかを確かめる．

　コレッツィが強調するのは，研究における分析の手続きはその典型例としてのみ参照されるべきで，けっして決まった方法ではないということだ．しばしばその手続きはオーバーラップしているため，リストアップされた手続きとその順序は，各研究者において柔軟かつ自由に検討されなければならない．もちろん，この手続きは，それぞれの研究の方法と事象に依存している．そのため，手続き自体が改編されることもある．

3. ヴァン・マーネンとその方法

　次いで，ヴァン・マーネン(Max van Manen, 1942-)を紹介する．彼は教育学者であり，その仕事は，ドイツの伝統的な「人間学的教育学」（ディルタイ-ノール学派）とオランダの運動である「現象学的教育学」（ユトレヒト学派）の双方の伝統に由来

する．そして,通常は覆い隠されている生きられた経験の意味を探求するために,「記述的(現象学的)要素と解釈的(解釈学的)要素の双方」(van Manen, 2000/2011, p.53)を含めた，現象学的(解釈的)記述を提案した．

　ヴァン・マーネンは，自らの提案した研究方法を紹介する前に,「研究方法と研究方法論との区別をしておく必要がある」(p.54)と言う．さらに，「研究方法と研究の技法や手順との区別」(p.54)の必要性についても述べている．「方法論」は，研究の哲学的枠組，基本的な前提，そして人間科学的観点の特徴に関連しており，方法の背景にある理論であるとも述べられている．他方で,「技法(technique)」は，ある研究方法を遂行するための理論的，実践的手順のことをいい，「手順」という語は，研究の実践に結びつくさまざまなルールやルーティンのことをいう(p.55)．そして，この両者と区別された「方法の概念には，特定の哲学的ないし認識論的な観点についての方法論的な考察や含意が詰まっている」(p.56)という．例えば，「インタビュー」や「トランスクリプト分析」にもある種の方法論が含まれている．そのため，手続き上，ヴァン・マーネンの方法による「インタビュー」が他の社会科学と共通しているように見えたとしても，方法論的に別の意味を持っている．

　現象学の方法論は，「一連の手続きやテクニック，概念を構成しようとする傾向を何とかして防ごうとする方法論」(p.57)である．だからこそ一方で，「現象学と解釈学の方法は，方法がない」ということが強調され，むしろこの「方法」に何が含まれるのかという問いに対する答えとして，「学問性」が挙げられる．他方で，まったく方法がないわけではないともいう．例えば，ハイデガーが現象学的反省として「小径を辿ること」と述べたことが引用される．それは，「何かがその本質的な性質において示され，明るみに出され，明らかにされる〈開け〉へと向かう〈森の小径〉」(p.57)のことであり，ある種の方法として表現されている．留意すべきなのは，この小径(方法)が「固定された道しるべによって〈行き先〉を決め得ない」ことであり，「それは，手にしている問いかけへの応答として見出され，考えだされる」(p.57)必要があるという．

　こうした前提を議論した上で，ヴァン・マーネンは，次の6つの方法を提案する(p.58-59)．この6つの方法は，互いがダイナミックに影響しあっているために，分離することができない．あくまでも便宜上の区別であることが強調されていることを断っておこう．

(1) 我々が真剣に関心をもっている現象，我々を世界にかかわらせている現象へと向かうこと
(2) 経験を概念化するのではなく，我々がそれを生きるように経験を探求すること
(3) 現象を特徴づけている本質的なテーマについて反省すること
(4) 書くことと書き直すことの術を通じて，現象を記述すること
(5) 現象に向けて，強くそして方向づけられた〈教育的〉[注1] 関係を維持すること

(6)部分と全体とを考慮することで研究の文脈のバランスを取ること

4. 現象学的な研究の例

　現象学的研究は，事象そのものへたち帰り，そこから再度，経験を理解し直す，つまりその経験においていかに意味が立ち現われているのかを記述することを仕事としている．こうした特徴から，研究において主題化される内容も，ある種の傾向を持っている．資料編で紹介している研究より，その傾向を見てみよう（文献は p.193　資料編参照）．

　まず挙げることができるのは，患者や家族などの病いや障害，困難を負わされた人々の経験である．例えば，透析患者の看護面接の機能（広瀬，1992；1993），精神病患者の病いの意味（田中，2000），遺伝子診断を受けた夫婦の選択的妊娠中絶の意味（大久保ら，2003），ICU 緊急入院患者の家族員の情緒的反応（緒方・佐藤，2003），健康な学童の生と死にかかわる生きられた経験（相良，2004），脳血管障害患者の身体体験（山内，2007），肺移植を待っている人の経験（Neaf & Bournes, 2009），自らを傷つける思春期の女性の生きられた体験（Lesniak, 2010），異常と診断された胎児と生きる妊婦の経験（荒木，2011），などがある．ここに挙げた通り，論文の数も多い．現象学が，当事者の視点からいかにある事柄が経験されているのかを問うことから，看護師が専門職としての枠組みをもって苦悩する人々の経験を理解するのではなく，これをいったん棚上げして，当事者の視点へたち帰りその人々の経験を"理解する"ことが目指されるのであろう．こうした経験はインタビューで聞き取られたり，看護師として患者に関与しながら相手を知るという方法を介して書き留められたりする．当事者でさえはっきり気づいていない経験が，語り始めて輪郭をもったり，研究者が相手の振る舞いを書き留めることによって開示されるのである．

　次いで，看護師の実践や経験の特徴の研究を挙げよう．看護師たちの日常的な実践は，身体化されたり習慣化されており，明示的に言語化される事柄ばかりではない．これを，非構造化インタビューやフィールドワークを通して，開示していく研究である．例えば，ベナーら（Benner, et al. 1989/1999；1994/2010）による一連の看護の実践知にかかわる探究は，この研究領域を牽引している．国内外で，ベナーの研究方法を参照した研究は，たくさん行われている．

　国内では，西村（2001；2007；2011）の植物状態患者をケアする看護師の経験や看護学生，新人看護師や経験を積んだ看護師の経験，実践の探究，西村，前田（2011）による患者の「痛み」の理解に関する研究は，身体知を手がかりにして看護実践の成り立ちを記述したものである．若手看護師を参加者とした「よい看護師」に関する研究（小野，小西，2009），認知症の患者へのケアをする登録看護師の生きられた

注

1. ヴァン・マーネンは教育学，および現象学的教育学の専門家であるために，〈教育的〉であることを主題化している．

経験などもある．これらは，看護師に焦点が当たっているが，常に患者を志向しているという意味で関係，そしてケアを探究したものであるといってよいだろう．

ここでは便宜上二つに分けて現象学的研究が探究している内容を紹介したが，もっと別の切り口からの探究も可能であることを断っておきたい．

なお，ここで紹介した文献は，巻末の資料編に詳しく紹介されているため，参照して欲しい．

●文献
- Baker, C., Wuest, J.,& Stern, P. N. (1992). Method slurring: the grounded theory/phenomenology example. Journal of Advanced Nursing, 17(11), 1355-1360.
- Blumer, H.(1969/1999)．／後藤将之(訳)，シンボリック相互作用論——パースペクティヴと方法．勁草書房．
- Bloor, M., & Wood, F.(2006/2009)．上淵寿(監訳)，質的研究法キーワード．金子書房．
- Charmaz, K. (1995). Grounded theory. In Smith JA, Harré R, Langenhove LV (Eds.). Rethinking methods in psychology (pp.27-49). Thousand Oaks, CA: Sage.
- Chenitz, W. C., & Swanson, J. M. (1986). From practice to grounded theory. Menlo Park, CA: Addison-Wesley.
- Dey, I. (1993). Qualitative Data Analysis: A User Friendly Guide for Social Scientists, New York: Routledge.
- Diers, D.(1979/1984)．／小島道代ほか(訳)．看護研究——ケアの場で行うための方法論．日本看護協会出版会．
- Giorgi, A. (2009/2013). The Descriptive Phenomenological Method in Psychology. A Modified Husserlian Approach, Pittsburgh. PA: Duquesne University Press. ／吉田章宏(訳)，心理学における現象学的アプローチ——理論・歴史・方法・実践．新曜社．
- Colaizzi, P. F.(1978). Psychological research as the phenomenologist views it. In Valle R, King M (Eds.). Existential-phenomenological alternatives for psychology (pp.48-71). New York: Oxford University Press.
- Glaser, B. G., (1978). Theoretical sensitivity. Mill Valley, CA: The Sociology Press.
- グレッグ美鈴，麻原きよみ，横山美江(編著).(2007)．よくわかる質的研究の進め方・まとめ方——看護研究のエキスパートをめざして．医歯薬出版．
- グレッグ美鈴，重松豊美，林千冬.(2011)．新卒看護師の病棟社会化を促すストラテジー．第31回日本看護科学学会学術集会，498.
- Holloway, I., & Wheeler, S. (1996/2000). Qualitative research for nurses. Hoboken, NJ: Blackwell Science. ／野口美和子(監訳)，ナースのための質的研究入門. pp.3-4. 医学書院.
- 木下康仁.(2003)．グラウンデッド・セオリー・アプローチの実践：質的研究への誘い．弘文堂．
- Lincoln, Y. S., & Guba, E. G. (1985). Naturalistic inquiry. Newbury Park, CA: Sage.
- 波平恵美子，道信良子.(2005)．質的研究 Step by Step：すぐれた論文作成をめざして(pp.1-4). 医学書院．
- Meleis, A. I. (2007). Theoretical Nursing: Development and Progress. Philadelphia: Lippincott Williams & Wilkins.
- Miles, M. B., & Huberman, A. M. (1994). Qualitative data analysis. An expanded sourcebook (pp.6-7). Thousand Oaks, CA: Sage.
- 見田宗介，栗原彬，田中義久(編).(1994)．社会学事典(p.497)．弘文堂．
- Polit, D. F., & Beck, C. T. (2004/2010). Nursing Research: Principles and Methods (7th ed.). Philadelphia: Lippincott Williams & Wilkins. ／近藤潤子(監訳)，看護研究——原理と方法(第2版)．医学書院．
- Polit, D. F., & Beck, C. T. (2012). Nursing Research: Generating and Assessing Evidence in Nursing Practice (9th international ed.). Wolters Kluwer, PA: Lippincott Williams & Wilkins.
- Rossman, G. B., & Wilson, B. L. (1985). Numbers and words: Combining qualitative and quantitative methods in a single large scale evaluation, Evaluation Review, 9(5), 627-643.

- Starks, H., & Trinidad, S. B. (2007). Choose Your Method: A Comparison of Phenomenology, Discourse Analysis, and Grounded Theory, Qualitative Health Research, 17(10), 1372-1380.
- Stern, P. N. (1980). Grounded theory methodology: Its uses and processes. Image, 12(1), 20-23.
- Teddlie, C. & Tashakkori, A. (2011). Mixed methods: Contemporary issues in an emerging field. In N. K. Denzin & Y. S. Lincoln (Eds.), Handbook of qualitative research (4th ed.). Thousand Oaks, CA: Sage.
- Topping, A. (2006). The quantitative-qualitative continuum. In K. Gerrish, & A. Lacey (Eds.), The Research Process in Nursing (5th ed.) (p.158). Oxford; Blackwell.
- Van Manen, M. (1997/2011) Researching Lived Experience; Human Science for an Action Sensitive Pedagogy, 2nd. ed. The University of Western Ontario.／村井尚子(訳)，生きられた経験の探求——人間科学がひらく感受性豊かな〈教育〉の世界．ゆみる出版．
- Wimpenny, P., & Gass, J. (2000). Interviewing in phenomenology and grounded theory: is there a difference?. Journal of Advanced Nursing, 31(6), 1485-1492.

第2章 現象学的研究の方法
——哲学の視点から

　本章では，現象学的研究の方法について，村上靖彦の議論に沿って検討していきたい．村上は，インタビューに基づく現象学的研究を実践している．なかでも看護師の行動の構造を明らかにした研究『摘便とお花見—看護の語り現象学』では，現象学的研究の方法に関して具体的な提案と哲学的な検証を行っている（村上，2013）．以下は同書の方法論を，本書の内容と叙述形式に即してまとめ直したものである．まずインタビューの方法について，次にデータ分析の方法について，最後に構造の取り出し方と概念化の方法について見ていきたい．

1 インタビュー

　現象学的研究では，予想できない多様な要素を含んだ語りを得たいので，インタビューはできる限り非構成的に行うほうがよい．あらかじめ用意した質問によって内容を限定してしまうと，豊かな語りを得にくくなるからである．

　村上の研究の場合，はじめに行う質問は二つだったと述べている．まず「日々の実践について教えてください」，次に「もしも差し支えなければ，看護師になられたきっかけや来歴を教えてください」である．もちろん研究テーマに応じて，この投げかけは変わってくる．この投げかけの後，協力者には自由に話していただき，研究者は流れをさえぎらないように短い質問を返していくことが理想である．協力者の語りが止まったときには，研究者はそれまでの語りで気になった言葉を拾って投げ返すことを心がける．

1．インタビュアーの機能

　インタビューの際，研究者は関心をもって協力者の語りを聞かなければならない．その上で，できるだけ語り手の思考の流れに沿う必要がある．しかし，研究者は，語り手が語る体験を完全には追体験できない．そのせいで語り手がずれや違和感をいだくこともある．しかし，このずれは悪いことではなく，むしろ語り手の経験を照らし出すことになる．村上は，次のような例を挙げている（村上，2013, pp.346-347）．

　がん緩和医療の看護師Cさんは，看護場面について語る際，主に患者の経験として語った．それに対して研究者は，Cさんの経験に注目していた．つまり同じ出来事を思い浮かべながら，二人の視点の取り方が違っていたのである．そのため，研究者がCさんの行為について質問するたびに，Cさんは患者の経験について語るというずれが生じた．研究者の質問がCさんを主語にしているのに対し

て，Ｃさんの答えは患者を主語にしていたのである．

　研究者：かなりするんですね．死についてって，語るんですね．
　Ｃさん：患者さんが，ですか．
　研究者：〔Ｃさんが患者さん〕と．
　Ｃさん：あ，たぶんね，〔患者さん**は**〕お話ししたいんだと思います．誰かと．でも，ご家族はとてもじゃないけどその話ができなくって〔……〕

　この語りには，研究者の質問に対するおそらくＣさん自身も気づいていない違和感が表明されている．そしてこのずれは，看護実践におけるＣさんの視点の取り方をはっきり示している．Ｃさんは徹底して患者さんを主語にしており，患者さんの視点に立っているのである．これは語りの内容からは，わからない特徴である．
　このような発見は，インタビューという形式によって初めて可能になるといえる．聞き手の存在が，語り手の語りたいという気持ちを引き出し，聞き手に理解してもらおうと思って語るのでなければけっして語られることがなかった内容が語られるからである．インタビューにおいて語られる内容は，一人で日記を書くときとはまったく異なる内容になるだろう．一人で書くときは，自分にとって当たり前のことは書かないからである．またしたがって，聞き手によってインタビューの内容は異なることになる．例えば聞き手が医療職者か否かによって語りの内容は変わるはずである．

2．即興的反省
　また語り手は，聞き手に向かって自分の経験を語るとき，反省しつつ語ることになる．この**即興的反省**は，語り手に対するある種の圧力となる．聞き手がいることによって真剣に思い出そうとし，それによって異なる複数の文脈が活性化する．つまり自らの経験を直ちに語らなければいけないという圧力が働くことによって，語り手の意識的な構成を超えたところで語りの構造化が行われるのである．いわば複数の文脈がおのずと組織化されるのだ．
　即興的な語りは，既に語られた内容を消すことができない．訂正しても訂正された内容は録音に残り，この訂正したということそのものが，背景の構造を暗示する手がかりとなる．その意味で，インタビューに「否定」はない．語られたすべてが蓄積され，構造を形作っていくのである．
　語ることは，巻き戻せない時間の流れのなかで語るということであり，この時間的な制約が特異な構造を生み出すもととなるのである．時間の流れが多層構造を展開していくのである．

2 データ分析

データ分析の方法は，大きく分けて，①**未知の現象の発見**，②**背景にある運動と構造の分析**，③**現象と現象の配置の構成**，という三つの段階からなる．実際の分析過程ではこの三つの段階を行ったり来たりすることになる．

1．ビデオカメラのように

村上（2013）は，データ分析のプロセスを「ビデオカメラ」の比喩を使って説明している．それは，インタビューやフィールドワークで得られたデータのなかに分析者の視線が入り込む作業を指している．別の言い方をすれば，それはディルタイ（→ p.23 参照）がいう「追体験」（三村，2012）である．ただしここでのビデオカメラは，視覚映像だけを捉えるのではなく，語りを通して感じられるあらゆる「動き」をキャッチするセンサーだと思っていただきたい．

分析の段階になると，研究者の機能は大きく変化する．確かにインタビュアーと分析者は同じ人物であり，同じ人物が両方行うからこそ見えてくる細かなニュアンスがある．しかし両者は異なる働きをする．言い換えると，インタビュアーとしての「私」と，分析者としての「私」とのあいだにははっきりした差異がある．分析における追体験は，インタビューのときと違って感情移入ではなく，「自分の感情を動かさずに」行われる．ビデオカメラという比喩の冷たさは，この距離感を表現している．それゆえたとえ解像度を上げて細部が見えるようになったとしても，完全に感情移入するわけではない．感情を追体験するときであっても，感情の運動とその構造をつかまえるのであり一緒に泣いたり感動したりするわけではない．したがって，分析の際には，自分の感情が動かなくなるまで何度もデータを読み返さなければならない．協力者の人格と一体化して追体験するのではなく，追体験が反復されるなかで，感情移入はしだいに薄められて，現象は中立化・非人称化していく．データの背後でうごめくさまざまなモチーフ（体の動かし方，器具の配置，複数の看護師間の配置，患者の表情，語り手の言い淀み，言い間違い，沈黙，方言の使用，身体感覚や情動など）の運動を，運動として感じ取ることがビデオカメラの役割である．

語りの内容が追体験のなかで非人称化するプロセスは，カメラ自身の非人称性と呼応している．研究者の視線は，研究者の個人的体験ではない．カメラのように冷たい人称をもたない作用なのである．その意味で，成功した現象学的研究においては，現象学者の個性のようなものは消えていくであろう．後に見るように，ノイズは研究協力者の背後の非人称的水準を示し，ビデオカメラは現象学者を非人称化する．しかし二つの非人称性が語りの個別性を壊すことはないのである．

こうして，データをビデオカメラのように何十回も読み返し，語りを追体験するなかで，自然に際立ってくる要素がある．これらの要素は，さまざまな文脈が絡み合っており，構造を形作っている．その要素には，**モチーフ**，**シグナル**，**ノ**

イズの3種類がある．順に見ていこう．

2．モチーフ——語りと経験の個別性

　ここでのモチーフ（要素，動機）とは，「語り手が用いる特徴的な言い回しや，印象に残る語」である．モチーフは，内容の上で重要な語かもしれないが，それだけではない．多くの場合，通常の用法から外れた言葉遣い，つまり一般的な言葉の使い方とは少し違う特異な言葉の使い方である．現象学的研究方法は，言葉の細かいニュアンスをとらえる必要があるので，おそらく母語でしか行うことができない．しかし，それはそれぞれの語りのなかに，語り手に固有の言葉遣い，母語のルールからはみ出したいわば「外国語」を聞き取るためである．

　インタビューで浮き上がってくるモチーフは，必ず複数あり，初めのうちはどのような重要性をもっているのかはっきりしない．ところがこの複数のモチーフのあいだの連関と，その背景にある文脈を追っていくと，モチーフが隠しもつ意味が見えてくる（他の質的研究の方法でもモチーフは取り出されるが，モチーフ間の連関を見出す努力と技術に乏しいように感じる）．そうしたモチーフが，語り全体の配置のなかで，辞書的な意味を超えた含意をもっていることが明らかになってくる．つまり一般的な使い方をはみ出した個別的な使い方であることがわかる．このとき語りの個別性は，語り手の経験の特異性を表すカギとなる．語りの個別性と，経験の特異性とはつながっている．言い換えれば，経験の特異性が構造のなかで現れる点が，モチーフなのである．

　例えば透析室に勤務していたDさんは，「見る」と言う代わりに「見える」という言葉を使っており，そのことがDさんの視線の受動性を示している．

> D：〔透析室はオープンスペースなので〕看護師自身の動きも全部**見える**場所で働くことになるので，患者さんと他の同僚がどういう対応をしてるかとか全部**見える**んですね．だから先輩も新人も動きが全部**見える**なかで，そういうなかでけっこう……なんでしょうね……良いケアを盗むこともできれば「あ，ちょっとそれはないよな」みたいなケアを見る……盗み見ることもありましたし．

　開放空間なので，おのずと患者の動きや同僚の看護の良し悪しが「見えてしまう」．こうしてDさんの視線のなかに，医療の良し悪しを評価する規範が入りこむ．「見える」という表現は，見ることのなかに医療の規範が入りこんでしまう受動性を表している．このときDさんの意図を超えて，文法のなかにDさんの行動の構造がかいま見られる．

3．シグナル——語りの細部と経験の大きな流れ

　意味をもった単語であるモチーフとは別に，「それ自体ははっきりした意味を

もたない語」が目立ってくることがある．それが**シグナル**である．「やっぱり」「でもまあ」「どんどん」「なんか」といった語である．これらの語は，経験や行為にかかわる内容を示すわけではないが，現象の動きの大きな構造を示すことが多い．

例えば，がん看護専門看護師のＣさんの語りでは，「どんどん」「だんだん」「じっくり」という副詞が使い分けられている．

> **Ｃさん**：お部屋から出て，自動販売機にこういうペットボトルのお茶を買いに行くのが日課だった患者さんがおられるんですけども，その方が，「今日はペットボトルがすごく重く感じた」って言われるんですね．重く感じたっていうのが初めてのその人の衰弱の体験．で，とうとう，「これを落っことしてしまうくらいになった」っていう毎日毎日その報告なんですよ．行って普通に買ってくるものが，この〔ペットボトルの〕重みが出てきて，足の重みもあるんだけど，この重みがまず勝ってる．で，**だんだん**自分で買いに行くことができなくなるっていうような，その毎日毎日それをお話ししてくださるんですね．なので，そのなんていうか，何をお話ししようとしてたんでしたっけ．
>
> **研究者**：〔患者さんが出す〕シグナル．
>
> **Ｃさん**：あ，シグナル．そういうお話をし始めた方っていうのは，必ずお話ししたい方なんですよ．はい．**じっくりじっくり**聴いていくと，そういうできなく……ほんとに毎日少しずつできなくなるっていうご経験をしていくなかで，**どんどんどんどん**死っていうのが近づいてくる，自分に．……だからその怖さがあるんですね．自分のことができなくなるっていう怖さもあるんですけど，それと同時に死も**どんどん**近づいてくるっていう怖さがあって，自分自身ができることは**だんだん**奪われていく．奪われていくっていうお話をしながら，死についてのお話をされる方が多い，ですね．

「どんどん」は，抗がん剤の投与など新たな出来事や，最終的には死が近づくテンポである．「だんだん」は，今までできていた動作が少しずつできなくなるという身体感覚を通して感じる衰弱のテンポである．「じっくり」はＣさんの傾聴の時間感覚である．三つの異なる時間性が交差して一つの実践場面を作り上げている様子が，意図的ではないが厳密な表現の使い分けのなかに表現されている．Ｃさんはこのような複数の時間性の絡み合いを意識していないが，それは細かな言葉遣い（シグナル）のなかに表現されているのである．

4．ノイズ──複数の文脈の交差点

ノイズとは，「一見すると話題とは関係のない要素」である．例えば，主語と述語の不一致，言い間違い，言い淀み，沈黙，同じ言葉遣いの反復，ときどき使われる方言，唐突な話題の跳躍，独特な主語の選択，脈絡のわからない話題の展開，

語りのトーンの変化などである．

断片化を行うグラウンデッド・セオリー・アプローチであれば，このようなノイズは扱わないであろう．ところが，現象学的研究の場合，ノイズが分析の重要な手がかりとなる．というのは，ノイズにおいて，語り手の意図を超えた大きな文脈が交差するからである．一度にさまざまなことを語ろうとするために複数の文脈が衝突するとき，ノイズが発生する．

例えば先ほど見たＣさんの語りでは，聞き手の主語と，語り手の主語とが食い違っていた．患者の体験を重視するＣさんの姿勢は，文法のなかに表現されていた．これは語りの内容ではなく，文法という気づきにくい水準で起こっている．ここでは，文法上の不整合が重要な意味を持っている．

訪問看護師Ｆさんの語りでは，冒頭で「私自身」という主語が示された直後に話題が飛び，しばらくしてからもう一度「私自身」という主語が語られる．

> Ｆさん：で，**私自身**……で，なんか何回かそんな人，〔同僚看護師の〕Ｘさんが通ってはったんですけど〔同年齢の患者さんに同情しすぎて〕やっぱり泣いて泣いて．もう本当になんか何もできなくなっちゃったんですよ．冷静に，本当にこの人に今必要なケアっていうのが，まったく考えられなくなっちゃったんですよね．ほんで，だからもうしようがないから，担当替わろうかっていう話になって，私替わったんです．で，なんか，替わったんですね．
>
> 　ほんで，たぶん，でも，**私自身**がそうやってなんていうか，あの，けっこうドライに〔患者さんのことを〕見てきた部分もあるのか……．なんですかね，たぶん患者さんも生きてる気もするんです．なんか，なんですかね．患者さんと私がなんか地続きじゃないですけど，なんか，妹と私の関係みたいに，たぶん，なんていうか，ある部分もあるんですね．

ここで２回登場する「私自身」のあいだの挿入部では同僚の看護がうまくいかなかったことが，主部ではＦさんが交代して患者さんを担当したときの心境が語られている．他の場所でも，このように挿入が入る語り方が何度も登場する．Ｆさんの場合，挿入部は「地〔背景〕」であり，その上に主部が「図〔主要テーマ〕」となって描かれるのである．話題が飛ぶのは，思考がまとまっていないからではなく，経験の構造を示すためである．しかしＦさんはそのことを，意識して行っているわけではない．

複数の文脈や時間の絡み合い，本人も意識していない習慣的な行動や技能，これらは意図的な語りのなかには現れにくい．細かいノイズを通してしか，かいま見ることができないものがたくさんある．それゆえ語りのなかのあいまいな箇所，意味のわからない箇所にこそ，重大な内容が隠れている．そこには語り手の意図を超える構造が顔をのぞかせているからである．ノイズという小さな要素が，語り手の意図を超えた大きな構造を描き出すのである．

別の言い方をすれば，現象学的研究の目的は，語り手の意図や心理状態を描き出すことではないということである．現象学的研究の目的は，個人を通してしか出現しないが，それ自体は個人の心理状態に依存しないような構造を描き出すことである．言い換えれば，個人の心理状態の背景にある複数の文脈とその構造を取り出すことが，現象学的研究の目的なのである．語り手は，この構造を意図していないが，それに依拠して行為を組み立てている．

3 構造の取り出しと概念化

このように，現象学的研究は，経験の個別性にこだわるが，最終的には，了解可能で共有可能な構造を取り出すことを目的としている．モチーフ，シグナル，ノイズという細かな要素に注意する作業は，つねに同時にその場で起きている事象を貫く大きな流れをつかもうとする意識に裏打ちされていなければならない．

1．基本カテゴリー──時間，空間，身体，言語，制度

大きな構造の分析については，事象が示す方向性に従うという指摘しかできないが，若干の指針となるカテゴリーはある．**時間**，**空間**，**身体**，**言語**，**制度**という指標に基づいてデータを眺めていくことが，分析の手がかりになるだろう．この切り口が必ずしもすべてのデータに有効であるわけではなく，一つも当てはまらない事象も，二つ以上の指標が当てはまる場合もある．例えば時間について語っていない語りのなかに時間構造を読み込む場合，必然的に語り手の意図を超えるが，その背後の構造をつかみとることができる．

2．現象とは〈流れ〉である

語り手によって語られた経験は，このように分析されることによって，「現象の運動」へと還元される．さまざまな流れこそ，現象学にとっての現象である（第2部第3章で，ベナーが解釈学的研究の特徴として「移行」に注目する点を挙げていることを参照．➡ p.65）．

現象にあらかじめ決まった特徴があるわけではない．還元のなかで流れていくものはすべて現象と呼ぶことができる．知覚や空想のデータに限られるわけではない．社会制度に結びついたものもあるし，医療機器の布置や動作かもしれない．歴史や宗教意識かもしれない．流れるものはその都度異なるので，あらかじめ決まった定義を与えることは難しい．

先ほどまで構造と呼んでいたものは，複数の〈流れ〉の絡み合い方，布置のことである．現象学的研究は，さまざまな流れの絡み合いを記述し，全体像を明らかにしようとする．

これまで説明してきた技法も，すべてこの〈流れ〉に乗るためのものである．小さなノイズをつかまえることで大きな流れに乗ること，これが現象学のイメージ

第2部 研究方法としての現象学

である．現象学者は人間の些細な日常にこだわるが，それに徹したときに大きな流れが見通されるのである．この大きな〈流れ〉が，語り全体の構成を決定する．そしてこの〈流れ〉は，語りごとに異なる．しかも，〈流れ〉は語りの順番とは必ずしも一致しない．それゆえに現象学的研究もそれぞれの章がそれぞれまったく異なる構成をもつことになる．

3．概念化と哲学的概念との対話

　こうして，具体的な事象から構造と意味をすくい出した後で，最終的にそれを概念へとまとめることができる．現象が本来もっている運動を回復した際に，運動とその交差点を定着させるのが概念である．現象学が未知の構造の発見である以上，発見された現象に対しては新しい概念を作る必要がある．現象学は経験の未知の次元を発見するとともに，その次元の構造を描く概念を産出する運動でもある．一貫性をもった運動の配置が，現象学において獲得される．

　概念を作り出す最善の方法は，データにある言葉や事象を概念へと鍛え上げていくことであろう．ただ，難しいのは，インタビューで出てきた言葉をそのまま使ったからといってすぐに概念になるわけではないということである．概念は，インタビューの事象を背後で支える運動（〈流れ〉）と，事象間のつながりの構造が明らかになるように規定する必要がある．

　そのために，新たな概念と既存の哲学的概念を対話させることができる．確かに，既存の哲学的概念をそのまま使うことには慎重でなければならない．現象学的看護研究を読んでいると，既存の現象学や哲学の概念を使ってしまったために，うまくいかなくなるケースに出会う．これは哲学の理解が不十分であるために起こる間違いではなく，既存の哲学の概念では，豊かな看護現場の現象をとらえきれないから起こる失敗である．看護現場の事象は哲学的概念よりも大きな広がりと豊かさを持つ．それゆえ必然的に哲学の概念を使うとずれてしまうのである．しかし，哲学の伝統のなかで鍛えられてきた哲学的概念と対話することは無駄ではない．あらゆる思考は既存の知識を前提とするものであり，関連する問題の多くは既に考えられたことがある．データから作られた新たな概念と構造を，既存の哲学的概念と対話させることによって，新しい概念はデータのなかに位置づけられるだけでなく，哲学的概念の歴史のなかに位置づけられることになる．その結果，新たな概念は他の人にも使用可能になり，さらなる展開可能性をもつものとなる．哲学的概念と照らし合わせることで，それぞれの経験の特異性が際立ってくるのである．

●文献
- 三村尚彦．(2012)．追体験によって，何がどのように体験されるのか——ディルタイとジェンドリン，表現性をめぐって．口頭発表．
- 村上靖彦．(2013)．摘便とお花見——看護の語りの現象学．医学書院．

第3章 ベナーの解釈学的方法

　ベナーは，解釈学的現象学に基づく看護研究（以下，解釈学的研究と呼ぶ）を提唱している．第1部第2章で見たように，解釈学的現象学は広い意味で現象学の一部だといえるため，解釈学的研究も広い意味では現象学的研究だといえる．しかし，解釈学的研究には，ジオルジやヴァン・マーネンらの現象学的研究（以下，この狭い意味での現象学的看護研究を現象学的研究と呼ぶ）と，方法論の上で異なる点がある．すなわち**解釈学的研究と現象学的研究は，還元など基本的な考え方や方法は同一であるが，研究結果をどれほど開かれたものと見るかという点で異なる**．したがって，現象学的研究と解釈学的研究は広い意味では同じ現象学的研究というカテゴリーに含まれるが，狭い意味では異なる研究方法だといえる．

　そこで以下では，第1節では解釈学的方法の方法論を確かめ，第2節では解釈学的研究と現象学的研究の方法論の類似性と差異を確かめた上で，第3節では解釈学的研究の妥当性の指標を確かめ，第4節では解釈学的研究の具体的な研究方法を検討したい．

1 解釈学的研究の特徴――人間の時間性・社会性・実践性・身体性への注目

　まずベナーは，解釈学的研究[注1]が，人間存在のどのような側面に注目するのかを明らかにすることによって，解釈学的研究と自然科学的研究を対比している．それによって，解釈学的研究の特性を示すと同時に，看護学を含む人間科学における解釈学的研究の有効性を立証するためである．またこれらの注目点は，後に見るように，解釈の際にどのような点に注目するかという指標に結びついている．

1．時間性への注目

　まずベナーは，解釈学的研究を**移行**（transition）の研究だと特徴づけている．自然科学的研究は原因-結果の法則に基づいた予測を目的とする．しかし，看護研究のような人間を対象にした研究の場合，自然科学的予測は不可能である．人間の行動がつねに未完結であり，多様な意味の水準を含んでいるがゆえに，状況が変化することによって，つねに予測が裏切られる可能性があるからである（Benner, 1994, p.xiv）．解釈学的研究が目指す了解（comprehension）とは，「人間の

---

1. ベナーは，解釈学的（hermeneutic）という語が一般的ではないので，解釈的（interpretive）という語を使うだけであり，両者は互換的であると宣言している（Benner, 1994, p.xiv）．したがって，以下では両者を区別しない．

行動を，移行において，すなわち時間的変化や文脈(コンテクスト)において考察すること」である．つねに変化する健康や病いの過程にある人間を対象とする看護の研究においては，移行するものとしての人間の「具体的で生きられた経験」を了解しようとする解釈学的研究が有効だとベナーは主張する．

2．社会性への注目

次にベナーは，解釈学的研究の特徴を，「人間を文化的・社会的な背景のもとで見ること」にあると述べている．現象学の目的は，人間が当たり前だと思って行っている理解や行動をカッコに入れ，それを可能にしている条件のなかに置き直すことによってその意味を明らかにすることであった．したがって，「人間の了解や行動の基盤となっている言語の構造や個人的な集団的習慣を問題にすること」が必要である．これは，研究者自身の理解や解釈についても当てはまる．自然科学的研究は，自らが習慣的に使用している判定尺度を客観的なものとみなして，問いに付すことがない．解釈を相対化する**相対主義**の立場は，研究対象者が当たり前だと思って行っている実践や了解の意味を明らかにするためと同時に，研究者自身の了解の妥当性を高めるためにも必要なのである[注2]．

3．実践性への注目

さらにベナーは，解釈学的研究が自然科学的研究と異なるのは，「人間を実践のなかでとらえようとすること」だとする．ベナーは，自然科学的研究がものごとを認識する存在としてとらえるのに対して，解釈学的研究は人間を，認識を含む実践するものとしてとらえるという．そして，このように人間を認識する存在ではなく実践する存在とみなすことによって，第一に認識しているか否かにかかわらず実践についての了解はいつもそこにあること，第二に認識はまだ認識へと至ってない実践の了解を背景にしてのみ可能だということが明らかになるという．実践の了解は，認識を可能にする文脈を提供しているのである．したがって，認識の解明を目的とする自然科学的研究よりも，実践の了解を目的とする解釈学的研究の方が，より根源的な人間理解をもたらすことができる．

4．身体性への注目

ベナーは，このように解釈学的研究が人間を実践のなかで了解することによって，「身体の役割を新しい光のもとに置く」という．すなわち，私たちの身体は，自然科学的方法が前提とするような目標の実行者でも，表象の一要素でもない．

2．ベナーは，研究者の文化的・言語的背景を重要な地平と捉える視点，人間の行動の意味をその文脈をも含めて捉えようとする視点，文化相対主義の視点など，ギアーツ(Clifford Geertz, 1926-2006)〔米国の文化人類学者．ウェーバー，パーソンズ，シュッツらに寄りつつ，解釈学的，意味論的人類学を築き，広く社会学全般に大きな影響を残した〕の「文化の解釈学」の影響を認めている(Geertz, 1973)．

ベナーは，私たちの了解は，それ自体「**身体化されている**(embodied)」という．すなわち，私たちは，自分自身や世界についての了解を，身体を通したノウハウとしてもっている．例えば，私は慣れた環境では，それと認識することなく，ある場所から別の場所へ移動することができるが，それを地図に描いたり人に教えたりすることは難しい．また私は，それと認識することなく，慣れ親しんだ道具を扱うことができる．他者との関係も大部分が身体化されている．例えば，「私があなたに抱く敬意は，あなたからとる距離や，あなたが話し始めた時に黙る仕方，あなたの前でじっとしている仕方の中に示される」(Benner, 1994, p.xvi)．このような身体の役割への注目が，看護にもたらす効果は計り知れない．

ベナーは，このような特性をもつ解釈学的研究によって，看護を含む人間科学に，新しい可能性が開かれるという．これまで人間科学が，自然科学を模倣することによって明らかにしてきたのは，文脈を抜きにした対象の合理的・要素的理解でしかなかった．こうした自然科学的研究では，私たちが人間関係や，さまざまな関心，個人的・社会的習慣などによって重層的に決定されていることを明らかにすることができない．それに対して，解釈学的研究は，人間を時間的存在，社会的存在，実践的存在，身体的存在ととらえることによって，文脈の中での人間存在を明らかにすることができると主張するのである．看護学に限っても，健康と病気の研究を疾病や細胞レベル，生化学レベルに限定する自然科学的研究が，人間存在を「医学化」(Benner, 1994, p.xvi)するのに対して，解釈学的研究は，研究参与者の世界にかかわり，日常の行動や課題のなかで彼らの行動を了解することによって，健康と病いを生きる人間をその文脈のなかでとらえることができる．またそれによって，ヘルスケアの倫理や政策における新しい方向性を示し，新しい治療方法を生み出し，高度化する技術に対応した現場で使える言説を豊かにし，ケアの技術や実践に関する言説を取り戻すことができるとするのである．

2 解釈学的研究と現象学的研究

このように，解釈学的研究と現象学的研究は，自然科学的研究を批判する点で同じ基盤の上に立っているといえる．ベナーも，自らの解釈学的現象学研究が，現象学的研究に含まれるものと考えている(Benner, 1994, p.xiv)．ベナー以外の研究者が，看護研究におけるフッサール的研究方法と，ハイデガー的研究方法を区分する場合も，あくまで現象学的研究のなかの二つの流れとしてであることが多い．例えばホロウェイとウィーラーは，北米の現象学的看護研究を，フッサールに導かれた「形相的構造派(デュケイン学派)」とハイデガーに導かれた「現象解釈派」に区分し(Holloway & Wheeler, 1996, pp.126-127)，榊原哲也は，フッサールの方法を認識論的な現象学的アプローチとし，ハイデガーの方法を存在論的な現象学的アプローチとしている(榊原, 2010, p.39)が，両者ともあくまで現象学的研究に

第2部 研究方法としての現象学

表1 フッサール的研究方法とハイデガー的研究方法の比較

	フッサール的研究方法	ハイデガー的研究方法
ホロウェイら	形相的構造派	現象解釈派
ベナー	現象学的研究	解釈(学)的方法
ジオルジ	(超越論的)現象学的研究	―
ヴァン・マーネン	現象学的研究	―
リー	超越論的現象学	解釈学的現象学
榊原	認識論的な現象学的アプローチ	存在論的な現象学的アプローチ

含まれるものとしてである.

　それに対して, ジオルジやヴァン・マーネンは, 解釈学的研究を現象学的研究に含めるべきでないと主張している. なぜなら, 解釈学的研究は「経験的な分析的科学」(van Manen, 1990, p.21)にすぎず, 「超越論的態度」(Giorgi, 2009, p.87)をとっていないからだという. 要するに, 解釈学的研究は事実的研究の段階にとどまっておりそこから本質を取り出す段階まで進まないので, 現象学的研究とは呼べないというわけである. しかし, リーはこの前提を受け入れた上で事実的研究段階においても還元を行っており, その限りで現象学的研究と呼びうると主張している(Lee, 2009, pp.29-30). 看護研究の例で考えると, ある病いの経験についてのインタビューから科学性‐客観性をカッコに入れることによってその病いの経験の意味を引き出す過程と, そこからこの病いの経験の本質を引き出す過程に分けるとすると, 前者にとどまる研究もまた, それ単独で現象学的研究と呼んでよいというのである. 本書もまた解釈学的研究は広い意味で現象学的研究に含まれるという立場をとりたい(松葉, 2011).

　では, 現象学的研究と解釈学的研究の違いはどこにあるのか. 結論からいえば, 「結論をどれほど開かれたものと見るか」という点が, 両者の最大の分岐点である. 現象学的研究は研究結果を普遍的であると考えるのに対して, 解釈学的研究は研究結果を一つの解釈にとどまると考え, それを**解釈の更新**を行うことによって研究の妥当性を高めていくことを考えるのである. すなわち, この解釈の読者が, それを次の研究や実践に活用することによってさらに妥当性を高めていくことができると考えるのである[注3].

　これは, 具体的な方法の差異となって現れる. 解釈学的研究の場合, インタビューの際に経験の語りを主眼にする点や, 解釈の段階で参与者の経験の独自性ではなく共通性に着目することによって, より本質的な構造の記述を行うという点では, 現象学的研究と同じである. しかし, パラダイムケースは解釈学独自の

注

3. このように問いを開かれたものとみなすということは, 解釈学的研究はある意味で相対主義の立場に立つことになる. これは, フッサールの普遍主義の立場と対立するわけではない. この問題については次を参照(松葉, 2013).

ものである．すなわち典型となる事例を取り上げて解釈を行い，それを基盤にして次の事例を解釈し，解釈の更新を目指すという方法である．また，研究者の最初の研究疑問を必ず見直す必要があるという点もまた，解釈の更新を前提にしている．

では，現象学的研究のような普遍妥当性でないとすれば，解釈学的研究の妥当性はどのようなものでありうるのか．この問いは，解釈学的研究の目標でもあり，評価の基準でもある．

3 解釈学的研究の妥当性

ベナーは，次の4点を解釈学的研究の妥当性をはかる基準だとしている[注4]（Benner, 1994, pp.xvii-xviii）．

1．データに最良の説明を与えるものであること

研究者はデータと十分に対話することによって，データを理解しなければならない．その際重要なことは，データのなかにない事柄を読み込んではならないということである．そのためには，研究者が自らの世界をデータに投影しないように，自らの世界について一定程度の認識をもっている必要がある．確かに，当初研究者は研究を始める際に，自らの世界から生まれた問いを研究テーマとしてデータに投げかける．しかし，その上で研究者は，データに耳を傾け，それに対してできる限り十全な説明を与えるよう努力しなければならない．ただ，世界が完全に解釈され，説明されることは決してない．人間の世界は，歴史的，流動的で，コンテクストに依存し，多面的であり，限られた側面，状況にかかわる側面しか捉えることができないからである．世界は，常に特定の側面から，特定の条件のもとでしか理解されない．

2．解釈が検証可能で受けいれられるものであること

解釈が検証可能であるためには，方法論上の明確な意識が必要である．解釈の枠組みを形づくるのは，現象とその文脈である．研究者は，想像によって研究参与者の世界に住み込み，推論によって参与者の「関心」および生きられた経験と対話し，現象をそれ自身の用語で研究することを目指さなければならない．そのためには，**方法に対する反省**を必要とする．方法論上の戦略も，研究者の知識も，社会的コンテクストも，解釈に影響するからである．

注

4．この基準は，かつて見田宗介が提案した質的研究の妥当性評価の三つの基準と重なる．第一に，追体験的な了解可能性があること，第二に綜合的・多元的な把握ができていること，つまり分析的ではないということ，第三に変化のプロセスや方向性に関して動的にとらえられていること（見田，1965）．

3．解釈が理解の増大をもたらすものであること

　解釈が理解の増大をもたらすためには，**解釈の更新**が行われる必要がある．研究者は，自分のバイアスを検証することによって，すなわち研究者自身の歴史的，文化的，個人的な立場から，データの他者性や沈黙，類似点，共通点に向かい合うことによって解釈の循環に入る．研究者は，可能な限りの熟慮をもって探究を始めるが，実際に研究に入ると，それ以前は気づいていなかった研究者自身のバイアスが明らかになり，異議申し立てを受けることになる．研究者は，テキストに対して開かれた態度でいるという意志と同時に，そのテキストによって自分自身の盲点を明らかにしようという意志をもって研究に取りかからなければならない．研究参与者や研究の仲間，他の研究者たち，そして最終的にはその研究の読者たちは，研究者の「バイアスがかかった」ものの見方を強めたり，質を高めたり，修正したりすることになる．したがって，解釈学的研究では読者が大きな役割を果たす．読者は，テキスト解釈の忠実さ，明確さ，洞察力，包括性を判断することができる．読者は，解釈学的研究を批判的に読み，著者が示した証拠となる原文を判断し，そのテーマやテキストについての読者自身の知識を背景にしてその解釈を判断することによって，積極的役割を果たすことができる．

4．解釈の対象となる世界の実践，意味，連関，実践知を明らかにするものであること

　解釈学的研究における解釈は，当たり前だと思われている意味，実践，習慣，技能，気がかりを明らかにすることによって，研究参与者の世界を解明するものでなければならない．研究参与者が研究者に対して，例えば「あなたは，私がいつも知っていたが，言葉で表現できなかったことを言葉にしてくれた」と述べる時に，解釈の妥当性が証明される．ただし，批判的な解釈になる場合もある．研究者の問いは，偶然に形づくられたものであり，その問いに対する可能な答えを予告しているともいえる．したがって，研究以前や研究の途中で生じた問いは，解釈計画について反省するための手がかりになる．しかし研究者は，自分自身では当たり前だと思っている背景や立場から逃れることはできない．それが解釈の可能性を作り出しているのであり，したがって解釈学的研究では常に，「なぜこの問いであって他の問いではないのか」と自問する必要がある．そして，研究者は，共通の意味や，異なる意味――当然だと思われている意味，習慣，技能，実践の共通性と差異――に基づいた対話を通じて，他者の世界に出会う．この共通の意味や異なる意味は，差異や論点をはっきりさせる具体的状況，共有する文化的・言語的伝統，対話，翻訳を通して明らかにすることができる．

4　解釈学的看護研究のプロセス

　ベナーは，解釈学的研究を一連の手続きやテクニックに還元することはできな

いが一連の規則があることを認め(Benner, 1994, p.xvii),具体的な研究方法について述べている(Benner, 1994, pp.99-127；松葉,2003).ベナー自身は「解釈的研究においては,インタビュー,データ収集,探究,分析は分けることができない」(Benner, 1994, p.106)と述べているが,ここではあえて研究のプロセスによって整理し,特に解釈学的研究に特徴的な方法に注目しておきたい.

1．研究計画
1)基本方針
　解釈学的研究の研究計画の特徴は,**後で再検討して方針転換できるほど,十分に幅広く,開かれたものでなければならない**ことである.ベナーは,ストレス対処(コーピング)に関する自分の研究を例に挙げている.中間キャリアの男性を対象にした研究が進むにつれて,仕事はストレスの原因であるだけでなく,対処資源(リソース)であることが明らかになったという(Benner, 1984).仕事は,中心的なアイデンティティの源泉であり,時間を組み立てる方法であり,生活のすべての面(住宅,食事,余暇,社会的地位など)の手段であるので,ストレス対処の資源に,敬意の源に,あるいはだからこそ「憎むべき敵」になっていたのである.ベナーは,調査の計画段階や実施段階ではこのことを予想できなかったという.そしてその結果,「私は,仕事がストレスフルであり,阻害と意味喪失の源であると仮定した私の最初の問いを考えなおさなくてはならなかった」(Benner, 1994, p.106)という.

2)研究方法
　研究方針に沿って,個人や集団のインタビュー,参加観察,ビデオテープ,記録文書,公式文書,メディアなどからデータを選択する.サンプル数は,テーマによって決まる.サンプル数を検討する際,同じ参与者に繰り返し観察やインタビューを行うことを考慮しなければならない.ベナー自身,学位論文で,23人の参与者に各12回,のべ276回のインタビューを行ったという(Benner, 1984).大きなテキストは読み込むために多くの時間を必要とするが,内容の密度と反復が意味をよりわかりやすいものにする.

3)文献研究
　研究者は,研究に先立って,当然だと考えられていることを明らかにし,研究の「問いの境界線」を確立する.しかし,後に変更したり拡張したりする余地を残しておかなければならない.

2．インタビュー
1)基本方針
　インタビューの目的は,参与者に自分自身の言葉で出来事を語ってもらうことである.研究者は,参与者が自分自身の言葉で出来事を語ることができるよう参与者を力づけ,参与者の語りをできるだけ正確に聞き取るよう努力しなければならない.そのため,できるだけ話し続けてもらい強引な話題転換は避けることが

第2部 研究方法としての現象学

必要である．また参与者には，事実の**説明や意見ではなく，気持ちについて**語ってもらいたいことを伝える．したがって，「なぜ？」と聞くべきではない．

2) 回数

複数回のインタビューを重ねることは，研究者に再吟味の機会を与える．研究者は，参与者の言葉を了解していると思い込んで明らかな質問をし損ねることが多い．研究者はインタビューを読み直すことで，見逃されていた決定的な質問を行うことができる．例えば，「あなたは前回のインタビューで薬物療法は受けたくないとおっしゃっていましたが，そのことがあなたの薬の飲み方にどのような影響を与えていますか」と，前回のインタビューの問題点をわかりやすく言い換えたり，「服薬しないこと」が，実際にどのように起こるのかを参与者に語ってもらったりする追跡調査を行うことができる．インタビューの回数は，研究の最初に計画されるが，方針転換をするのに従って調整される．

3) アドバイス

インタビューの早い時期から，他の研究者や指導者の吟味を受けることは，盲点や体系的に避けられている質問を明らかにするために役立つ．例えば，研究者が死への強い不安を抱えていれば，死についての質問をすることができない場合がある．また，研究の初心者は指導を受けるべきである．慣れていない研究者は，自分の研究方針を，答えやすい問いに言い換えることが難しい．研究者が聞きたいと思っている出来事の文脈を想像し，語りを刺激すること，できるだけさえぎらずに物語を聞くことを学ばなければならない．

4) 自然な言葉

解釈学的研究は，日常的な出来事や実践知を研究しているのであるから，外国語や抽象的な用語を使うべきでない．例えば，ベナーはストレス対処の研究の際，当初参与者に「情動（エモーション）」が生じるかどうかついて尋ねたところ，否定的な答えしか返ってこなかったという．しかし，よく調べてみると，彼らはよいとか悪いという強い感情つまり情動をもっていた．研究者が外国語や学術用語で質問することによって，参与者を日常的に使っている言葉から切り離しまっていたのである．

5) 環境の選択

うちとけたコミュニケーションが可能になるような環境を確保すること．例えばベナーは，技能習得の研究の際，職場でインタビューを行ったという．私たちの実践知の多くは，特定の環境のなかの行動によってのみ再生可能だからである．またそれによって，寡黙な参与者からも学ぶことができる．自然な言語と環境を選ぶことによって，参与者が自分を理解してもらうことへの興味を高め，参与者の語りの能力を高めることができる．

6) グループ・インタビュー

うちとけたインタビューのためには，小グループによるインタビューも効果がある．ベナーたちは，技能習得に関する研究で，同じぐらいの臨床経験をもち，同程度の技能レベルにある看護師のグループをインタビューしたという．その

際，ざっくばらんに話をすること，他の参与者の話が理解できない場合は質問をするなど積極的な聞き手となることを指導した上で，二名の研究者が同席したという．ベナーは小グループによるインタビューの利点を4点挙げている．1)自然なコミュニケーション環境を作ることによって，自分たちの経験を研究のために言い換えるのではなく，普段の会話と同じように話すことができる．2)複数の聞き手が耳を傾けることによって，積極的に話そうとする環境を作ることができる．3)よく似た話や対立する話によって，元の話の別の側面を明らかにしたり，他の参与者の理解を明らかにすることができる．4)職場環境を擬似的に再現することができる．

7)対話

必要な場合には，研究者自身の立場を明らかにして，参与者とディスカッションに入ることもある．HIV陽性の男性たちがT細胞の値を教えてもらうかどうかの決断に関する研究では，研究者自身の立場を明らかにすることによって，中立的なインタビューよりも参与者の立場が明らかになったという(MacIntyre, 1993)．

8)内容の確認

研究者は，インタビューが終わった後で，確認のための質問をする．研究者は細部を明確にするために，話を元に戻してもよい．例えば「私は本当にあわてました」という語りに対して，「あなたがあわてているところは，他の人からはどのように見えたと思いますか」という質問をすることによって，より正確な意味を見つけだすことができる．このような質問は，話の文脈でわかりきったことを聞いているように思われるかもしれないが，**わかりきった質問こそが，最良の記述を生む**ことが多い．参与者の答えは，研究者が予測しなかったような答えであることが多い．またそのような質問をすることによって，参与者はその状況にとどまり，理解を深めることができる．参与者が語りを別の言い方で言い換えることも有効である．この場合，研究者は誘導尋問の危険を冒すことになるが，それを避けるために，できる限り参与者の語りの近くにとどまり，参与者が同意しない可能性を残しておく必要がある．また，参与者に二つの自然な言い換えの選択肢を示すこともある．

3．解釈

【基本方針】

1．(用語)解釈学的研究は，つねにテキストに忠実であることが求められる．したがって，解釈にはできる限りテキスト自体の用語を使うことが勧められる．現象学や看護学の概念に解釈を当てはめるべきではない．

2．(解釈の指標)解釈学的研究の目標は，**個別的な出来事ではなくそれらの共通点と差異を明らかにすること**である．ただし，自然科学的研究と違って，背景となる歴史や状況を取り除くこと，つまり脱文脈化や客観化をしない．この共通

第 2 部 研究方法としての現象学

点を探るための手がかりとして，ベナーは次の五つの指標を挙げている．もちろんこれらは，すべてを使わなければならないわけでも，一つは必ず使わないといけないわけでもない．あくまでも解釈の手がかりととらえるべきである．1)**状況**(situation)．個人が過去や現在においてどのような状況にあると思っているか．例えば，うまくいっていると思っているか否かなど．2)**身体化**(embodiment)．当たり前だと思われている熟練行動，身体的反応，習慣的行動など．例えば，患者の危機を察知できる熟練看護師や，薬物療法の時間が近づくと身体反応が起こる患者の経験など．3)**時間性**(temporality)．単線的な時間的継起以上の時間についての経験．例えば，時間感覚が根本的に変化する慢性病患者の経験．4)**気がかり**(concerns)．気がかりは，その人が状況のなかで何に気づいているかを示しており，言い換えればその人にとって何が重要であるか，何が意味をもっているかを示している．5)**共通の意味**(common meanings)．ある集団内で当たり前だと思われていること．これによって，人々の間で何が話題となるか，何が同意・不同意を可能にするかが決まる．例えば，教室という状況は，教師や学生がどういうものでありうるかについての，当たり前だと思われている意味に根拠を置いている．

【解釈の方法】

3．(パラダイムケース)解釈学的研究に特徴的な方法である．範例(パラダイム)となる事例(ケース)とは，実践，投企，気がかりなどを強く示している事例のことである．それは，研究者がよく理解できると思った事例(個人，グループ，コミュニティ，出来事などの単位)でも，難しいと思った事例でもよい．パラダイムケースは，なぜ研究者がその事例を選んだのかを明らかにするのに役立つが，事例を解釈し始めたとたん再検討されなければならない．例えばベナーは，ストレスに関する研究で仕事を嫌っている大工をパラダイムケースにしたが，解釈の過程で彼が他の誰よりも仕事を失ったときに失望していることがわかり，研究の方向性を変えたという．ベナーは，パラダイムケース分析のプロセスを次のように説明している．

(1) パラダイムケースのテクスト全体をよく読む．

(2) 話題，問題，気がかり，出来事を整理していく．参与者やグループが，ある話題から別の話題に移る動きに注目する．

(3) 部分から全体へ，全体から部分へと繰り返し移行する(解釈学的循環)ことによって，調和しない点やわかりにくい点を解釈したり，繰り返し述べられている気がかりを一つにまとめたりする．その際，テクストが合理的であると仮定したり，理論と実践が一致するものだと仮定すべきではない．解釈の目標は，テクストをできるだけクリアに示すことであり，わかりにくい点や不調和を見分けることである．

(4) 別の事例をそれ自身の用語を使いながら，しかしパラダイムケースに照ら

て解釈する．研究者は，「二つの事例に，どのような出来事や課題，気がかりの類似性と差異があるか」，「どのように文脈が違い，その結果どのような違いが生じているか」を問う．パラダイムケースが，他の事例との類似性と差異の比較の基盤となる[注5]．

(5) なぜパラダイムケースを範例として選んだのかを明らかにする．解釈の循環が行われる間，パラダイムケースは積極的なバイアスの役割を果たしうる．研究者はそれによって，参与者の世界から距離を取る方向へ向かうことになる．例えば，研究者はよくパラダイムケースを理想化する．完全な拒否や行きすぎた理想化は，解釈者が参与者の生きられた世界をまだ把握できていないということを意味する．アドバイザーや協力者が，別の解釈や視点を提供することによって克服できることが多い．

【解釈後】

4. （自己批判）研究者は，研究の途中，そして特に研究後に，自分のバイアス（文化，言語，ジェンダー）や盲点について批判的に検討しなければならない．研究者は，研究の開始前に，問いの境界線を確立するが，それらは研究プロセスのなかで批判され，変えられ，拡張され，変形されなければならない．参与者の実践的世界や関心事によって，最初の問いが批判され，それ以前は考えもしなかったような問いが生じることになる．そのために研究者は，解釈学的研究全体を通して，**テキストを読み始める前には予期していなかったことで，今では了解していることは何かと自問する**必要がある．

5. （了解の確認）研究者が，参与者に対して自分の理解を伝え，確認するための追跡調査をする．しかし，ここでもインタビューの目的は，あくまでも参与者が自分自身の言葉でストーリーを語ることである．

5 解釈学的研究への批判

こうしてベナーは，人間科学としての看護学研究には，解釈学的研究が適していると主張する．それは，自然科学の方法が目的とする予測によっては，時間的，社会的，実践的，身体的存在としての人間をとらえることができず，時間的な推移において，その文脈と状況のなかにおいて人間の行動を了解することを目的とする解釈学的研究によってのみとらえうるからである．その上で，ベナーは，解釈的研究の目的を，参与者の語りや状況づけられた行動によって示される関心事や習慣，熟練行動，技能を了解することに置く．そして，この了解を基に，他の参与者の語りや状況づけられた行動との類似点や差異を比較対照することによっ

注

5. ベナーは，事例と事例のあいだの類似性とコントラストを明らかにする「テーマ分析」や，解釈のさまざまな側面を備えた「標本（Exemplar）」の利用も提案しているが，ここでは省略する．

第2部 研究方法としての現象学

て解釈の更新が行われることになる．そして，こうした理論的基盤の上に具体的な方法を基礎づけようとするのである．

このようなベナーの方法にはいくつかの批判が可能である．

第一に，看護学を人間科学としてのみ定義することはできないという批判である．すなわち，看護実践のなかには明らかに医学的基盤に基づく行為があり，それは自然科学的な研究によってより確実な根拠を提示することができるはずだという批判である．そして，例えばレヴィ＝ストロースが，自らの研究方法は自然科学的な方法と対立するものではなく，相補的なものであると述べているように，ベナーのいう解釈学的研究方法も，看護研究のある部分に妥当するものであり，全領域に有効だというのは過大な要求だというわけである．これに対しては，例えば狭い意味での医療行為は看護研究の対象ではない，あるいはそうした行為の研究も人間科学的基盤に基づいて行われるべきだという反批判が可能である．しかし，少なくともそうした考察が欠落しているという批判には答えるべきであろう．

第二に，看護実践は，ベナーがいうように習慣や熟練行動，技能にのみ基づくものではないという批判である．例えば，西村ユミの紹介によれば，ロルフは，経験の振り返りによって貯えてきたパラダイムケースによる対処パターンを，今直面している状況に，無意識のうちに照らし合わせていくという形での臨床判断，そしてこのように論理的な思考の関与なくして進行する実践が，果たして看護の判断なり実践と言えるのかと批判している(西村, 2001)．すなわち，ベナーの場合の実践知は，論理的思考なしに無意識のうちに行われ，それゆえ意識的に関与することによる状況の変化という視点を失うというのである．確かに，機械的な実践を繰り返すことによって身につけることのできる例えば自動車の運転技能と，高度で複雑な判断能力を必要とする専門的な熟練技術とは明らかに異なる．このような批判に対しては，ベナーの側からは，看護実践を無意識的過程に還元しているわけではなく，看護の実践や技能を明らかにするためにはこうした過程を明らかにすることが重要であり，それは自然科学的な方法では不可能だという反批判が可能であろう．しかし，少なくとも両者の差異と関係を明らかにする必要があるだろう．

第三に，ベナーの方法論では，前意識的な層が言語化不可能なものとして排除され，その結果看護経験が生成される次元をとらえることができないという批判である．すなわち，ベナーによれば，習慣的身体における営みは，その当事者が経験しているまさにそのときは意識に立ち上ってこない，あるいは振り返っても言語化が不可能な経験として説明されている．つまり，彼女にとって実践に埋め込まれている意識されない技能は，言語化できない暗黙の経験なのである．しかし，そうであれば，看護師の熟練技能は経験している看護師自身によっては語り出せないものになってしまう．この批判に対しても，まさにそうした前意識的な層をとらえることがベナーの目的なのであり，研究者が参与者の実践や「事件」の

すべてに立ち会うことが不可能である以上，それをとらえるためには事後の語りによるしかないという反批判が可能であろう．しかし，ベナーは参加観察による研究の可能性についてはまったく語っておらず，少なくともその可能性を検討する必要があるだろう．

繰り返しになるが，ベナー自身も強調しているように，解釈学的研究には唯一の方法があるわけではない．しかし，解釈学的現象学という基盤に立って方法を確立しようとする彼女の努力には一定の説得力がある．その意味で，彼女の方法を批判的に吟味することなく適用することはできないとしても（西村，2001, p.228以下），出発点とすることは十分可能であるだろう．ベナー自身述べているように，批判がなければ対話はなく，対話がなければ前進はない．ベナーの提案をどのようにとらえ，展開していくかは読者としての我々にかかっている．必要なのは，ここでも解釈の更新である．

●文献

- Benner, P. (1984). Stress and Satisfaction on the Job: Work Meanings and Coping of Mid-Career Men. New York, NY: Praeger Scientific.
- Benner, P. (1994). Interpretive Phenomenology: Embodiment, Caring, and Ethics in Health and Illness. Sage.
- Colaizzi, P. (1978). Psychological Research as the Phenomenologist Views It. in Valle R, King M, (Eds.), Existential-Phenomenological Alternatives for Psychology. New York Oxford University Press. pp.126-127
- Geertz, C. (1973/1987). 吉田禎吾，柳川啓一，中牧弘允，ほか（訳），文化の解釈学（1・2）．岩波書店．
- Giorgi, A. (2009). The Descriptive Phenomenology Method in Psychology. A Modified Husserlian Approach. Pittsburgh, PA: Duquesne University Press.
- Holloway, I., & Wheeler, S. (Eds.) (1996/2000). 野口美和子（監訳），ナースのための質的研究入門：研究方法から論文作法まで．医学書院．
- Husserl, E. (2002). Einleitung in die Philosophie, Vorlesungen 1922/1923, Hrsg. von Berndt Goossens; Kluwer Academic Publishers.
- Husserl, E. (1927/2004). 谷徹（訳），ブリタニカ草稿．筑摩書房．
- Lee, N.-I. (2009). 吉田聡（訳），現象学と質的研究の方法．死生学研究，12, 8-34.
- MacIntyre, R. (1993). Sex, power, death and symbolic meaning of T-cell counts in HIV + gay men, Unpublished doctoral dissertation, University of California, San Francisco, 1993.
- 松葉祥一．(2003)．解釈学的看護研究の可能性──ベナー「解釈的現象学」にもとづいて．平成13-14年度科学研究費補助金基盤研究(C)(1)「看護の臨床哲学的研究」報告書(pp.78-92)．
- 松葉祥一．(2011)．開かれた現象学的研究方法．看護研究，44(1), 17-26.
- 松葉祥一．(2013)．現象学者は普遍的真理の夢を見るか──メルロ＝ポンティの「事実的普遍性」（特集：看護のチカラ）．現代思想，41(11), 137-151.
- 見田宗介．(1965)．「質的」なデータ分析の方法論的諸問題．社会学評論，15(4), 79-91.
- 西村ユミ．(2001)．語りかける身体．ゆみる出版．
- 榊原哲也．(2009)．看護ケア理論における現象学的方法　　ナミン・リー「現象学と質的研究の方法」に寄せて．死生学研究，12, 35-48.
- Sunvission, H., Hbermann, B., Weiss, S., & Benner, P. (2009/2010). 松葉祥一，三浦藍（訳），パーキンソン病患者の生活世界の現象学的研究．現代思想，38(12), 212-228.
- van Manen, M. (1990). Researching Lived Experiences. Human Science for An Action Sensitive Pedagogy. London: The Althouse Press.

第2部 研究方法としての現象学

【インタビュー】
解釈的看護研究の方法と教育
──ベナー氏に聞く

聞き手：松葉祥一＋グレッグ美鈴
訳：松葉祥一＋　神田大輔

松葉：本日は，インタビューをお受けくださり，心から感謝いたします．私たちは，現在，現象学的な看護研究の方法とその教育法について研究を行っています．

ベナー：とても興味があります．

松葉：現在日本でも，多くの大学院生や研究者が，現象学的看護研究に興味をもっています．しかし，日本では，まだ米国ほどこの研究方法になじみがありません．そこで，看護学と哲学の研究者が協力して議論を重ね，大学院生や看護師の方々に使っていただきやすいテキストを作りたいと思っています．それに関してのアドバイスをいただければ幸いです．特に教える側にとっても学ぶ側にとっても一番難しいと感じられる二つの点についてお聞きしたいと思います．一つはインタビュー，もう一つは解釈についてです．

インタビューについて

松葉：まずインタビューの方法についてお尋ねします．現象学的還元，つまり自然的態度をカッコに入れることの必要性については，ある程度学生にも理解してもらえるのですが，その上で「どのようなインタビューをすればよいのかわからない」という質問をよく聞きます．他の質的研究方法のようにインタビューガイドがないので，「何を聞いていいかわからない」，「どこまで説明していいのかわからない」，また「自由に喋ってくださいと言ってもなかなか喋ってもらえない」という声を聞きます．この場合どのようなアドバイスが適切でしょうか．

ベナー：解釈的研究には，多くの場合インタビューが必要で，個別インタビューやグループ・インタビューを行います．インタビューの核心は，次のように聞くことにあります．例えば，喘息への対処行動に関する研究では，「あなたが今週経験した，喘息に関する出来事を教えてください」，「何が起こりましたか」，

「どう反応しましたか」，「それに対して何をしましたか」と聞き，相手の話をさえぎらずにすべて聞きました．病気の原因，研究参加者の意見や信念を聞くのではなく，一人称的な経験についての語りを得ようとしたのです．これはとても大切です．このように聞くことによってはじめて，「呼吸が短くなり，とても怖く，不安になって，そのとき薬をもっていないことに気づいたんです」といった語りが出てくるからです．これは学生の皆さんに1年目から練習してもらっています．

私はよく少人数のグループでインタビューをしますが，それは互いに落ち着いて話をするためです．一緒にビールを飲みにいって仕事の話をするんだと思ってもらうことにしています．実習について研究したときのことです．実習生に聞いたのは，臨床で何か新しいことを学ぶような状況があったか，本当にいい実習ができたと思ったことがあったか，どこで意思の疎通がうまくいかなかったか，どこでうまくいっていないと思ったかなどです．このように，答えに幅を与えます．けっして「自分がベストを尽くしたと思ったことについて話してください」とは言いません．覚えていないのです．ですから，むしろ印象に残っていることを聞きます．

また，テーマによりますが，参加観察が必要なこともあります．私は臨床場面で起こっていることを観察して看護師に話しかけたり，「なぜあなたは援助の必要な人を受け持っていないのですか」と聞いたりしました．なぜなら，彼らがもっている多くの知識は，状況と結びついたものだからです．その状況のなかにいないと，話すべきことを思い出さないでしょうし，実際そうでした．話せたとしても，目立つ患者さんについての感想ぐらいです．しかし，その状況のなかにいれば，色々と話すことが出てきます．このように，状況内にいることが，もっているはずの記憶を取り戻す手助けになるのです．また，このような非関与的でぼんやりしている看護師は，状況についての十分な記憶をもっていないという点に，哲学的にとても興味深い問題があると思います．

解釈について──喘息患者のケース

松葉：次に解釈についておうかがいしたいと思います．よく学生から，解釈をする際に自分が何をしてよいのか，何をしなければならないのかわからないと聞きます．それは現象学的方法には，他の質的研究方法のように，明確な解釈の指針がありません．これは，仕方がないことではあるのですが，学生は何をすればよいのかわからずに途方に暮れてしまうのが現状です．その際我々は，ベナーさんが『解釈的現象学』のなかで挙げられている五つの視点，状況(situation)，身体化(embodiment)，時間性(temporality)，気がかり(concerns)，共通の意味(common meaning)を使うことを勧めています．この点についてどの

第2部 研究方法としての現象学

ようなアドバイスが適切でしょうか.

ベナー：インタビューのデータは，対話的に理解しなければなりません．私は学生に「その状況を思い浮かべてみましょう」とか，「その状況は何に関連していたのでしょう」と言います．そうすることで状況のなかに導かれ，内部から理解できるようになります．つまり，解釈的研究に必要なことは，状況のなかにいる人間について研究することです．合理主義的経験論であれば，外部から見て客観的に記述することになります．解釈的研究は，状況のなかにいる人間について語る手段をもっています．ですから，その状況は何に関連していたのか，それはどんな様子だったのか，雰囲気はどうだったのかという段階から始めるのがいいでしょう．目標は，人々が，どのような文脈で，どのようにそのような状況に巻き込まれたのか，何が起こったのかをよりよく理解することです．

喘息の研究で，ある患者さんが「救急車も呼べないほど呼吸が苦しかった」と語られて，私たちはとても戸惑いました．なぜ息ができなくなるまで助けを呼ばなかったのだろうと思ったわけです．私たちは驚いて次のように言いました．「ご自分の病気に向き合ってらっしゃるんでしょうか」と．すると彼女はテーブルを叩いて「わかりすぎるほどわかってるわ」とおっしゃるのです．何か手がかりになることはないかと思って，次のように聞いてみました．「具合が悪くなったとき，ご家族はどのような反応でしたか．私の家では，風邪になったときはすぐにベッドで横になりました．でも，ずっとベッドで寝ていていいのは，手術をしたときだけでした」と．すると彼女は，「うちの家族には病気のときのルールなんてなかった」と答えたんです．彼女の家族は，規則的な生活を送ることが何より重要だという点で一致していたのです．規則から外れることはとても不名誉なことで，病気になることは恥も同然でした．そのため，彼女は薬を飲むとき，いつも隠れて飲んでいました．彼女がレイクキャッスルにいたとき，空気がとても冷たくて，ホテルの自室に上るにも息ができず，必死だったそうです．彼女はできるだけ浴室ですごして，こっそり息をしていたそうです．このように，語りの背景にある意味を理解しなければならないのです．

方法に関する別の情報源としてお勧めしたいものがあります．意外に思われるかもしれませんが，チャールズ・テイラー[注1]の仕事はとても影響力があり，彼のある短いテクスト[注2]は特に重要です．彼は，ずっと自己理解や文化的影響を研究してきましたが，本質的には分節化(articulation)の研究をしています．分節化とは，文脈に応じてさまざまに異なる意味について考えるとき，非常に

注

1. チャールズ・テイラー(Charles Taylor, 1931-)カナダの政治哲学者．多文化主義の主唱者として知られる．ハイデガーやメルロ＝ポンティについても造詣が深い．
2. ベナーは帰国後，次のテクストを指示してくれた．Taylor, Ch. (1985). "Introduction", Philosophical Papers 1: Human Agency and Language, Cambridge University Press, pp.1-12.

有益な方法だと思います．彼は，背景にある当然とみなされている意味を前景に移すことによって，そうした背景にある意味について語ることができるようにします．この背景から前景への移行によって，最終的に，これらの意味をまとめることができるのです．私は，テイラーが個人主義の自己理解がどういうものかを分節化しようとするのと同じように，解釈的現象学の語りを分節化しようとします．

パラダイムケース——仕事嫌いの大工

ベナー：インタビュー分析に関して，画期的だと思うことがあります．学位論文を書いているときに着想を得ました．それはパラダイムケースのアイデアです．パラダイムケースというのは，有力な事例のことです．それは何かについて有力な例なのですが，何についてなのかは，当初わかりません．例えば「この男性は，私がインタビューした就労中高年男性のなかで際だっていた．彼は嫌々ながら毎日仕事に行っていた」というように言えるのです．彼は大工になったのですが，それは貧しい生活が嫌だったからです．しかし彼は，休まずに働き続けたせいで仕事が嫌になってしまいました．大工さんは一般的にそうなんでしょうが，雨期のあいだは仕事がありませんでした．彼は，いわゆるドリンク・ナップ，テレビを見ながら酔っぱらい続けるようになりました．

このパズルの別のピースは，彼が母親について述べた箇所にありました．これはまだ書いたことがないのですが，このことが私の理解を助けてくれました．母親は彼が7歳のときに亡くなり，そのせいで彼は自分の仕事を嫌っていたにもかかわらず，仕事に強いアイデンティティをもっていたのです．彼は，仕事によって，状況のなかに置かれ，方向を与えられ，アイデンティティを与えられていました．仕事を嫌うというアイデンティティであったとしても，です．

彼のことを理解すると，私は，他の人のことも理解できるようになりました．彼らにどこの出身かを聞くのではなく，どのような仕事をしているのかを聞きました．つまり，パラダイムケースにおいて重要だとわかった点について聞いたのです．彼らは私の問いかけに応じてくれました．彼らは仕事を嫌っていました．しかし，極端な仕事嫌いの場合でも，仕事はずっとその人の世界内でのあり方に構造を与えていました．このように，パラダイムケースはとても重要であり，これを使う点で，解釈的研究はグラウンデッド・セオリーとかなり違うものになっています．グラウンデッド・セオリーではデータを行ごとに分析をするように求められますからね．

こうして私は，仕事嫌いの大工さんのパラダイムケースを展開していきました．それができたとき，私は「強力なストーリー」を手に入れたのであり，読者も「仕事によって彼の生活は組織だったものになっている」と言うことができる

第2部　研究方法としての現象学

でしょう．それは，一目瞭然だと言われるかもしれませんが，私はフロイト的潜在構造や解釈学的懐疑などによって示したのではなく，パラダイムケースを彼が生きたままに示したのです．

グレッグ：質問があります．今，難問(パズル)だと言われました．私は現象学をよく知らないのですが，現象学は難しいと思っています．手綱(リード)をつかまないといけないんですね．後で手綱に導かれるとしても，まずは手綱をつかまないといけない．

ベナー：ええ，その通りです．これもまたグラウンデッド・セオリーと大きく違う点ですが，解釈的研究の場合，読めるものであれば何でも読んで現象を理解しようと努めます注3．フッサール現象学のようにカッコに入れるのではなく，解釈学的循環の中に入れようとします．それは，テクストが私に語りかけてくるようにするためです．自分をテクストに投影したり，誰かを悪者にしたり理想化するためではありません．話に入り込むと，テクストの人物にいら立ちを感じることがありますが，自分の読んでいる人物に怒りやいら立ちを感じているあいだは，よい解釈はできません．その人物たちの人生がどのように進行してきたのか，どの点に生き甲斐を感じているのかを理解しなければなりません．そうすれば，彼らの話に戻る必要があるということがわかるでしょう．解釈的研究と他の研究方法との違いは，あなたが先入観を充足させようとしても，話そのもの，データそのもの，インタビューそのものが，考えてもみなかった盲点を突きつけるということにあります．心を開いて，テクストがあなたに語りかけてくるようにしなければいけません．急いでカテゴリー化しようとするのではなく，意味のパターン全体や，人々の関心を理解し，こうした関心が何を示してくれるのかを理解しようとするのです．

デカルト主義批判——〈共通の意味〉を探ること

ベナー：解釈的研究を理解するために重要なのは，どれほどデカルト主義的な自己理解を批判しているかです．デカルト主義的な自己理解というのは，客観的世界を見下ろすように立っている主観としての理解です．誰でも，人間が世界内にいること，したがって状況のなかにいることを理解しています．人々は自分

---

3. したがって，教育においても，小説など他のテクストを読むことが推奨されている．ベナーは，インタビューの終了後次のように述べている．「解釈的研究の教育のためのもう一つのアプローチは，よく似た経験を持つ人のテクストを学生にどんどん読ませることです．そのようなテクスト——文学作品——を読むことは効果的です．しかし，テクストの背後に，テクストをもっとよく説明してくれるような何かがあると思ってはいけません．テクストが第一のものであり，読解によってテクストの把握力と理解力を磨くのです．」

の生活世界のなかにいて，自分の環境や〈共通の意味〉と絡み合っているのです．

もし今私たちが，あなた〔松葉〕の哲学上の仕事や研究について話をすれば，〈共通の意味〉をもつことができるでしょう．それは，私が想像しなければならないような，あなたのプライベートな心の内容ではありません．これは私たちが，よく似た哲学的実践を行っているということです．私たちは，当然だとみなされる共通の意味をもち，こうした背景の意味が，あることを他のものからはっきりと際立たせます．こうした意味が何かを隠してしまうこともありますから，気づかれないこともありますが．一人だけを研究するのであれば，〈共通の意味〉に気づかれないこともあるでしょう．多くの協力者を得て研究すると，どの人も他の人へ光を投げかけてくれます．なぜなら，人々は異なった仕方で活動しているからです．

先ほどの喘息の研究のなかで喘息を受け入れている女性について書いていますが，これは私にとってたいへん興味深いものでした．彼女は，喘息について若者世代の言葉で話してくれました．だぶだぶの服を着て，喘息と取り組まなければならないという事実とうまく和解していました．別の女性は，セルフケアをしようとするのですが，まるで私の子どもが私のケアをしたがっているようなもので面倒が見きれません．それが，彼女の人生で，病気を相手にする態度のすべてでした．

私たちは，慢性疾患を受け入れている人，セルフケアを行っている人がいることを知りました．この男性は，ラットに対するひどいアレルギーをもっているにもかかわらず，30年間ラットの研究を続けていました．彼は私に，「けっして慣れることができない大学の嫌なルームメイトのようなものです」と言いました．こんな風に言われるとそれがどのようなものか理解できますよね．

目指されるべきことは，このように多様な例のなかから〈共通の意味〉を探ることなのです．

パラダイムケースの一般化——フリークエント・フライヤーの研究

ベナー：別の例を挙げましょう．私の学生で，とても頭のいい博士課程の学生の話です．彼女は救急外来を頻繁に利用するホームレスの人たちについて，熱心に研究しました．米国では社会ネットワークに余裕がありません．未開の国なのです．そのため，彼らは路上で暮らし，そこで意識を失ったり，ケアが必要な状態になったりします．彼らはフリークエント・フライヤー[注4]と呼ばれていました．彼らは，お金がかかる救急外来にやってくるのですが，お金を持って

注

4. 本来は，航空機を頻繁に利用する顧客を意味する．航空会社によって利用回数に応じたサービスがある．

いませんでした．これは，システムがうまく動いていないということです．彼女は彼らの語りを記述し，この問題を解決する方法を考え出したと思ったのです．もちろん私たちの社会が抱えている問題は解決しなければなりませんが，研究の目標はそれを理解し，こうした人々の声を聞こえるようにし，姿を見えるようにすることでした——たとえ彼らが，自分の人生を気に入っているとしても．

彼女は立派な博士論文を書きました．論文は悪くありませんでした．しかし，私はこう言いました．「あなたの仕事は，彼らの生活状況を理解できるものにし，明確にすることよね．あなたには，別に考えるべきことがあるはずよ．一般化をしてはいけない．大声が鳴り響く憤慨や，合理的経験論のような一般化はしてはいけないわ．個別的かつ普遍的なものとして，パラダイムケースを使いなさい」と．

ウニの生態を理解しようと思うなら，細胞組織のオスモル濃度〔浸透圧〕を研究するだけでは不十分で，特定のウニの生態を研究しなければならないのと同じです．いったんある種のウニの単独的普遍性を引き出せば，他のウニとの共通性と差異がわかるようになるでしょう．トゥレット症候群を扱う場合でも同じです．パラダイムケースを記述すれば，誰かが臨床家として扱う場合のようにトゥレット症候群を理解することができるでしょう．そうすると，一人の人間の話ではなくなります．こう言うと，「どうすれば，それを他のケースに一般化できるのか」と問われるかもしれません．しかし，一般化してはならないのです．なぜなら一般化は脱文脈化を目指すものだからです．脱文脈化によって，文脈なしに同定されうるような基本的要素が同定されます．その際，歴史は考慮されません．このような一般化や脱文脈化は，状況に巻き込まれている人間の理解には役立ちません．そこに必要なのは，家族的類似性や，パラダイムケース，単独的普遍なのです．

例えば，私はタイプＡ性格[注5]についていくつか研究をしています．これはアメリカでは多少興味をもたれています．というのも，いったんパターンを記述すれば，この病人は非常に怒っているとか，非常に動揺しているとか，それは健康によくないとかいうことを，臨床家が知ることができるからです．もし記述の分節化が十分であれば，彼らはそれを家族的類似性だと認めるでしょう．そのように，それは一般化とは異なる，理にかなった手段なのです．

注

5. 心理学の用語で，競争的でいつも急いでおり，怒りやすく攻撃的で，過剰に活動的な人の性格特性を言う．アメリカの医師フリードマンとローゼンマンによって特定された．

パラダイムケースについて

松葉:パラダイムケースに関してですが,私も学生にパラダイムケースを解釈した後,それに基づいて別のケースを解釈するよう勧めています.しかし,他の事例を解釈するための時間が十分にないことがありました.一つのパラダイムケースの解釈がうまく行けば,それで十分だとお考えになりますか.

ベナー:いいえ.

グレッグ:私が先ほど紹介した大学院の修了生をもし覚えていらっしゃったら,彼女のことです.彼女はあなたの方法を用いて研究を行いましたが,たくさんのケースを分析する時間が取れませんでした.

ベナー:そうですねえ.それはそのテクストの核心をとらえていないからではないでしょうか.文脈や状況づけられた意味については考えていても,核心をとらえていないのでしょう.もしそれが本当の意味でパラダイムケースであるなら,その学生は,他のいくつかのケースとパラダイムケースの類似性と差異に気づくだろうと思います.そうでなければ,どうしてそれがパラダイムケースだといえるでしょうか.仕事嫌いの大工のことがわかれば,自分の仕事を愛し,それによって自分のアイデンティティを形作っている医師について話すこともできるでしょう.しかしそれらの文脈は非常に異なっているのですが.

　もし学生がデカルト主義や経験主義に対する哲学的な批判をきちんと理解しておらず,そうした批判が何を目指しているかを理解していなければ,データを正しく解釈することは難しいと思います.そうしたことを理解せずに,生活世界や状況づけられた行為,実践,習慣を理解しようとすれば,自分を見失ってしまうからです.

現象学研究は「役に立つ」か——パーキンソン病の研究

松葉:次の質問です.解釈的研究は役に立つかという問いにどのようにお答えになるでしょうか.この問いはしばしば現象学的研究や解釈的研究に対して投げかけられます.「現象学的研究は,一人の協力者の経験についてのたった一つの解釈でしかないのだから,一般化できず,役に立たない」という批判的視点からの問いです.

ベナー:それは,デカルト主義的なものの見方からの批判です.しかし,パラダ

第2部　研究方法としての現象学

イムケースがいくつかの非常に異なるパターンを示す場合でも，私は，一臨床家として，必要なときにそれらのパターンを見分けることができます．

私が取り上げたい別の例は，パーキンソン病の身体化された経験の記述です[注6]．パーキンソン病にかかっている身体に，神経学的に何が起こっているかについての医学論文があります．非常に重要な情報です．他方で，経験から得られた巧みな身体技術を持ったパーキンソン病の患者の経験が分析されています．そこでは，病理学上，予想されていなかったことがたくさん発見されています．皆が皆そうなるのではないのですが，パーキンソン病の患者さんは，前に障害物を置かれると動けなくなり，歩くことができなくなります．重力を感じて，障害物を置くとまたぐことができないのです．しかし，彼らが静止状態になって歩けなくても，走れることがあります．ある患者さんはシャツのボタンを留める際，飛び跳ねるとうまく留められることに気がつきました．別の患者さんは自分の名前を書く際，足をゆすると書けることに気づきました．これらを，身体知あるいは技能知と呼んでもよいでしょう．唯一の説明モデルではないとしても，このパーキンソン病の研究には生きられた身体についての発見があります．

別の対処法もあります．パーキンソン病にかかったある科学者——ずっと科学者として生きてきて，今も科学者として生きている人です——は，科学から切り離された生活世界をもてません．彼はパーキンソン病になっても，自分の病気をきわめて科学的に扱います．彼にとって最も重要なことは，パーキンソン病の患者団体の集まりに行くことです．それは主に，周囲と比較して自分の病状の進行を知るためです．それによって彼は，今後の計画を立てることができるのです．彼は支援を受けていません．彼は引きこもって，人前に出ようとしなくなりました．彼はインタビューで「自分の頭を切って，脳を調べられたらいいんだが」と言っていました．彼はそれほど客観的なものの見方をする人なのです．

まったく異なる仕方で生きている女性もいます．彼女は政治的な社会運動を行っており，グループの仕事をし続けるために，できることなら何でもしています．彼女はグループメンバーが会議をしている部屋の周りに立っていれば，筋肉はかなり動き，会議室にい続けられることに気づきました．それまでは，そんなことはありませんでした．会議室では多くの人に見られ，パーキンソン病の症状が出て，とても恥ずかしい思いをするからです．

生きられた身体のさまざまなケースを理解する必要があります．パーキンソン病にかかっても，うまく調整すれば階段を上がることができますが，うまくいかない場合は海の中にいるかのように方向感覚がなくなります．当該論文で

注

6．ヘレナ・サンヴィッソン，バーバラ・ハバーマン，サラ・ワイス，パトリシア・ベナー／松葉祥一・三浦藍（訳）(2010)：パーキンソン病患者の生活世界の現象学的研究．現代思想，38(12), pp.212-218.

は，スウェーデンの山に登るパーキンソン病の患者さんたちが話題になっています．あまり高くない山だそうですが，彼らはキャンプをして，以前よりもずっとうまく起伏のある土地を歩けるようになったそうです．この論文は多くの反響をもたらしています．

　生きられた身体経験や，生きられた病気対処法の経験，そして各個人の関心についての語りが，病理学の話とまったく違うものであれば，臨床家とりわけ看護師にとっては重要なものとなるでしょう．

グレッグ：今説明されたことは解釈的研究の見事な解説であり，看護実践に役立つと思います．

ベナー：臨床家にとっては間違いなく役に立つと思います．それは臨床的な想像力を鍛え，生活世界や患者の生きた身体の理解を促してくれるからです．

グレッグ：あまり良い研究がないので，どのように役立つのかと私たちは疑問をもつのでしょうね．

ベナー：そうですねえ，良い研究でないと役に立たないでしょう．それは，どのような研究方法についても同じことが言えますよね．結果も見ずに，初めからその研究方法が役に立つか立たないかを問うようなことは，問題外です．

グレッグ：私の大学院生が解釈的研究方法を用いて研究した際，同僚の教員たちから多くの疑問が出て，もっと臨床に役立つ研究をすべきだったと言う教授もいました．私は，どの質問も批判的だったことに驚きました．

ベナー：その大学院生のパラダイムケースは役立ったと思われますか．

グレッグ：その研究は，看護師になって15～20年たっても看護師でいることが大好きな看護師たちについてのものです．彼女はこうした看護師たちにインタビューをして，一人をパラダイムケースとして選び，他の三人と比べました．優れた研究だったと思います．

ベナー：そうです，役に立つんです．こうした研究は実用的でありえると思います．
　私たちは，連邦政府の看護グループによる，イラクとアフガニスタンでの医療提供の学習のための経験とその方法について研究しています．輸送手段の問題が中心にあります．通常は7～8時間，最長でも24時間以内に患者を戦場から運び出します．戦場でのケアの仕方については学ぶことがたくさんあります．こうした患者の95パーセントが生還していることがわかっています．な

第2部 研究方法としての現象学

かには良い QOL を維持できていない人もおり，脳全体を損傷した人は揺れる飛行機で移送するべきではないということが，今わかり始めています．解釈的研究なしには，誰もそうしたことを知ることができないでしょう．私たちが行った別の研究で，大量の死傷者への対応の仕方についての論文があります．私たちは最終的に，こうした最前線の経験すべてから得た 12 の原理をまとめました．これはきわめて実用的です．

インタビューのトレーニング

松葉：技術的なことになりますが，インタビューのトレーニング方法のようなものはありますか．

ベナー：私がかかわっている研究プロジェクトでも，私が教えている学生の研究でも，少人数のグループでナラティヴ・インタビューをどのように組み立てるかについて教えています．私が喘息の知識について延々と話すようなことはありません――実際のインタビューでは，インタビューを受ける喘息患者さんが他の患者さんの経験について聞きたいと望まれ，話すこともありますが．看護の研究の場合，少人数のグループ・インタビューのほうが効率的です．日常的なやりとりのほうがよく，インタビューを受ける人たちにも積極的になってもらいたいからです．また，彼らの言葉をさえぎりたくないからです――話についてこられない人が出てきた場合は，話をやめてもよいでしょう．話の全体を聞きたいので，聞きたいことがあったときには後から前の話に戻って説明してもらいます．

　重要なのは，私がカバリング・フレーズと呼んでいるものをとらえることです．つまり，全体にわたって出てくるような言葉です．例えば，ある看護師が「化学療法中に父親を息子と一緒にいさせるには，かなりの社会的支援が必要でした」と言ったとします．その場合，私は「うーん，私にはイメージできません．どんな風でしたか．どのような印象をもちましたか」などと聞くと思います．すると彼女は次のように答えてくれるでしょう．「家族がばらばらになったんです．父親が化学療法を受けに行くたびに町を離れていなくなるからです．息子さんは見捨てられたという気持ちをもっており，奥さんは別居する気になっているようです．これを次の化学療法のときに伝えなくてはなりません．私はお膳立てをしましたが，それには感情的な支えが必要でした」．このように，「それはどんな風でしたか」とか，「どのような印象を受けましたか」とか，「それを私はどのようにイメージすればいいでしょうか」と聞くわけです．それから，これはやり遂げるべき仕事だと学生を勇気づけることも必要です．

グレッグ：少人数のグループを作る場合，何人ぐらいがいいですか．

ベナー：四人から六人です．みんなに話す順番を回すため，大人数ではないほうがいいでしょう．

　解釈のトレーニングの方法もあります．まず私が行ったインタビューの5，6ページ分をクラスに配ります．次に，学生全員に解釈とコメントを書いてもらい，全員にコピーして配ります．ただ，教室でのディスカッションのなかで新しい展開があるかもしれませんから，授業中はそのコメントを見ません．その後，みんなで他の人の解釈を読み，自分がどのレベルにいるか，どのような状態かを感じ取ります．

　その際に学ぶもう一つ重要なことがあります．それは，「あらゆるものは私的で，固有で，特異なものであるべきだ」と思いこんで，個人的な解釈を生み出そうとする悪弊を直すことです．みんなの解釈を読むとわかりますが，それほど幅広い解釈が出てくることはありません．異なるニュアンスや視点に目をつける人もいますが，それほど大幅には違わないんです．なぜなら，ほとんどの場合，解釈の幅を許さないほど状況は強力だからです．異なる数種類のテクストを読むのとは違うんです．デカルト主義的な見解に立つと，私的で個人的な主観性があって，それがテクストに意味を与えるのだと思いがちですが，そうではないのです．テクストの読解は，問いと答えによって組み立てられます．非常に有益ですよ．

　コメントと，ディスカッションを別々に行うのは，いったん議論が進むと，誰も考えていなかった新しい見方が出てくる可能性があるからです．学生は互いの解釈を読むことによって，たくさんのことを得ます．私は，周到な用意をしていくわけではありません．誰かが「そこで起こったことだとは思えないわ」とか「起こったと思う」などと論じてくれるでしょう．もしあなたも議論に加ってある種の合意にまで至ったとき，あるいは他のいくつかのインタビューや事例を取り上げて，理解がうまく進んだ場合——完全に理解されることはないのですが——，予期しなかったことが生じるでしょう．

　この方法は効果的です．新しい洞察と観察を生み出す対話を経て，みんなの書いたものを読むことによって，ある意味で妥当な解釈が得られるからです．

インタビューと盲点——泣くことが許せない研究者

グレッグ：私がインタビュー内で語ったことを，私自身が解釈してよいのでしょうか．それともそういうことは，本当はするべきではないのでしょうか．

ベナー：ええ，解釈していいと思います．ここにはもう一つのデカルト主義的な

誤解があると思います．デカルト主義者のアメリカ人やフランス人であれば，こう言うでしょう．「これは私の人生だ．それについて，私はすべて知っている．私が自分について知らないことを，まさか，あなたが知っているなんてことはありえない．私は私の人生の作者なんだから」と．しかし，こうしたデカルト主義者に対してさえ，インタビューをする側の私たちは，特権的な立場を取っており，インタビューのなかでは独自の立場を取ることになるでしょう．誰かがあなたに対して，「そこにはある種のリスクがある．なぜなら人がインタビューを受けるとき，自分が意図した返答をするとは限らず，自分の話を完全には掌握していないからだ」と言ったとしても，むしろそれこそがナラティヴを用いる理由なのです．

ただ，そこで，あなたのこれまでの人生の盲点が姿を現すことにもなります．いまだに信じられないのですが，ある盲点をもった学生がいました．彼女は流産を経験した女性たちのインタビューを計画していました．彼女たちの悲しみや，彼女たちがどのように流産と向き合っているかについて研究するためです．偶然ですが，私は，もし協力者が泣き始めたらどうするつもりだろうと思い，そのことを聞きました．そうすると彼女は，「私ならすぐにインタビューを止めて，その場を立ち去ります」と答えたのです．私がなぜかと聞くと，彼女は「泣くことは，私の家では道義に反することだからです」と答えたのです．私は言いました．「あなたは，悲しみについてインタビューをしているんですよね．インタビューを受ける人たちが泣くこともあるでしょう．あなたが，その人たちが泣くのを許し，居心地の悪い思いをさせず，一緒に座っていられるようになるまで練習しないといけませんね」と．

おわかりでしょうが，それは彼女にとって一種の盲点でした．彼女からすれば馬鹿げたことだと思えたので，悲しい出来事を経験した人たちにインタビューする際，その人たちを泣かせることがあるということを予想していなかった，あるいは彼女に偏見があって，彼女たちが泣くということを受け入れることができなかったわけです．このような盲点を，私たちはいくつか，あるいはたくさんもっています．

松葉：――本日は，非常に興味深い話をたくさんうかがうことができて，とても感謝しています．長時間ありがとうございました．

(このインタビューは 2009 年 12 月 2 日，神戸市看護大学で行われた)

第3部

現象学的看護研究の実際
"看護"はいかに語られ継承され得るか

第1章 研究動機から研究目的へ——何を明らかにしたいのか

第2章 なぜ現象学を手がかりにする必要があるのかを検討する

第3章 調査の仕方を考える：インタビューとフィールドワーク

第4章 データを読み，分析し，記述する

第3部 現象学的看護研究の実際

第1章 研究動機から研究目的へ
―― 何を明らかにしたいのか

　第3部では，研究の具体的な進め方を著者の一人である西村ユミが試みた研究「"看護"はいかに語られ継承され得るか—看護系大学院教育における看護教員の経験に注目して」を例に解説する．

　本研究の目的は「大学院教育を行っている看護教員が，自らの"看護"をいかに語り，またいかなる継承の仕方をしているのかを，現象学を手がかりに記述すること」である．

はじめに――方法について

　私はこれまで，「現象学的」と記され，本書でも紹介してきたさまざまな方法を参照して，研究を行ってきた．そして，それとともに，繰り返し現象学に関する書籍を読み返すなかで，あらかじめ作られた手続きに沿って分析を進めることに戸惑いを覚えた．そもそも現象学は，その方法を事象に示されるように選び取っていく，あるいは作り出していくことを目論んでいる（榊原, 2011）．それゆえ，事象に忠実に方法を吟味することこそが，私たちに課された課題であると考えたためだ．ここでは，探究しようとする事象をいかに吟味し，その事象の特徴からいかに方法を選び取り，いかに事象を知り，いかにこれを分析したのかを具体例とともに紹介する．

　他方で，既存の方法に学んでいないわけではない．方法を検討する際には，さまざまな資料や方法にかかわる議論を参照している．その足跡がある程度わかるように，代表的な書物や資料なども紹介する．概要は，以下の通りである．

1. 研究動機から研究目的へ
2. なぜ現象学を手がかりにする必要があったのかを検討する
3. 調査の仕方を考える：インタビューとフィールドワーク
4. データを読み，分析し，記述する

　このように示してみると，他の質的研究と同様のプロセスを踏んで進められているように思う．看護学などの人間諸科学の研究においては，現象学的研究といっても，特殊なプロセスがあるわけではない．しかし，このプロセスの細部に，「現象学的」といえる態度や考え方，記述のスタイルが挟み込まれている．――例えば，科学的・客観的なものの見方をカッコに入れて直接的な経験に戻る（松葉, 2011），事象を外部から俯瞰的に（＝上空飛翔的に）眺めて全体を概略的に捉えな

い，成果だけに囚われずその成果がどうやって生まれてきたのかという成果の発生を記述すること等々(杉本，2010)．それを検討しつつ紹介することが，第3部の目的である．

1 研究動機から研究目的へ

　どのように研究の切り口を見出し，課題を焦点化していくのかについて，悩みをもつ人が多いのではないだろうか．研究動機から研究疑問を絞り込むこと，これはどのスタイルの研究においても，研究の入り口においてとても重要な点である．ここでの議論が，研究の前提，方向性，具体的な方法にまで影響を及ぼすためだ．具体的にいうと，研究疑問を基に研究目的が明確化され，研究目的を基にして，研究方法も検討される．本書では現象学的研究について論じていくが，研究をはじめる前にあらかじめ現象学的研究をすることを目指したのでは本末転倒である．研究方法を先に決めてしまうと，その方法に合わせて目的を設定しなければならず，こうした場合，その後の研究内容の一貫性にも大きな課題を残すことになる．

　繰り返しになるが，現象学には「事象そのものへ」という重要なテーゼがある．榊原(2011)はこれを検討し，研究方法自体も「事象そのものの方から」定められると述べた．事象の特徴のほうがこの方法を選び取るよう強いてくるのであり，もっといえば，データの分析の視点も，フィールドノーツやインタビューデータ等々の方から発見されるのである(木田，1970；van Manen, 1997/2011)[注1]．

　私の経験からも，探求をしようとしている事象の特徴によって，あるいは，いかなる前提による先行研究があり，それがどのような課題をもっているのかによって，研究の背景(序論)における議論の枠組みが変わる．そのため，例えば学部生や大学院生などに最初に勧めることは，関心をもっていること，あるいはそれに関心をもつことになった経緯や，関心をもたせてくれたと思われる出来事を，できるだけ具体的に書き出してみることだ．現象学的研究に関心をもつようになったのであれば，これまでの前提や枠組みでは探求することが難しい事象に出会っている可能性がある．その，関心をもっている事象へと接近するのを拒む前提や枠組みと，事象の特徴をしっかりと見極めることが，この作業によって可能になる．

　ここでの，その事象を巡る議論の枠組みや前提は，それについて議論をしてきた哲学の論点とも接続する．私自身の研究例を挙げて紹介してみよう．植物状態患者のケアに携わる看護師の経験を探求した際には，看護師が患者を見る主体となり，患者が見られる客体となるという二項対立図式を退けることが求められた

注
1. 方法論と方法については，ヴァン・マーネン(van Manen, 1997/2011)の議論を参照(p.55)

第3部　現象学的看護研究の実際

(西村, 2001). 患者の痛みに関心を向ける看護師たちの, その痛みを理解する実践を探求した際には, そもそも痛みが, それを訴える個人の私秘的(＝その個人にしかわからないという意味で主観的)な経験であるのか, 他方で, それを評価する医療者は痛みのアセスメント能力をどの程度身に付けているのかという問い, 言い換えると, 主観／客観, 評価する者／される者という二項対立図式を前提とするか否かがこの議論の前提にあった(西村, 前田, 2011). この問いが, 事象を探求する入り口へと私たちを導いた.

同時に, 生きた言葉を巡る議論もここで行われる. あえて「生きた」としたのは, 具体的な経験を書き出す際に, その経験の外側から, つまり, 既存の理論から概念を借りてきて経験を「説明」することとは別の視点と表現が求められるためだ. 経験の外にある言葉を用いてしまうと, その経験が生み出されつつある事態に出会うことができない. その経験の内側に視点をおき, そこで用いられている言葉で, その経験を表現していくことを通して, その経験の構造(特徴)を浮かび上がらせること, 言い換えると, 文脈の中で意味が浮かび上がるその構造を記述することが, ここでは重視されている(van Manen, 1990→1997/2011；Thomas & Polio, 2002/2006；家高, 2013)[注2]. それゆえ, いかなる視点から, いかなる言葉を手がかりにして, 探究をすることが求められるかという議論も必要になるのだ.

2 "探求しようとする事象"と"私"との結びつきを解きほぐす経験の記述

具体的な研究例を見ていこう. この研究は, 本書の著者らが参加した研究会のメンバーで取り組んだ. この研究会では, 現象学的看護研究の方法(論)と教育方法について検討していた. そのため, 現象学的研究と教育経験をもつ西村が中心となり, 研究疑問の検討から研究計画の作成までを担当した. その際, 注目したのは看護を教えるという経験であった. 研究会のメンバーには, 看護学教育を専門とし, 長年教育に携わっているグレッグさんがいた. そのため, グレッグさんの経験を探求するという設定で研究が計画された.

まずは, グレッグさんの"どのような経験"を探求するのかについて次のように考えてみた. 先に述べた「関心を持っていること」の記述の実際である. なお, 以降はグレッグさんのことを"Aさん"と記す.

[経験を探求する際に思い巡らせたこと]

松葉先生の科学研究費補助金による研究会で, 実際に現象学的研究に取り組んでみることになった. それは, 現象学的研究をしている者が, 実際に行っている研究過程

注

2. トーマス＆ポリオ(2002/2006)は, これを「カッコで括るための面接」として, 研究動機やその事象への関心をスーパーバイザーなどに話して, 自分の先入観などを確認する作業を行う.

を実践して見せて，さらにこれを反省的に捉え直し，その仕方を開示する機会を作るためだ．加えて，一つのデータを研究メンバーの皆で分析してみることで，分析の仕方や視点の相違点を検討できるとも考えた．実際に研究をしているとき私たちは，"研究をすることのほう"に関心を向けているために，自分がどのようにしているのかに気づき難い．特に分析の視点を発見する時などは，自分でもなぜその表現に関心をもったのかがわからず，説明を求められると困ってしまう．その「自分がどのようにしているのか」を掘り起こすのが，実際に研究を行ってみることの目的だ．

そうは言っても，現象学的研究をするために研究計画を立てるというのでは，本末転倒である．私はこれまで，研究方法の授業などで幾度も，「目的に応じて，それにふさわしい方法を選んだり作ったりする」ことが重要だと説明してきた．そこで，方法をどうするのかはいったん棚上げして，Aさんに関する自分の関心を探ってみた．

（その頃）現在私は，看護の基礎教育を離れて（3年ぐらい経っていた），大学院の共通教育に携わっている．そのためなのかはわからないが，看護系の研究者や教員と話をする際に，たびたび耳にする「看護の視点」「看護では」という言葉に，少し疑問をもつようになっていた．自身が看護系大学の教員であった頃には，当たり前のように使っていた言葉であったのかもしれない．しかし，しばらくこうした言葉が使われている場を離れると，当たり前のように使っていたはずの言葉に違和感をもつようになった．

他方で，この言葉は，とても重要な意味をもっているように思う．この言葉を使うことが看護職にとって当たり前であるならば，私たちは知らず知らずのうちに授業や演習，実習などの会話の中にこれを挟み込んでいることだろう．同時に，この言葉はある意味を伝える機能をもち合わせているようにも思う．もちろん大学院生の研究指導でも使われている．そうであれば，「看護の視点」は，看護学教育や実践の場で，はっきり言語化されたり自覚されたりしないままに，ある考え方とともに継承されているのではないだろうか．私は，この視点がいかに示されたり意味づけられたり継承されたりしているのかに関心をもった．

（関連する具体的な経験）

この継承という言葉を書きながら思い出したことがある．少し前に経験したことだ．それは，博士課程で同じ教員に指導を受けており，なおかつ，ここ数年の間に私が共同研究をしていた人と，一緒に働いたり研究をしたりしているある知人が，シンポジウムで発表した内容に納得をした経験である．そのシンポジウムでは，看護や医療の現場における「倫理」について議論が行われていた．

その知人は，倫理指針などで看護の倫理的視点については明示されているが，自分が探求したいのは，そういった指針やそれにいかに従って実践をしているか（否か），ということではない．日常的な看護実践のなかで生み出されている，ちょっとした振る舞いや言葉かけに宿されている倫理的な態度，それを紹介したい，というようなことを強調して発表をしたり質問に応じたりしていた．少し前の記憶なので細かな表現は違っているかもしれないが，概ねこのような内容だったと思う．しかし会場からは，それは個々人の倫理観ではないか，あるいは，個人の道徳的な態度ではないか，等々の疑問が出され，提示された事例の理解に戸惑っているようだった．その知人も，応答に困っていたように思う．他方で，私にとってその発表はとてもわかりやすいもの

第3部　現象学的看護研究の実際

だった．さすがだなあ，と思いながら聞いていた記憶がある．母校の伝統が反映された発表だったのだろうか．それとも，一緒に議論をしていた時期があるため，知らない間に同じような方向性をもって倫理を捉えていたのだろうか．私の共同研究者でもある○○先生とその知人は一緒に働いたり議論したりしているため，○○先生を媒介してある種の共通理解をしているのだろうか．こんなことを考えていたのを覚えている．それと同時に，私にとってとてもわかりやすいことが，会場の聴衆にとってわかりにくいのは，何故だろうか，とも考えた．

　私たちが，このような考え方を共有しているのは，やはり，同じような考え方をしている先生方や同僚と接しているためであるのかもしれない．あるいは，大事にしていることが，知らぬ間に継承されているためなのかもしれない．一緒に作っているのだろうか．少なくとも，継承という言葉を使ってもそこで生じていることを表現してよさそうだ．それは，その知人が紹介をした例が，彼女が指導をした大学院生の研究であったことからも見て取ることができる．つまり，知人が大事にしていると思われることが，大学院生の論文の記述に現われているからだ．そうでなければ，学会で提示する例として選ばないだろう．では，その継承はいかに行われているのだろうか．等々．

　このような疑問をもちながら，自分自身の経験も振り返ってみた．看護実践やそれを探求する研究について考えるとき，私がいつもこだわっていることは何だろうか．いつ頃から，このような考え方をするようになったのだろうか．
（具体的な経験例等々が続く．）

....

　振り返ったことのごく一部だが，このように，研究を開始する際に関心を持っていること，それに気づいたきっかけ等々を丁寧に記していくと，書くという行為そのものの中で，自分の関心事に出会い直したり，それを再発見したりすることができる．書くことは，あらかじめ思考していたこと（＝脳の中にあること）を外部に示すという行為なのではなく，その行為の中で思考や気づきが生み出される．そのような作業なのであろう．それを実体験することで，我々の経験がどのように生みだされているのかに気づく機会となる可能性もある．あるいは，探求しようとしている事象の特徴を，ある程度，理解する機会にもなっていると思う．さらに，研究の中で求められる「記述」という作業の練習をしていることにもなるだろう．

　経験の特徴を確認してみよう．例えば，私は上の記述で，看護の視点は「当たり前」「知らず知らずのうちに使っている」「はっきり自覚されないままに継承される」「その場で生み出される」「ちょっとした振る舞いや言葉かけに宿されている」と書いている．それは言い換えると，看護の視点が教育（さらには実践）の場で，それとして明示的に説明されないままに語られたり，議論の中で生み出されたり，それを通して継承されていることを，私自身が既に感じ取っていることを意味している．また，それははっきり説明できないことでもあるようだ．当たり前のよ

うに言葉にしているが，それを具体的に説明することは難しい．加えて，いつからそのような視点で看護を考えたり実践をしたりし始めたのかもはっきりしない．私が看護学教育をしているとき，つまりその言葉を当たり前のように使っているときにははっきり自覚していなかったにもかかわらず，その場から離れたときに気になる．言い換えると，看護学教育の場にいたときは，はっきり意識しないままにそうしていたことに気がついたという経験をした．このことからも，看護の視点は看護職にとって習慣化されていることだと言っていいだろう．そうであれば，この視点は明示的に示されないままに，言い換えると，看護をともに考え作る者たちの，日常的な教育活動や実践において議論され，吟味され，継承されているのかもしれない．

このように看護の視点は，習慣化されてはっきり自覚されていないことから，意識に上ってくる手前の次元から既に看護職たちに経験されており，日常的な会話や実践の中に組み込まれて意味を成していると言ってもいいだろう．先取りすることになるが，看護の視点が話したりケアを行ったりする行為に組み込まれているためはっきり自覚されていない，という特徴をもっていることから，私は，メルロ＝ポンティの『知覚』[注3]にかかわる記述が手がかりになると考えた．

ここまでは，当たり前のように用いていた「看護の視点」，それに疑問をもったり，これを使わない場に身を置いたりしたからこそ，この視点を問い直す機会が与えられ，それを契機として，この用語の用いられ方の特徴が検討されたことを紹介してきた．

COLUMN

事象との関係を解きほぐす

　大学院生や卒業論文を書く学生たちの研究指導は，関心をもっているテーマの基になっているような経験——実習で受け持った患者さんとのかかわり，看護師として働いていたときの同僚とのやりとり，強く印象に残っている自分の看護を支えているような経験等々を，具体的な出来事，そのときに感じたこと，「今思ったこと」なども含めてできるだけ詳しく書き出してもらうことからはじめている．それを，皆の前で発表してもらい，他の学生たちと一緒に議論する．この議論において，一人で記述をしていたときには注意を向けなかったり，想起できなかったりしたことが浮かび上がってくることが期待できる．また，言葉の表現として，その場にそぐわないことなども見えてくる．

　この議論の際の留意点は，発表者(学生)が自分の経験を，自分の言葉でできるだけ丁寧に発表することである．聞き手は，発表されていることが既に経験された内容であることを配慮し，その内容に対して批判をするのではなく，理解が難しい箇所，腑に落ちない箇

注

3. メルロ＝ポンティが『知覚』に注目したのは，「現象学の最も主要な収穫とは，極端な主観主義と極端な客観主義とを接合させたことにある」という言葉からもわかる通り，主観と客観，主体と客体，見る者と見られる者等々の二項の分離の手前で働き出している「知覚」の次元へとたち帰り，そこから「世界を見ることを学び直す」ためである(Merleau-Ponty, 1945/1967)

> 所，わかり難い言葉等々について質問し，より経験に厚みが増すことを促すように心がける．それによって，自分自身の枠組みや傾向を確認することにもなる．発表者は，質疑応答の内容を手がかりにして，「自分自身が何によってこの経験に強く引き寄せられているのか，その経験の何が問題の切り口となっているのか」等々を検討する．
> 　これらを通して発表者は，自分とその事象との関係を解きほぐし，併せて，事象の特徴を確認し，研究目的を定めていく．同時に，この検討を通して，この事象にいかなる方法で接近することが可能であるのかを検討し，現象学が手がかりになる場合には，その必然性を吟味する[注4]．

3 先行研究の検討

　同時に，この段階で先行研究を集めてクリティークを進めておくことは，とても大切である．現象学的研究では，先入観を持たないほうがよいために，先行研究を読む必要がないとされている方法書があると聞いたことがある（松葉，2011）が，それでは研究をしていることにならない．前節で，私自身の経験を基に，事象の特徴を浮かび上がらせる作業をしてきたが，このような特徴をもった事象が，先行研究においていかなる切り口で議論されてきたのか，いかなる方法で探求されてきたのか，関連テーマがどこまで明らかにされてきているのか等々を検討することは，当の研究を支える哲学的基盤を検討するための重要な手がかりを見出す機会にもなる．また，仮に先行研究の枠組みや前提，方法がその事象を歪めてしまっているのであれば，それを指摘して，別のデザインを検討する必要があるだろう．従来の見方や方法では接近できない事象なのであれば，既存の見方や方法を棚上げして，その事象の特徴に合ったアプローチ法も見出していなければならない．その下支えとなるのが，先行研究の批判的な検討である．これを経ておかないと，その事象の探求において何が問題になっているのかがわからないために，議論の切り口，さらには，データを分析する切り口も定まり難い．

　特に，現象学的研究においては，既に積み上げられている知見の枠組みを再検討し，必要であればこれを棚上げする．それは，なぜ既存の知識を土台として議論せず，むしろそれを棚上げして，再度，事象そのもののほうから議論を再開する必要があるのかの説明にもなる．

文献検討のポイント

　私が行った研究の文献検討のポイントを紹介しよう．

注
4. 大学院生が修士論文，博士論文になる研究をする際には，それぞれの学生の関心が研究課題へと結びついているために，原則として個人研究としている．

最初に手がけた「遷延性植物状態患者の看護ケア」に関する研究(西村, 2001)では，方法論の模索という位置づけで文献検討を行った．遷延性植物状態(persistent vegetative state；PVS)の定義は，意識の徴候が見られず他者とコミュニケーションを図ることができない状態とされる．それにもかかわらず，看護師たちは，PVS患者たちとかかわった際に，かかわりの手ごたえともいえる何らかの交流を実感していた．しかし，PVS患者の定義に基づくとそれは生じ得ない．そのため，看護師たちの経験は，主観とされたり思い込みとされることになった．この指摘を克服するため，私は二つの可能性を検討した．一つは，PVS患者の側に，看護師にこのような経験をさせる能力が残っていることを実証することである．先行研究においても，さまざまな方法，例えば生理機能評価などを用いて，患者の反応を測定したものがあった．さらに，患者に刺激を与えて，回復を促す研究もあった．他方で，患者を理解する看護師の側の見方に客観性を発見する研究に取り組んだ．看護師たちによる患者の認識に共通性を見出す研究である．

　しかし，前者の研究では，一方で患者を客体化し，それを見る看護師の存在は捨象される．他方で，後者の研究は，患者とかかわる看護師の経験の文脈を断ち切っている．そしていずれの研究にもいえるのは，見る主体と見られる客体に分けて，それぞれを探究しているという特徴をもつ．PVS患者とかかわる看護師たちは，日常的なかかわりを続けるなかで，ある瞬間に，患者が応答してくれたように思う経験をする．それゆえ，患者の状態は，その文脈から切り離しては見えてこない．また，患者との関係は，主体／客体の二元論の枠組みにおいては，接近できない．この研究において現象学の考え方を導入する必要があったのは，極端な二項対立を乗り越えることを目指していたためである．また同時に，PVSの定義に縛られずに経験していることを探究するためでもあった．

　こうした検討を経て，現象学的な考え方が必要となったこと，つまり，植物状態の定義自体をいったん棚上げして，見る主体としての看護師と見られる客体としての患者という二項対立の手前にある経験へとたち帰ることの必要性を確認し，探究の視座を定めた．

　もう一つの研究を紹介しよう．これは「痛みの理解の実践」に関する研究(西村, 前田, 2011)である．この研究では，フィールドワークによって，急性期病棟の看護の協働実践がいかに編成されているのかを探究することを目的としていた．そのなかで，「痛みの理解」に注目をしたのは，ある年の調査期間中に，一人の患者の痛みの緩和に，その患者を担当するチームの看護師たちが関心を向け続け，毎日のカンファレンスで議論をしていたためである．

　看護学領域における痛みに関する先行研究を見ると，「痛みの診断(アセスメント)」を重視した次の前提の基に探究が進められていることが確認された．痛みは，「個々の患者の主観的な体験であるため，これを第三者の医療従事者が理解するためには，まず患者自身が発する〈痛みについての言葉による表現〉を客観的に評価することが重要である」．それゆえ，痛みに関する研究は，一方で痛みや痛み

第3部 現象学的看護研究の実際

を体験している患者の言葉を対象化(客体化),数値化するための方法に関する研究が多い.いずれも痛みを主観的特徴として,それを客観的に評価するものである.言い換えると主観と客観の二項対立図式が前提となって行われた研究であった.

他方で,痛みのアセスメントは難しい.そのため,緩和ケアの専門看護師と一般病棟の看護師とのアセスメント能力の違い等々を探究した研究が多くみられる.これらの先行研究の探究より,既存の研究成果の上に痛みの理解に関する議論を積み上げていくよりもむしろ,看護師たちが痛みに関心を向けてケアをし続けるという事象そのものへたち帰って,そこで痛みがいかに議論されたり,痛みを巡って患者とやりとりがなされたりしているのかを探究する必要があることが見えてきた.この研究においても,先行研究は,一方でこれまでの研究成果の蓄積をレビューしつつ,他方で,蓄積された研究の前提が,「痛みの理解」をめぐる看護師たちの実践という切り口に対しては,適切ではないことが示され,前提自体を棚上げして事実へとたち帰ることの必要性が示されたという意味で,方法論にかかわる議論にもなっていたといえる.

先行研究の知見は,それを足場にして次の研究に進むために用いられることが多い.現象学的研究は,その知見の枠組みを点検して,探究しようとしている事象に即していなければ,再度事象そのものに問いを向け返す.だからこそ,先行研究の検討をして,あえて事象にたち帰ることが必要である理由を述べることが求められるのだ.

4 共同研究のメンバーとの議論,および予備的な調査

Aさんを研究参加者とした研究の方向性を研究会のメンバーとともに検討した後に,私と研究参加者となったAさんとの間で,研究計画の詳細を詰めることになった.そのために,まずはAさんにインタビューを行った.Aさんは,現象学的研究を専門としている研究者ではないために,互いの研究方法の理解と,現象学的研究の入り口へ導くことを目的としていたが,何よりも研究テーマを絞ることを目論んだこの予備的インタビュー自体が,探究しようとした事象の特徴を示してくれていた.

「経験を探究する際に思いめぐらせたこと」(→ p.94)でも紹介した通り,私は,自分の専門である看護学の教育から数年間離れて,大学院の共通教育に携わっていた.そのため,研究会でのAさんの看護学に関する発言にとても関心をもっていた.何が彼女に,「看護学は」と言わせるのか.その「看護学」をAさんはいかに説明するのか.説明は難しいだろう.それは,私自身の経験からもわかるが,Aさんの振る舞いや発言,Aさんの教育の仕方自体が,彼女と接する学生たちに,看護の考え方を伝えているように思われた.これが何であるのか,いかにそれは継承されているのか.インタビューを通して,その可能性を確認してみようと

思った．

5 予備的インタビュー

　Aさんとのインタビューは，2010年○月○日に，関西のあるホテルの喫茶店で行った．倫理的配慮を考えると個室のほうが望ましいが，そのホテルの喫茶店は1テーブルずつの独立性が高く，また，天井がとても高いためか声が響き，周囲の声は聴き取れなかった．また，リラックスして話ができる環境だった．そのためか，約2時間にわたって研究方法に関する議論をしたり，Aさんのこれまでの経歴等々について語ってもらったりした．大切なインタビューの機会であるため，録音の失敗が許されないと思い，二人で3台のICレコーダーを用いて録音をした．

　すぐにはインタビューに入らず，まずは二人で関心をもっていることを話し合った．その話題を基に，私の方からAさんに質問をすることを契機として，インタビューがはじまった（Aさんは，いつインタビューがはじまっていたのかわからなかった，と言っていた）．次のインタビューデータは，その内容である．ここではインタビュアーである西村はN，インタビュイーをAと記す．

> N：やっぱり看護っていうのは，実際に患者さんにかかわって初めてわかる．Aさんがそういうふうに考えるようになったさまざまなきっかけってあると思うんですよね．そういう今までの看護師としてのAさんを私がインタビューさせてもらって，こういう具体的な経験がAさんの考え方に直接影響しているかどうか，どういう経験をされてきたのかっていうのを一つのテーマに．もう一つは，教育者として色々経験ですとか，考えをもっておられるように思ったので，学生さんをどういうふうに育てる，ということについて…（インタビュー：1回目，インタビューデータ：2頁）

　この質問は，私がAさんと話しつつ関心をもったことを基盤として生まれたが，Aさん自身が話してくれたこと，関心をもっていることでもあった．私の自覚としては，ここからインタビューがはじまった．

　これを受けてAさんは，自分の臨床経験が修士課程を出てからの5年間ぐらいであり，とても短いと教えてくれた．それとともに，事前に私がAさんにメールで依頼していたこと——私が研究課題としてイメージしていること——の意味について，質問をしてくれた．

> A：私ね，（インタビュー内容について）メールをいただいたときに，私自身を焦点化できる研究課題っていうふうに書いておられて，その意味がね，よくわからなかったんですよ．それで私は自分なりに，<u>自分は何に最もアイデン</u>

ティティを感じているかっていうことを考えたんですけど，それはやっぱり教えるっていうこと，教えるなかで自分が学ぶっていう，何かそういうことなんだろうなと思ったんですけど，焦点化するっていう，そこがわかんなかったんです．

N：そんなに意味はないんです．…対象化するっていうことは，…私と私が関与したAさんではなくて，私と関係のないAさん（Aさんのみに帰属した経験を探究するということ）．（これに対して）私が焦点化するってこと（焦点化という言葉を使って言いたかったこと）は，私がAさんに関心を向け，あるいは二人でAさんのある経験に関心を向けて，我々の関係のなかでAさんのある部分が浮かび上がってくるような，そういう構造をイメージ（していたためです）（1回目，3頁）．

この最初のやりとりで，重要なことが取り交わされている．一つは，Aさんの関心である．ここでAさんは「自分は何に最もアイデンティティを感じているかっていうことを考えた」と語っている．後のインタビューの中でも繰り返されるが，Aさんはこれまで「看護職であることのアイデンティティ」を研究してきており，ここでは一方で，「何にアイデンティティを感じているか」という問いを立てているが，その「何に」のみが問題なのではなく，「アイデンティティ」という，この問いを支える言葉自体がAさんにとっては既に重要な関心事であることが示されている．さらに，そこには「教えること」「教えるなかで自分が学ぶこと」が含まれると語られた．これらの語りから，私はAさんのアイデンティティは，看護職である自分が看護を教えることと関係しており，同時にそこで営まれている，自分も学ぶという態度にあると考えた．このAさん自身の関心事が，今後の研究の方針や探求する事象，方法へとつながっていく．

　二つ目は，これから計画しようとしている研究が，研究参加者を「対象者」と呼ばないことの確認がなされている点である．それは，私が関心をもっていること（「関心をもっていることの記述」），つまりこれから研究しようとすることが，我々がいつも既に使っている「看護の視点」という言葉やその用いられ方，その視点の継承のされ方であり，その事象の特徴の探究が，探究する者とされる者とを切り離したのでは成り立たないことの確認である．継承という言葉を使っている通り，ここで探究しようとしている「看護の視点」は，それをもっている人が一人で獲得し，所有しているものではない．また既に検討した通り，「はっきり自覚されていること」であったり，「説明できること」でもない．授業や議論，演習や実習などの機会を通して継承され分かちもたれている可能性があるのだから，それは，何らかの機会のなかで生み出され伝えられる，そのような特徴をもっていると考えられるだろう．そうであれば，それを問われるAさんが，私から切り離されて（隔てられて）対象化され，Aさんが自らそれを説明することによって見出すことは難しいだろう．「看護の視点」を問う私にとってAさんは「対象（＝客体）」では

なく，私にとってもAさんにとっても，その視点は，自分から切り離された「客観的な情報」として見出されるものではないためだ．それゆえ，私はあえて「対象化しない」と発言し，「Aさん自身（の関心）を焦点化」したいと希望した．

　既におわかりと思うが，Aさんの関心に焦点を合わせたいというのは，私が「Aさんの関心」に焦点を合わせていくこと，言い換えると「Aさんの関心の方向に私の関心を合わせる」こと，をここでは目論んでいる．もっといえば，研究参加者の関心に，研究をする者が自らの関心を合わせていくことが，そこで経験されたり起こっていることを，それが生まれ出てくるように理解していくための視点の置き方であると，私は考えている．

　この点は，研究方法とも深くかかわっている．先取りしていえば，<u>「はっきり説明できないこと」，つまり，既に他者の何かを継承してしまっているような視点は，他の誰かと語り合い，そこでその誰かに伝えようとするなかで，浮かび上がってくると思われる</u>．探求しようとする事象は，その事象の特徴とともに，事象の成り立ちを通して知られるのである．私がAさんと対話をしながら，Aさんの関心とともにそれを探っていくというスタイルのインタビューを行ったのは，それゆえである．具体的な方法は，後の項で紹介する．

COLUMN

参加者の志向性に関心を向けること

　現象学は，「現われ(phenomena)の論理(logos)を探究する」ことを，その学問の目的としている．この「現われ」は，私たちに経験されることであり，メルロ＝ポンティであれば「知覚経験」と言うだろう．ところで，メルロ＝ポンティによれば，この「知覚経験（知の領野）」は「図」と「地」の構造をもっている．〔以下，杉本，2010，p.9 より〕

　「…領野自体が〈図〉と〈地〉の構造を持っているということです．例えば私がある何かを見るといった場合，それはあるパースペクティヴから見るということを意味します．そのとき私は見ているものの全体を見つくすことはできません．側面や背面などは見えませんよね．あるいは，そのある何かを見ているとき，周りのものは背後に退いていて，主題的に見られているわけではありません．つまり，「見えないもの」があるということなのですが，この見えないものというのは単純な「欠如」ではなく，地として機能しています．地である「見えないもの」との関係性において見られている何かは意味を持つのであり，その何かは何らかのものとして知覚されるということです．だから図と地の構造と言えるわけで，知覚とは単なる原子のような対象の知覚ではなくて，領野の知覚であるわけです．
　この領野の知覚は時間論にもつながっていくというか，時間性の問題としても考えることができるのですが，例えば今見えていない側面や裏側，背景といった見えないものは，「かつて」見たかもしれない部分や面であり，「これから」見るかもしれない部分や面だと言うことができます．つまり，観点が変われば見える部分や面も変わるわけですが，見るということは現在においてこうした過去と未来の観点を一挙に含み込んで見るということで

す．こうして知覚対象（objet）＝客観的なものは成立することになります．ところで，過去や未来の視点というのは現在とは別なる視点であるわけですが，それは他なる視点，つまり私ではない他者の視点であると言うこともできます．それ故，現在において過去や未来を含みこんで見るということは，私の視点に他者の視点を巻き込んで見るということと同じことになるわけですね．だから，私の知覚は単純に私の主観に拘束されたものではなく，相互主観的なものであり，見られたものは客観性をもつわけです．

第2章 なぜ現象学を手がかりにする必要があるのかを検討する

1 事象の特徴の検討

　こうして，関心をもっている経験の記述，先行研究の検討，共同研究者との検討と予備的インタビューを通して，探求しようとする視点と探求方法，研究疑問が浮かび上がってきた．

　ここで同時に確認をしておきたいことがある．それは，本研究の視点を支える方法論にも通底する「現象学的」な考え方を求めた根拠である．そのためには，探求しようとしている事象の特徴を知ることが必要である．既に，前項，および「［コラム］参加者の志向性に関心を向けること」（→ p.103）で確認したことを再検討しつつ，この問いに答えていこう．

　まず，私の関心から生まれてきた研究疑問は，Aさんとの対話を通して次の問い（研究課題）に到達した．

　「"看護"はいかに語られ継承され得るか──看護系大学院教育における看護教員の経験に注目して」

　この問いに答えていくことが，ここで紹介する研究の目的になるだろう．問いを「いかに語り出されるのか」としたのは，Aさんが実際に教育にかかわっている場面の調査が難しかったために，主にインタビューという方法でこれを探究したためである．もしフィールドワークを行うことができたら，教育実践の仕方とそこでの継承に焦点を当てていただろう．

　次いで「看護の視点」の特徴を確認しよう．それは，誰かが所有しているようにもっているものではなく，繰り返し語られながらも，言語化することが難しい事柄であるようだ．Aさんの，インタビューでの語りが，これを端的に表現している．このとき私はAさんに，「印象深く残っている経験を語ってほしい」と頼んだのだが，Aさんは「私が臨床で経験をして，すごく大切にしていること」と応じ，それだけを語るのは難しいと続けた．そして次のような例を教えてくれた．

　A：例えば，院生の授業のなかで…（略），院生がすごく（いろいろな）事例をもってくるんですね．それを何かに当てはめたり分析したりとかしてプレゼンをするんですけど，そういうときに自分が「いや，違うわ」っていう，そういう感覚のときに，なぜ私はこの院生のこの分析に納得ができないんだろうかっていうことと，自分の経験って，何かそこから何か自分の経験が関係してい

第3部　現象学的看護研究の実際

　　　　るんだなっていうことを思ったりはするんですけどね．（略）
　　　A：…よく臨床でね，3年目ぐらいの看護師さんに看護観を書きなさいみたい
　　　　な，よくあるじゃないですか．でもね，それと同じようなもので，とうとう
　　　　と書けるものではなくて，看護観って私は思うには，何かあったときに自分
　　　　の判断の基にしているようなもので…．

　ここでAさんは，自分が大切にしていることを，それだけを取り出して述べられるものではないと言い，大学院生との議論のなかで「いや，違うわ」と思うこと，それを可能にする「自分の判断の基」になっていることだと言う．つまり，大切にしていることは，ある具体的な出来事，ここでは議論のなかでAさんの判断を押し出す"地"ともいえる事柄なのである．

　他方で，「看護の視点」は，それを述べた理論家などに帰属して紹介されることが多い．ペプロウを例に挙げると，彼女による「看護は，意義ある治療的な人間関係の過程」であり「看護が教育的で，治療的で，成熟を促す力として機能するためには患者の体験の意味を理解すること」（Fawcett, 1993/2008, pp.244-245, その他参考文献多数）などとして説明されたり，探求されたりしている．このように看護を明確に定義して説明することはもちろん必要であり，学問としての発展や看護学教育の場で求められていることだろう．しかし，Aさんが「大切にしていること」として語っているように，看護の視点が大学院生の提示した事例に対して「いや，違うわ」と思ってしまうような「何かあったときに自分の判断の基にしている」という特徴をもっているのであれば，それは誰かに所有されている視点，いつももっていて必要なときに取り出したり，そのまま他の誰かに説明して手渡せるものではない．そうではなくて，Aさんの視点は，看護学教育や実践の具体的な状況や場面，経験の語り，あるいは具体的な患者さんの変化とともに生まれた，またそこで何らかの判断や理解，行為が求められるときに，その判断や理解，行為の内に現われることによって示されるようである．看護理論家の看護の視点として記述されていることも，その人において容易に説明できたことではない．十分に吟味して見出されたことであり，その表現に至るには，さまざまな資料や実践，対話からアイデアが求められたであろう．その意味で「看護の視点」には，いろいろな人の考えや実践が詰まっている．

2 事象そのものへたち帰ることの要請

　看護の視点が誰かに所有され，いつでもそれをセットとして取り出して明示的に説明できないという点は，この視点が文脈に埋め込まれてこそ生起することを表しており，それだけを切り取ることが難しいことを意味する．

　看護の視点が，こうした特徴をもつ事象であるのならば，この経験や実践に"たち帰って"，そこにおいていかに判断や理解，行為が生起しているのかを探求し直

すことが求められる．"事象そのものへ"とたち帰ることの要請は，現象学がまずその学的取り組みにおいて求めたことでもあり，このスタンスを引き継ぐことにおいて，これまではっきり言語化されていなかったことへの接近が可能になるだろう．

　ここでもう一つ確認したいのは，誰かにとっての「看護の視点」がその誰かのみに所有され，いつでもその人の経験から切り離されてあるものではない，という点のその背後に潜む前提である．所有する人と所有される視点という人と思考を分断した発想は，主体と客体，身体と精神，自己と他者の分離という二元論を前提とする．この前提においては，思考が客体(物)化されてしまう．この極端な二元論を，看護を語ること，看護を教えること，ともに学ぶことという営みのうちで乗り越えていくことが求められるであろう．この点も，現象学が求められる理由となる．

　また，本研究が，結果的にインタビューを受けるAさんの関心に合ったテーマとなったことにも意味がある．それは，世界とさまざまな関係を取り結んでいる私たち，ここではAさんや私の経験に"現われる"その仕方を探求しようとしたためである．p.103-104で紹介した杉本も記述していた通り，私たちはすべての事柄に同時に関心を向けることはできない．何かに関心を向けるということは，それが「図」として現れることであり，そのとき同時に何かが「地」として退く．この構造をはっきり自覚することはできないが，その「地」の後退が「図」をそれとして浮かび上がらせていることにも注目したい．私たちが自覚的に経験している事柄は，「図」として現れるその何かである．現象学が関心をもつのは，この「図」や「地」そのものではない．「図」がどのように現われてくるのかを，はっきり自覚していない次元(「地」)，始源的な次元から記述的に探究し，成り立ちや構造を解明することである(Merleau-Ponty, 1945/1967；1945/1974)．この現象学の方法が，本研究で探究する看護の視点，つまりその視点を語ったり，その視点ともども判断をしたり実践をしたりする者の，その経験や実践に埋め込まれている看護の視点の探究を可能にすると考えた．

　上述の議論から，本研究では，看護の視点を知覚の成り立ちを手がかりとして探求し，また主体と客体，精神と身体，自己と他者という極端な二元論を経験の「記述」を通して乗り越えようとしたメルロ＝ポンティの現象学を手がかりにする(Merleau-Ponty, 1953-1964/1966)．

　また私自身が，看護実践の編成のされ方に強く関心をもっており，その実践の生成の探究を現象学的記述によって開示することを試みてきた経験も，本研究の方法論の検討に何らかの示唆を与えていると思われる(西村, 2010, 2011；西村, 前田, 2012)．こうした理由から，現象学という現代思想を手がかりにして，文脈の中に埋め込まれており，その場に関与している本人でさえはっきり自覚していない看護の視点を浮かび上がらせることを試みる．それによって，これまでとは別の視点から，看護の視点やその継承のされ方が見出される可能性があるだろう．

第3部 現象学的看護研究の実際

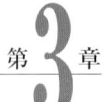

第3章 調査の仕方を考える：インタビューとフィールドワーク

　これまで検討してきたように，「看護の視点」は，看護にかかわることを語ったり議論したりするなかで，あるいは，看護実践のなかに，はっきり自覚しないままに挟み込まれていたり，その場で生み出されたりしていた．言い換えると，語るという行為，実践という行為として生み出されているのである．それゆえ，語り手や実践をする者から切り離して，「看護の視点」一般として説明することが難しく，またその教育や継承も，知識のようには伝えられず，語りや実践のなかでその都度更新されながら継承されているようである．また，語ることや実践することが，その個人の実践のみに閉ざされていないことも重要である．語りは語られるべき場所やその相手とともに形作られ，実践はその相手への教育やケア等々として実現する．
　以上の特徴をもつ「看護の視点」は，それが生み出される場と同じ構造において見出され得ると考えられる．そのため，非構造化インタビューとフィールドワークによって探究することを検討した．

1 インタビューの計画

　本研究では，Aさんに非構造化インタビューを行うことで，彼女の視点の成り立ちを探求することとした．非構造化インタビューを選択したのは，語り手であるAさんの視点から，看護の視点にかかわる出来事をできるだけ自由に，Aさんの視点から語り出してもらうためである．その理由は，看護にかかわる話や実践におけるやりとりに看護の視点が現れているのであれば，Aさんにおいてその視点が，いかなる出来事がいかなる順序で，いかなる話に触発されつつ語られるのか，その語り方が重要であるためだ．
　現象学的研究の方法書においては，インタビューによって研究参加者の経験が聞き取られる，と紹介される場合が多い．例えば，クロッティ(Crotty, 1996)は，現象学は経験(experience)に関する研究であるとして，研究者によって現象学の取り入れ方に違いがあることを強調しながらも，現象学的研究のデータ収集(phenomenological date collection)方法としてインタビューが紹介され，その仕方の多様性について論じている．このインタビューは，非構造化インタビュー，あるいは半構造化インタビューであり，オープン・エンディッドな質問による応答が期待される(pp.20-22).

COLUMN

現象学におけるインタビュー法

　スタークス&トリニダード(Starks & Trinidad, 2007)は，インタビューの方略については，現象学とグラウンデッド・セオリーには差がないとしている．一方，ウィンペニーとガス(Wimpenny & Gass, 2000)は，現象学とグラウンデッド・セオリーにおけるインタビューの違いを論述し，両者にはフォーマル，インフォーマルインタビューを使用するという共通点はあるが，どのような質問をするかに違いがあるとしている．現象学では，しばしば「〜というあなたの経験を語って下さい」というような質問で始め，その記述を豊かなものにし，経験を明らかにしていく．最初の質問以上のものは決めておかないことが多い．一方，グラウンデッド・セオリーでは，質問する内容が出来上がりつつある理論によって導かれる．つまり質問自体が分析結果に依存することになる．さらにインタビューの構造では，グラウンデッド・セオリーのインタビューは，現象学のインタビューに比べて，より構造化されている．しかし彼らの指摘にあるように，発表された論文から，これらのインタビューの違いを明らかにすることは困難である．

　私自身も現象学的研究において多くの個別インタビュー(非構造化，半構造化)を行った経験がある．このインタビューを「対話型インタビュー」(西村，2002, 2003)と呼んだこともある．それは，私が探究しようとした経験が，語り手自身においてもはっきり自覚されていないような経験を問うため，対話を通してその場で語り出させる可能性に期待したためだ．

　インタビューには，いくつかの考え方がある．例えば，そもそも回答者が経験を記憶に留めており，インタビューはそれを引き出すために行われる作業であるという考え方がある．この場合は，対話というスタイルよりも，引き出したいことのすべてを問う必要があるため，構造化インタビューに近いスタイルで行うことが計画されるであろう．しかし，はっきり自覚できていないことは，この方法によって引き出すことはできない．自覚していなかったことは，体験され，身体化されているかもしれないが，明確な言語化には至っていない事柄なのである．これが，わずかながらでも言語化されるような装置としてインタビューが機能する必要がある．

　そこで，インタビューの場で経験が更新されつつ語り出され得る可能性をもつ方法を検討した．言い換えると，インタビューで語られる経験はあらかじめインタビュイーによって明確に自覚され，あるいは準備されている事柄ではない．もしそうでなければ，インタビュアーの存在は，インタビュイーの語りにあまり影響を与えないことになる．他方で，はっきり自覚できていないけれども確かに経験されていることについては，インタビューの場で，インタビュアーの問いかけによってインタビュイーが語る，そのやりとりが対話の機能を持ち，二人で一つの経験が語り出されることにおいて，生み出される経験であると言える．

　「対話」については，メルロ＝ポンティ(1945/1972)が次のように記述する．メ

第3部　現象学的看護研究の実際

ルロ＝ポンティが他者経験について記述した箇所からの抜粋である．

> 対話の経験においては，他者と私とのあいだに共通の地盤が構成され，私の考えと他者の考えとがただ一つの同じ織物を織り上げるのだし，私の言葉も相手の言葉も討議の状態によって引き出されるのであって，それらの言葉は，われわれのどちらが創始者だというわけでもない共同作業のうちに組みこまれてゆくのである．（略）われわれはたがいに完全な相互性のうちにある協力者なのであり，われわれの視角は相互に移行し合い，われわれは同じ一つの世界をとおして共存しているのである．現在おこなわれている対話においては，私は自分自身から解放されている．つまり，他者の考えはたしかに彼の考えであり，それを考えているのは私ではないのだが，私はそれが生まれるやいなやそれを捉え，むしろそれに先駆けてさえいるのだし，同様に，相手の唱える異論が私から，自分が抱いていることさえ知らなかったような考えを引き出したりもするのであり….（pp.219-220）

対話によって語り手自身が思ってもいなかったことを語り出す可能性があることからも，この方法ははっきり自覚していないことを探究するのに有用である．Aさんの看護の視点も「はっきり説明できないこと」であり，既に他者の何かを継承してしまっているような視点である．そして，他の誰かと語り合い，そこでその誰かに伝えようとするなかで，浮かび上がってくる可能性がある．そうであれば，個別の非構造化インタビューにおいて「対話」が機能することが，Aさんの経験を浮かび上がらせるのに適していると思われる．

他方で，これは定式化された方法ではないことも断っておこう．積極的な対話が可能であるというよりも，非構造化インタビューにおいては，ここで対話と言われる事態が生じていることが重要である．

次いで吟味されるのは，インタビューの回数である．私はあらかじめ回数を決めておかないことが多い．どの程度で，問おうとしていることが語り出されるのかは，開始当初にはわからないためである．1回で終えるか複数回にわたるかは，相手の協力を得るために決めておくが，本研究のようにはっきり自覚できないことを問う場合は，何度も経験を反芻してもらう必要がある．

しばしば経験することであるが，インタビュイーはインタビューの場でうまく言葉にならなかったことがあると，その後の実践や出来事のなかで時折それを想起したり，反芻したりする．その機会を経て次のインタビューに臨むと，それまで気づいていなかったことが言葉になって語り出されることがある．そのため，Aさんには複数回の非構造化インタビューを行うこと，また1回のインタビューは1～2時間程度を要することを伝えた．p.117～121は，実際にインタビューを受けたAさんの記録を掲載した．このインタビューは予備的インタビュー（1回目）の次に，研究会メンバーの前で行った．

2 フォーカス・グループ・インタビュー

　　個別のインタビューに限らず，フォーカス・グループ・インタビューを取り入れた現象学的研究やその妥当性について論じたものもある（Benner, 2012; Bradbury-Jones, Sambrook & Irvine, 2009）．

　　ヴォーン，シューム，シナグブ（Vaughn, Schumm & Sinagub 1996/1999）は，「フォーカス・グループ・インタビューにおいて最も一般的なアプローチは現象学的アプローチ」（p.33）であると述べている．ここで紹介している研究においては，グループ・インタビューは使用していない．しかし，上述の特徴をもっていることから，ここでは簡単にこの方法を紹介しておきたい．

　　フォーカス・グループは「人々がなぜ，あるいは，どのように感じ，考え，行動するかを発見するために設計された」（p.5），「複数の個人によって行われる形式ばらない議論のこと」（p.7）と定義されている．インタビューへの参加者には，類似の具体的な体験をしている者が集められる．目指されているのは，「ある特定の話題に対して，率直で，日常的な会話を作り出すこと」（p.8）である．こうした会話の生成を可能にしているのは，「グループ討論」である．それ以外にも，実用性として次の5点が挙げられている．①相乗効果性：グループでの相互作用を通して，より広範なまとまったデータは現れる．②雪だるま性：ある反応者の発言が，さらなる発言へと連鎖的反応を引き起こす，③刺激性：グループでの討論そのものが話題についての刺激を産み出す，④安心感：グループが安らぎをもたらし，率直な反応を促進する，⑤自発性：参加者はすべての質問に答えられるよう要求されているわけではないので，彼らの反応はより自発的で純粋である（p.20）．

　　私も，経験を積んだ看護師を参加者として，彼らの実践の仕方を語ってもらうフォーカス・グループ・インタビューを行った経験がある．このインタビューは，看護師たちがはっきり自覚していない日常的な実践を語るのに，とても重要な装置として機能していた（西村，2007；2008）．

3 フィールドワーク

　　フィールドワークによって行われた現象学的研究は，あまり多くはない．そもそもフッサールの現象学が，自身の意識に現われる事柄の探究から開始したため，現象学的研究もそれを引き継ぎ，探究をしようとしている人々の主観的な経験を探究することに焦点を当てたためであろう（Crotty, 1996, pp.12-14）．

　　他方で，社会科学領域における現象学的研究の研究参加者の主観は，フッサールの現象学における主観とは違う．フッサールは，その現象学的取り組みにおいて，自分自身の意識への世界の現われの構造を探究したが，このような調査においては，他者の経験を探究することになる．また，私たちの経験は，一人ひとりが他と分かちえない主観性を生きているわけではないことも指摘されている．例

第3部 現象学的看護研究の実際

えば，当のフッサールの現象学においても，「客観のみならず，主観そのものも初めから独立して存在していて，あとから他の主観との関係に入るようなものではなく，むしろ主観そのものが他の主観（他者）との関係のなかで初めて生成してきたものとして，その「発生」が問われることになる」(浜渦, 2012, p.548) と論じられている．そうであれば，複数人が参加するある場面において経験がいかに編成されるのかを記述することも，現象学的研究において実現すると考える (前田, 2012)．フィールドワークは，こうした複数人の実践の編成がいかに達成されているのかを探究することを可能にする．

フィールドワークの特徴と可能性については，フィールドワーカーとして経験豊富なゴッフマン(Goffman, 2000)の次の言葉がわかりやすく示してくれている．

> …それは私の考えでは，あなた自身を，あなた自身の身体とあなた自身のパーソナリティを，そしてあなた自身の社会的状況を，一群の人々の上に働いている一連の偶発的条件に委ねることによって，データを獲得する方法です．そうすることで，彼らが社会的状況や仕事の状況や民族的状況等々に対して反応を交わし合う円環のなかに，物理的かつ生態学的に侵入することが可能となるのです．また，生きていくうえで彼らの身に起こることに彼らが反応しているあいだ，彼らの近くにいることが可能となるのです．こういったことを成し遂げる方法とは，もちろん，彼らが話している内容に耳を傾けるというだけのことではなく，彼らが状況に反応するなかで漏らすちょっとした不満や苦痛の声に目を向けることだと私は感じています(p.18)[注5]．

ゴッフマンのこの言葉は，フィールドワーカーが探究しようとする場へ入り込むことだけではなく，「反応を交わし合う円環のなか」に侵入するわけなので，その円環構造の一部として存在することをも意味する．フィールドワーカーが彼らの近くにいるということは，単に調査対象者を観察するに留まるのではなく，その場に参加し，その場の細やかな変化を見て取り，その変化を我がこととして理解し，その場自体を形作る一員となることである．たとえ消極的な参加であったとしても，フィールドワーカーは何らかの生成に関与してしまっているはずである．

それゆえ，看護の視点の探究においては，フィールドワークが求められると考えた．看護の視点は，Aさんの諸教育実践に埋め込まれており，またそれははっきり自覚されずに，学生との会話や自らの意見，振る舞いに挟み込まれているの

注

5.「このテキストは，卓越したフィールドワーカーであったアーヴィング・ゴッフマンが，フィールドワークについて主題的に論じた唯一の資料であり，数少ないゴッフマンの「話し言葉」を伝える資料である(Goffman, 2000, p.24)．また，同書内に収録されている次の論考も参考になる．〔サトルズ，G(著), 佐藤郁哉(訳)，フィールドワークの手引．同書(pp.27-45) (Suttles, G. Some Rules for Doing Fieldwork, Unpublished Teaching Material, 1984)〕

だから，それが生み出される場に参加し，観察・記録することが必要である．

【研究計画書の作成】

　もちろん，この研究においてもフィールドワークを計画した．

　ここでは，その計画書の一部を提示したい．先取りになるが，この研究ではフィールドワークは行っていない．その理由は倫理的配慮の項で改めて紹介する．

[研究計画]

> 研究課題「"看護"はいかに語られ継承され得るか
> 　　　　——看護系大学院教育における看護教員の経験に注目して」
>
> 1. 背景
> 　過去十数年にわたって看護系大学院の数は増え続けており，臨床経験を積んだ看護師たちが，専門的な実践能力の習得，および現場でのこだわりに基づいた研究に取り組むために入学している．看護系の大学院における教育の特徴は，学生の多くが臨床経験を有している点にある．それゆえ，大学院教育は，看護の臨床経験をもった教員と，同じく看護の経験を積んだ学生との関係のなかで成り立っている．言い換えると，多くの教員と大学院生は"臨床実践"を経験し，各々がその実践から多くを学び，看護師としての態度や技術を身につけている．そして，そのような背景をもつ専門家同士の"対話"が教育の柱となっているのである．それゆえ授業や演習においては，しばしば両者が自らの実践経験を語り，それを反省的に捉え直して意味づけたり，その差異を議論したりしているように思われる．
> 　このような大学院教育については，大学院生の学習ニーズ（佐々木ら，2009）や教育の実態（堀内ら，2009）などについて，既にいくつかの報告が見られるが，教員が大学院生と接すること，とりわけ彼らの看護実践や看護に対する考え方と接することにおいていかなる経験をしているのか，そこで何を考えたり，何にこだわって意見を述べたり，いかなる問いを抱いているのかを探究したものはほとんどみられない．教員の側の経験やその語られ方を探究することは，その個人の看護に対する考えの更新や教育実践の振り返りにとどまらず，看護に対する考え方等々を学生たちへ継承する教育実践と深くかかわっていると思われる．さらに，教員が自らの教育経験を語るその営みには，言語化し難い"看護"という実践に，ある輪郭を与える可能性があると考える．
> 　本研究では，同じ看護職である大学院生と接する大学院教育の経験を介して，看護教員は何を触発されたり考えさせられたりしているのか，それらの看護実践にかかわる教育経験はいかに語られるのかを探究したい．
>
> 2. 目的
> 　本研究では，専門家が専門家を教育する看護の大学院教育に注目し，看護教員が教育を介して大学院生や彼らの看護実践との対話をいかに経験しているのか，その経験のなかで看護はいかに語られているのか，その構造を現象学を手がかりにして記述的に探究する．さらに，この記述を基に，大学院教育の場で"看護"がいかに継承されうるのかを検討する．

3. 方法
1)経験を探求する方法論の検討
　本研究は，大学院教育に携わる教員の経験，およびその経験において"看護"がいかに語られるのかを探求することを目的としている．看護系大学院の教育は，専門家が既に専門家である者の(再)教育を，「看護」という視点から行うものであるために，互いの臨床実践経験や看護師としての態度や技術を交換することを通して教育もなされていると考えられる．そのため，教員の経験は「教える」という方向性にとどまらず，互いの経験の交換や対話という「関係」として学びの場を成り立たせていると言える．その関係は，まさに教育現場の内でそれを作り出す者たちの経験として生成されつつあり，外側から説明されたり評価されたりするものではない．それゆえ，教育の場における教員の経験は，彼らの経験の内側から探求される必要がある．この当事者の「関係としての経験」からその成り立ちを探求する態度は，「事象へとたち帰ること」を提唱した現象学の思想に学ぶことが多い．以上より，本研究では現象学を手がかりとした質的記述的方法を選択した．

2)研究実施者
・本研究は，科学研究費補助金基盤研究C(代表：松葉祥一，課題番号：21592712)の研究実施メンバーによって進められる．研究参加者も本メンバーの一人であり，またインタビュアーも原則として本メンバーの一人が継続的に担当する予定である．

3)研究参加者の条件
・修士，博士後期の両課程をもつ看護系大学院で教員として勤務している者であり，複数年の臨床経験をもつこととした(研究メンバーの一人)．

4)調査期間：
　2010年7月～2012年3月の約1年半とする．

5)具体的な方法：
　(1)非構造化インタビューによる経験の聴き取り
　・基礎的な情報として，まず「臨床経験の経緯」「大学院に進学するまでの経緯」「修士論文，博士論文の研究課題とその課題を選んだ理由」「教員としての経験(経緯)」「大学院教育の担当科目」等々を確認する．
　・次いで，「大学院教育の中で印象深い経験」をできるだけ具体的に話してもらえるよう依頼する．その際，上述した「基礎的な情報」も参照する．
　・印象に残っている経験を問うた後は，参加者の語りの流れに応じて「どのように」大学院生と接しているのか，そこで何が行われ，何を考えたり振り返ったりしているのかを聴き取っていく．その際，上述した「基礎的な情報」も参照しながら質問をする．
　・インタビューの場所は参加者とともに決める．その際，プライバシーが守られ，また話しやすい場所であることを配慮する．
　・1回のインタビュー時間は1～2時間とし，調査期間は，教育実践の具体的な経験の想起が可能と思われる約1年間(5～6回／2か月に一度程度)を予定している．

・語られた内容はICレコーダーにて録音をするとともに，インタビューで何が行われているのかを，インタビュアーとインタビュイーそれぞれの立場から振り返るためにVTRに録画する．ただし，録画はすべてのインタビューについて行うわけではない．

(2) 教育実践の参加観察

インタビュー内容の理解を深めるために，インタビュイーの講義やゼミを参加観察する．参加観察中に気になった点などをメモに書き留めて，次のインタビューの手がかりとする．

(3) 分析・解釈

・音声データは言い淀みなども含めて言語化し逐語記録（トランスクリプト）を作成する．その際，個人や研究参加者あるいは語りのなかに登場する人，固有名詞などが第三者に特定されないよう，氏名，固有名詞などはアルファベットに変換して匿名化する．

・逐語記録は何度も読み返し，映像記録も参照しつつ，インタビューにおいていかに教育実践や看護が語られているのかに注目して，その語られ方を当事者の視点から分析・解釈する．その際，経験の現われを記述することを目指す「現象学」を参照する．

・この分析・解釈は，複数の共同研究者で実施する．互いの分析・解釈を相互に確認してその仕方についても検討する．

4. 倫理的配慮

1) インタビュー

・インタビュイー（グレッグ）は，科研のメンバーである．このインタビューは，研究メンバーのなかでの実施であり，インタビュアー（西村）とインタビュイーは対等の関係にあるため，フランクに意見を出し合うことができる．初回のインタビューは定例研究会のなかで既に終了しているが，録音・録画機器の場所は，できるだけインタビューに支障をきたさない配置を話し合って決定した．今後もインタビューを継続するなかで，インタビュアー，インタビュイーの組み合わせを変える場合もあるが，初回と同様に研究メンバーのなかで実施する．

・インタビュイーが研究メンバーであるため，通常のインタビューの倫理的配慮と異なる点も多く，インタビューあるいはその解釈の公表を考えて，以下の約束事をインタビュアー，インタビュイー合意の上で作成した．

〈インタビューに関する約束事〉

・インタビューの中で話される内容について個人が特定されないようにするために，固有名はアルファベットに変換し，語りの内容については，分析・解釈に影響を与えない範囲で必要時に変更を加える．

・インタビュイーが話したくないことは話さない

2) 参加観察

・研究参加者（グレッグ）の授業やゼミの参加観察に大学院生・科目等履修生（以下，受講生）が含まれるため，協力に圧力がかからない方法での依頼が重要になる．そのため依頼および受講生からの返事ともに本学教員はまったくかかわらないこととする．さらに受講生の参加観察の諾否および本学教員ではない参加観察実施者（西村）の時間的都合と加味して決定するため，研究参加者には，参加観察が実施されたとき以外の授業あるいはゼミについて，受講生の参加観察

の諾否はわからなくなる工夫をする．
・授業およびゼミの進行を優先して，参加観察中であっても，研究参加者および受講生のリクエストにより，参加観察を中止することとする．また研究参加者および参加観察実施者が参加観察実施の中止が望ましいと判断した場合は，中止する．受講生には，参加観察の中止の申し出により，不利益をこうむらないことを保障する．
・受講生は，参加観察許諾後も事前に参加観察の中止を参加観察者に申し入れることを可能とする．この場合は，参加観察予定日の連絡後5日以内に，メールでその旨を，参加観察実施者に伝えることとする．研究参加者には，参加観察日決定後に参加観察実施者から参加観察を行う旨を伝え，中止希望があったかどうかを知ることがないようにする．

参加観察実施までのプロセスも作成したが，ここでは省略する．

引用文献

佐々木秀美，古屋敷明美，金子潔子，岩本由美，東中須恵子．(2009)．大学院における創造的教育体制構築のための学習者ニーズ．看護学統合研究, 10(2), 1-19.

堀内ふさ，小西美智子，石垣和子，井上郁，金川克子，北川公子，桑田美代子，山本則子ほか(2009)．大学院における老年看護学教育の実態．老年看護学, 13(2), 112-114.

4 倫理的配慮について

　研究を進めるにあたって，研究参加者に対する十分な倫理的配慮が求められる．特に，参加者の経験や実践をデータとする研究の場合は，個人が第三者に特定されぬよう配慮することや，十分に説明をしたうえで，同意を得てから研究を開始する必要がある．

　当初，本研究では，Aさんの大学院の授業を，フィールドワーク（計画書内では参加観察）する予定であった．そのため，所属施設の倫理委員会に，計画書，依頼文，および同意書を提出して，審査を受け，承認された．

　ところが，この方法ではフィールドワークは実現しなかった．それは，Aさんの授業に参加予定の，すべての受講者から承諾の同意書を送ってもらい，全員が自由意思で研究参加をした場合に限って授業に参加をさせてもらうという方法であったためだ．調査者が入るため，授業ができないのでは本末転倒なので，このような方法とした．他方で，この方法は，すべての参加者となる可能性のある者が，期間中に依頼文を読んで回答することを前提としている．本研究ではそれが実現しなかったため，フィールドワークは見送った．

　フィールドワークを倫理的な配慮を十分に行った上で実施することと，倫理的配慮の仕方については，検討の余地があるだろう．

[インタビューを受ける]

　半構造化インタビューを用いて研究をすることが多い私は，西村さんが計画した研究「"看護"はいかに語られ継承され得るか―看護系大学院教育における看護教員の経験に注目して」の研究参加者としてインタビューを受けた．このインタビュイーとしての経験は，非常に興味深いもので，私自身が実施してきたインタビューと現象学的研究におけるインタビューの違いを身を以て学ぶことができた．このインタビューは，研究チームのメンバーが観察する中で行われ，IC レコーダーとビデオに記録された．まずインタビュー開始前に西村さんから通常のインタビューと異なる点が説明された．それらは，①本来は研究者が前もってイメージしていることを（ここでは看護の視点の特徴など）インタビュイーには言わないが，今回はそれが伝わっている．②本来は研究目的から研究方法が選ばれるが，今回は，現象学に結び付けた研究計画書を作成している．③通常は，研究参加の交渉から始めて，交渉するために現場に行って状況を見る．しかし今回は時間の都合上，インタビュー開始後に研究室，ゼミや授業を観察する予定である．④今回は，インタビュアーとインタビュイー以外の人がインタビューの場にいるという状況がある．

　まずインタビュー終了後に研究者間で行ったインタビューに関する質疑応答の内容を紹介し，次いでインタビューを受けた直後に書いた私自身の感想を紹介する．

[インタビューに関する質疑応答]

Question（以下 Q）：現象学的研究の場合，研究参加者のバックグラウンドデータをどこまで取るべきか疑問に思う．バックグラウンドデータを取ることによって，私の経験の意味ではなく，相手が客観的なことを語ることになるのではないか．

Answer（以下 A）：属性に関する情報を聞く必要性は，研究目的による．研究に必要と思われるバックグラウンドデータを得る必要はあるが，何かに役立つかもしれないと思ってあらゆる情報を得る必要はない．

Q：インタビューでよく話が続くと思う．どのようにつながっているのか．

A：インタビュイーは，自分の話に触発されて話すことになる．意味の塊が次の塊を呼ぶ．話の区切りがついたら，語りの中で気になったことなどを問いかけ，そこから次の話へと展開していくようにする．

Q：話のシフトの仕方をどのようにしているのか．

A：インタビュイーが自分で話をしていけるように促している．そのため「～のようなことを，できるだけ具体的に話してほしい」と頼む．そう問うことでインタビュイーは自由に話すことができ，そのなかで話のターンは，インタビュイー自身が作っていく．インタビュアーがターンを作ると，話が切れ切れになる．わからないことがあったときは，メモをしておいて，話が一区切りしたと

第3部 現象学的看護研究の実際

きに聞く．インタビューが継続するときには，今回のインタビューで関心をもったことを告げ，次回に聞きたいことを話す．インタビューで話したことを日々の実践のなかでも考えてもらえるように，投げかけて終わる．

Q：インタビューの最後にまとめることはしないのか．
A：最後にまとめることはしていない．2時間くらいインタビューをすると，細かな内容までは覚えていない．インタビューを振り返って，つながりを見つけて発言することもあるが，それが多くならないようにしている．話し終わった後，楽しかったという感覚は残るが，分析のポイントなどはテープ起こしをしないとわからない．

Q：メモをとる量が少ないように思うが，どうか．
A：テープ起こしをするため，それに任せようと思っていて，あまり細かくメモをとろうとはしていない．むしろ語りに熱中している．今日のメモは多いほうだと思う．しかし，大きな振る舞いや表情の変化などは記録している．

Q：インタビュー中は，物事が現れるままにしているのか．
A：テープ起こしを読むと思い出す．インタビュー中は，今，話していることに集中している．「まとめると3点ある」というようなことは言わない．次の話につなげるためには，まとめないほうがよい．インタビュアーがインタビューをコントロールしすぎないようにする．ぎりぎりまで待ってインタビュイーにできるだけ話してもらい，次の展開に進める．

Q：表情は関係なさそうと言われていたが，積極的にうなずいている．
A：話の内容に引き込まれると，そうしていると思う．その意味では受け身ではなく，操作的に場を作っていると思う．

Q：どのようなところで突っ込むのか．
A：矛盾があったり，つながりがわからなかったりするところで突っ込む．インタビューの後半は，突っ込む間があるときは，突っ込む．無自覚にやっていることもある．

Q：グダグダした質問になっているところがあったが．
A：問いかけがインタビュイーの話を触発すればよいと思っている．そのためグダグダした質問になってしまったのかもしれない．説明や無理につなげようとする質問はしない．「なぜ」と問いかけないようにしている．「なぜ」と問いかけると，インタビュイーはその理由を考えて答えてしまう．

Q：インタビュイーがこだわっているポイントを突っ込んでいるように思う．
A：インタビュイーが聞いてほしいという思いを強くしたのは，インタビュアーがインタビュイーのこだわっているポイントをつかんでいるからだと思う．今回は，二人が同時に関心をもっていることをテーマとして計画書を作っている．自分の関心に対して，それを問いかけてよい相手を選んでいる．

Q：質的記述的研究のインタビューと比べて，準備に違いがあるように思う．
A：今回は，事前インタビューをして，メールのやりとりを2〜3回実施した．事前インタビューといっても，インタビュアーにとっては初回からが本番（1回目）である（準備は本書でここまで述べてきた通りである）．

Q：上手くいったと思うインタビューはどういうものか．
A：具体的な状況がイメージできる語りが得られた場合，上手くいったと思う．オープンエンディッドな質問をしても語りが具体的にならない場合は，戦略を変える．インタビューは1回では終わらないので，具体例を思いつかない人には，例えば病棟に入ったときなどに何をどのように見ているかを考えておいて欲しいと伝えておく．

Q：何を引き出せば最終的に OK なのか．
A：インタビューではその出来事をどう語るかという語り方が知りたい．内容より語られ方に関心を向けていた．そのため，インタビューに明確なゴールがあるわけではない（今回はインタビュイーが自身のこだわっていることを見出した実感が語られた回を最後とした）．

Q：半構造化インタビューか非構造化インタビューかの違いもあるのではないか．半構造化インタビューだと，準備したインタビューガイドの内容について，研究者が質問をして，その答えに納得したら OK と思う．
A：患者と話をする状況に似ていると思う．精神科実習での患者とのかかわりを考えると，上手に話が聞ける学生とそうではない学生がいる．聞き手側が，その患者に関心を向けているか，それともアセスメント用紙を埋めるために聞いているかの違いではないか．学生指導では，3か月くらいディスカッションをして，テーマを絞る．一人ひとりが何にこだわっているのかをプレゼンテーションする．そうするとインタビュー方法を教えなくてもちゃんと聞いてくることができる．関心を明らかにする，関心を他者に聞いてもらう．自分の関心を明らかにして人の話を聞くことが，インタビューを可能にする．インタビューデータは，読んで寝かせて，を繰り返す．

[インタビューを受けた感想]

インタビューを受けることは，とても楽しみだった．どんなインタビューテクニックをもっておられるのかに，非常に興味があった．質的研究の授業で，「今度，西村ユミさんのインタビューを受けるの」と話していて，大学院生からは，どうだったかをぜひ授業のなかで話してほしいと頼まれていた．1年生の授業だったので，後日この話をわざわざ聞きに来た2年生の大学院生もいた．

しかし，インタビューテクニックにすごく興味をもっていたのに，実際にインタビューを受けると，話したいことがたくさんあり，あれもこれも西村さんにわかってほしいと思って一所懸命に話をして，インタビュー前に思っていたインタビューテクニックのことは完全に忘れていた．なぜそれほどインタビューに熱中したのだろうか．まず「大学院教育において看護はいかに継承され得るのか」というインタビューの内容が，私自身がすごく語りたいと思っていたことだった，ということが挙げられる．しかし，研究課題「看護系大学院教育において看護はいかに継承され得るのか？―看護教員の経験の語りより」の研究計画書を見たときには，あれもこれも話したいと思ったわけではなかった．計画書のなかの「メルロ＝ポンティの思想（身体論）を手がかりとして進めることとする」を読んで，「なんだか難しそう」というのが正直な感想だった．

インタビュー後のインタビューに関するディスカッションで，西村さんは「インタビュイーが自分で話をしていくようにしている」「話のターンはインタビュイー本人が作っていく」と言われていたが，そうであったからこそ，私は自分自身がすごく話したいと思っていることを話せたのだと思った．今回のインタビューの前に，2時間程度，事前インタビューという形で話をして（西村さんにとっては事前インタビューではなく，本番であったそうだが，私は事前インタビューと捉えていた），私のなかに「西村さんにならわかってもらえる」という信頼感があったことも影響していると思う．インタビュイーがこだわっているポイントを突っ込んでいると言われていたが，私のこだわりの部分が的中している．だからこそ，もっと話したいと思ったのだと思う．インタビュイーとインタビュアーが同時に関心をもてる課題を探すことに成功しているのだと思った．

私自身の研究では，半構造化インタビューを行うので，いつも5～10問程度の質問を列挙したインタビューガイドを作っている．今回，非構造化インタビューを受けて，最初の出だしの質問が構造化されていないだけではなく，インタビュー中の流れもまったく構造化されていないことを感じた．研究者がインタビューの流れを作らないこと，話したいことが話せる問いかけが行われていることが，後のディスカッションでわかった．これはインタビューを構造化しない質問を考えるよりも，はるかに高等技術であると思う．

私が現在行っている研究もインタビュイーの経験を扱っているが，その深さ，あるいは経験の位置づけが違うように思う．私は，新卒看護師の病棟社会化を促すストラテジーの開発を目指して，病棟管理者がどのようなかかわりをしているのかをインタビューを用いて明らかにしている（Gregg, 2013）．これは質的記述的研究である．ここでは新卒看護師や病棟スタッフとのかかわりという病棟管理者の経験が話される

が，何を考えて何をしているかという話になる．したがって行為に対して，「なぜ」と問いかけることが多い．この研究のインタビューは，私が西村さんに語ったような，自分の経験が自分自身のあり方に結びついていると思うような語りではない．また私はインタビューの際，内容に集中していて，語られ方に関心を向けることはない．さらに自分の理解を確認するために，意図的にインタビューを要所でまとめている．明らかに答えのあるインタビューであり，ゴールもある．

　質的研究は，人の経験を扱うが，現象学と質的記述的研究では，その経験が研究参加者自身に結びついている深さが違うのではないかと思う．後述する大学院生の修士論文で，現象学の分析を松葉教授にご指導いただいたとき（→ p.152），分析の深さの違いを学んだ．しかしその違いは，既にインタビューのときからあるのだということに気づいた．これからは大学院生の研究法の授業でも，もっとインタビューについて学びが深まるようにしようと思っている．また質的研究の授業では，「現象学は，生きられた経験や現象を記述したり，その人にとっての現象の意味を記述したりする方法であり，非構造化インタビューを用いる」と話してきたが，本当の意味でそれを理解できていなかったのだということがわかった．

第3部　現象学的看護研究の実際

第4章 データを読み,分析し,記述する

1 データの準備

インタビュー終了後に行っていることから記述する.

インタビューにおける語りは,ICレコーダーなどを活用して録音し,音声データとする.また,インタビューの最中には,語り手の表情や大きなしぐさ,気になったこと等々をメモに残す.この音声データは,言い淀みや沈黙等々をそのまま逐語記録(トランスクリプト)に変換する.この際,インタビュー中のメモも加えて,トランスクリプトを作成する.データの分析は,このトランスクリプトを資料として行う.

私の場合は,まずデータを整理したら,トランスクリプトにページ番号を付けて印刷する(行番号を付すこともある).この番号が,論文中に語りを抜粋して示す際のページ数となる.これは一度付けたら変更しない.ちなみに,このトランスクリプトの文頭には,インタビューを行った月日と時間,参加者を示すアルファベット,場所を記載しておくとよい.参加者については,別にフェイスシートを作成して,氏名や属性,連絡先などを記載し,研究参加への同意書と一緒に保管する.これとデータとを別の場所に保管することによって,参加者が第三者に特定されないようにしている.

ページ数を確定したデータとは別に,分析用のデータシートを用意する.このシートは,A4用紙の左半分がデータ,右半分が白紙となっている.この白紙の部分がデータの解釈を記していく箇所となる(別冊図1〜4参照).

▶別冊図1〜4参照

本研究のデータを紹介しよう.今回は,1回目の予備的インタビューを含めて4回のインタビューを行った.1回目は,研究の進め方とインタビューの仕方,インタビューの下準備としてのインタビュー(経歴などの聞き取り),気になっていること等々を語ってもらった.2回目は,本研究の共同研究者たちの前で公開インタビューを行った.ここでは,Aさんの修士論文,博士論文,教育経験とその中で気になったことやこだわりをもった経験を語ってもらった.3回目のインタビューは,Aさんの大学へ出向いて行った.場所を変えること,特にAさんが日常的に自身の看護の視点にこだわって教育実践をしている場所に出向くことは,一種のフィールドワークにもなる.そこで語られることは,この場を離れて語られる内容,あるいは語られ方とは違っている可能性がある.この回では,博士論文などの考え方について語ってくれた.4回目のインタビューでは,Aさんの夫が入院をした際に,Aさん自身が家族として経験したことを基に,Aさんが大切

にしていることやこだわっていることを語ってもらった．一見，大学院教育とは別の経験であるように思うが，Ａさんにおいては，いかに専門家の教育を行うかを考える点において，つながっているようだ．このときＡさんは，夫の入院時に起こった出来事をメモして持ってきてくれた．そして，このメモの内容から話したいと言って語りはじめたことが印象的であった．この回で概ねＡさんにとっての看護の視点，こだわりが語り出され，インタビューを終了することとなった．

　Ａさんは，インタビューを行うたびに，それを振り返ってメールをくれた．また，４回目のインタビュー時には，経験したことをまとめたメモを持ってきてくれた．これらも，語りの背景を理解するためのデータとなった．

　以上を整理すると，データは次の通りである．

- １回目（予備的）インタビューデータのトランスクリプト（別冊　図１）
- １回目インタビュー後のメール
- ２回目インタビューデータのトランスクリプト（別冊　図２）
- ２回目インタビュー後のメール
- ３回目インタビューデータのトランスクリプト（別冊　図３）
- ３回目インタビュー後のメール
- ４回目インタビューのために作成したメモ
- ４回目インタビューデータのトランスクリプト（別冊　図４）

2 データを繰り返し読む

　いずれの質的研究でも行われていることだが，上記のインタビューデータから作成したトランスクリプトを繰り返し読んだ．時間をかけて読んだために，何回ぐらい読んだのかは定かではないが，別の研究で回数を問われたので，それを数えたことがある．その際は，後のテーマを定めるまでに７回以上読んでいた．しかし，記述をした後にも，データに戻ることがあるため，回数を示すことは難しい．通常は，すべてのデータが揃ってから読み始めるが，今回は途中で研究会メンバーに分析を示す機会などがあったため，途中で読み返したり，分析をしてみたりしている．

1．"文脈"に留意して読む

　特別な読み方があるわけではないが，私が行っていることを記しておこう．最初にデータを読む際には，何が分析の切り口になるのかがはっきり決まっているわけではないため，気になる箇所に線を引きながら読み進める．これを何度か繰り返すと，線が引かれる箇所が定まってくる．

　その際に，Ａさんの語りの"内容"のみに注意を向けているわけではない．もちろん，内容も大切であるが，本研究で探究している「看護の視点」の特徴──会

話や実践のなかに埋もれており，その一連の流れのなかで意味を生み出すという特徴——から，**"文脈"に留意して読むこと**（以下，分析の視点として強調したい内容に下線を引き太字で示す）が求められる．言い換えると，Aさんの語った言葉だけではなく，インタビューの"流れ"自体にも目を向けている．語り方やその文法，言葉の選び方や言葉同士の結びつけられ方が，看護の視点を示している可能性があるためだ．そして，その語りの文脈のなかに，看護の視点がいかに挟み込まれ，表現されているのかを見出していく．

例えば，私の問いかけに反論したり同意をしたりする調子や，話の内容が切り換わるその流れも意味をもっている．それはインタビューが，インタビュイーとインタビュアーとの共同作業であり，この場で語り合いつつ言葉が生まれている可能性があると考えているためである（Merleau-Ponty, 1945/1974）．文脈を読むこととは，言い換えると，いかに言葉が生まれてきているのか，という点に留意することでもある．それゆえ，語りの流れのなかから，意味内容が類似している言葉を抜粋してコード化したり，それらを束ねて抽象化したり，カテゴリー化したりはしない．

幾度も読み返すのには，もう一つの目的がある．インタビューの全てを通して読むこと，それを繰り返すことによって，その回だけではなく，**複数回のインタビューのなかで，ある経験がいかに語られているのか（＝いかに経験が更新されているのか）**をつかむことができる．

例えば，Aさんのインタビューでも，2回目のインタビューではたびたび1回目に語った出来事に触れていた．その際「前にも言ったけど」と断っていることもある．この作業で知ろうとしていることは，語る内容の一貫性ではない．繰り返し同じように語られる経験ももちろんあるが，その繰り返しのなかで，少しずつ語りが変化し，時に矛盾する内容が語られる場合もある．私は，この矛盾自体も分析の切り口として大切にしている．それは，語り直すたびに経験が更新されたり，他の経験と結びつけられたりして，その経験が新たな意味をもって捉え直される可能性があるためだ．いかに，ある経験が捉え直されるのか，という点も，経験の特徴を表わしている．そして，この経験の更新の仕方は，現象学的研究における関心の一つである．

2．気になる表現をマークする

上述したことに留意しつつ，実際に行っているのは，**気になる表現をマークすること**である．インタビューデータには，研究目的に直接関係している語りと必ずしもそうとは言えない語りがある．明らかに，質問内容から逸れてしまったりすることもある．しかし，一見，研究と直接関係のなさそうな内容であっても，例えばAさんのデータであれば，さりげなくAさんの伝え方などが挟み込まれることもある．それを見逃さないようにするためにも，全体を読み返しながら，気になる表現，引っかかる表現，言い淀みや矛盾，繰り返し，方向性を表わす助

詞等々に下線を引いていく．もちろん，看護の視点にかかわる経験内容にも下線を引く．読み返した回によって下線の色を変えていくと，最初に気になった表現と新たに発見した表現の違いなども見えてくる．最初は，象徴的な言葉や目を惹かれるような言葉に線を引くことが多い．しかし次第に，ちょっとした言い回しであっても，その語りの鍵になっているような表現が浮かび目にとまるようになってくる．

▶別冊　図1参照

具体的にどのような表現であるのかを，Aさんの1回目のインタビューデータを例にして紹介したい．この語りは，Aさんが修士課程から博士課程修了までの約15年間，職業的アイデンティティを確立するプロセスを探求していたことを話してくれ，その理由を「なかなか看護師である自分っていうのを認められなかったこと」として語られた直後に配置されている．Aさんが，看護師である自分が認められないことが「根っこ」にあったために，こうした研究に取り組んでいると思うと教えてくれたため，これを受けて私が［図1］のように問いかけ，Aさんがそれに応じた場面である．

1回目の分析（データを読むこと）で気になった表現，つまり線が引かれた表現をいくつか挙げてみよう．"最初"は，たびたび目を奪われるような表現に注目してしまう．それが大切である場合もあるが，むしろ，それ以外のさりげない表現が意味の生成を支えていることもある．しかしここでは，分析を進める過程において考えたことを，寄り道も含めてそのまま記載する．

［気になった表現］
- 「ナースだなと思った瞬間」「時期」「何年ぐらい経ったときに」という質問に対して，「患者さんにとってどうなのかっていうことが少しずつ自分で考えられるようになった」「患者さんと自分の近さとか，遠さとか，そこら辺がだんだんわかってきて」「それからかな，すごく看護って楽しいっていうふうに思いだした」「それからすごく看護が面白くなった」と応じている箇所．
- 「多分」「思った」などの断定を避ける表現
- 「1年目」「2年目ぐらい」「3年目ぐらい」という時期を区切る表現
- 「1年目」に「看護師であることが，まだ窮屈だった時期」「先輩に迷惑をかけないってこと，すごく考えてた」．「2年目ぐらい」に，「初めて患者さんにとってどうなのかっていうことが少しずつ自分で考えられるようになった」「3年目ぐらいになって，色々自分も発言できるようになって」「そこら辺ぐらいからすごく患者さんと自分の近さとか，遠さとか，そこら辺がだんだんわかってきて」と，それぞれの経験年数においてできるようになったことが語られている箇所．
- 等々．

全体を通して読んでいく際に，まずは，これらの言葉や文章に下線（別冊の赤い下線）を引いていった．そうすることで，4回のインタビューデータとその間の

第3部　現象学的看護研究の実際

メールの情報に，濃淡が見えてくる．この段階で，まずは下線が多く引かれている情報，つまり「濃淡」の「濃」の箇所を中心に読み込んでいく．しかし，「淡」の箇所も重要な語りであり，切り口が決まったら，再び読み返すことで，それまで見えてこなかったことを再発見できるようにする．

3 気になる表現を読んでいく

データを繰り返し読んでいくと，いくつかの言葉が浮かび上がってくる．次に，この言葉や表現を基にして，分析をしていく．まず，[図1]では1年目，2年目，3年目と段階的な変化を語っているが，その前後に，「多分」「思うんですね」と断定をためらう言葉をたびたび挿入していることから，年数を明確に分けて経験しているわけではないようだ，と考えた．

次いで，問いかけと応答との関係が気になった．私は最初に，「自分」のことを自身が「ナースだな」と思ったとき，あるいは時期を，「瞬間，時期，何年ぐらい経ったとき」について質問している[1-2]注6．これに応じるAさんは，その「時期」「とき」がいつであったとは応えず，「仕事をして1年目」[3]，「窮屈だった時期」[3]，「その時期」[4]から語り始める．この応じ方は，その「時期」「とき」のみを語るのでは，質問の答えにならないことを示していると思われる．また，この時期を「まだ窮屈だった」と言っていることから，そうでなくなる時期をも暗に示唆していと思われる．さらに，その次の時期が，「ナースだな」と思われる時期と何らかの関係があることを意味していると思われる．この時期に「看護してる中」[4]でも考えていたことが，「先輩に迷惑をかけないってこと」[4-5]であった．あえて，「看護してる中で」と語っていることから，この時期のAさんの関心，とりわけ実践をしている際の関心は先輩の方に向かっており，言い換えると，患者さんの方への関心よりも先輩の方に関心を向けざるを得ないような状態にあったことが示されている．こうした語りから，Aさんにとって1年目は，自分のことを「ナースだな」と思う以前の状態にあったのかもしれない．

これに続く「多分その先輩に迷惑かけないっていうのがもうできるようになって」[7-8]という語りからは，1年目という時期に看護をしながらも「考えてた」[5]ことができるようになり，これが下地になって，「ナースだ」と思える時期がやってくるようだ．それが「2年目ぐらいになって」[6]，「初めて」[6]，「患者さんにとってどうなのか」[6]を「少しずつ自分で考えられるようになった」[7]というAさんの次の語りにつながっていく．この語りより，Aさんにとって「ナースだな」と思えるのは，「患者さんにとってどうなのか」という見方が「自分で」できるようになることのようだ．

注
6. [　]内の数字は別冊のトランスクリプトの行番号を示す．

この語りは，先の語りと対比の構造になっている．この対比から，1年目のAさんは，看護をしながらも関心は先輩に向いており，迷惑をかけないことに心を砕いていた．ここで迷惑をかけるのはAさんであることから，Aさんの関心は先輩に向けられながらも，同時に自分自身の行為に向いていたといっていいだろう．しかし，それができるようになったAさんは，「患者さんにとって」という思考が，少しずつではあるができるようになったと言う．つまり，Aさんの行為が，患者さんの視点から考えられて生み出されるようになったのだ．そして，繰り返される「患者さんにとってそのことどうなのか」[9]という問いは，自分のかかわりを患者さんの視点から考えるという構造を確認する語りであるといえるだろう．しかし，この段階では，自分が看護師であることについては語られず，語りは区切られないまま，3年目の語りに連なっていく．

　3年目ぐらいの状態が成り立つのは，それ以前の「気がついても，とにかく言わない」[13]，「そのことをまず一緒にやる」[13-14]という時期を経てからであるようだ．3年目ぐらいになったAさんは，「色々自分も発言できるようになっていって」[14-15]と言い，「そこら辺ぐらいから」[15]「すごく患者さんと自分の近さとか，遠さ」[15-16]が「だんだんわかってきて」[16]，「それからかな，すごく看護って楽しい」[16-17]と思うようになった．これらの一連の語りのなかに，分析の視点を見出すことができる．

　それは，「言わない」という抑制のかかった表現が語られた後に，「できるようになる」という語りが挟まれ，それ「ぐらいから」「それから」の結末として「看護って楽しくなる」という流れから見て取れる．この一連の流れは，1年目の実践の語りにも見られる．1年目には，「先輩に迷惑をかけない」ことを意識して実践していた．この「しない」という抑制が，Aさんに「窮屈」という表現を語らせたのかもしれない．ところが，その後にできることは，「考えられるようになる」「発言できるようになる」と表現され，この表現には，先のような抑制しようとする意志は見られない．どちらかと言えば，それらは知らぬ間にできるようになっており，そのできるようになったことでそれに気づいたという語りである．例えば，「できるようになっていって」「少しずつ自分で考えられるようになった」というように．言い換えると，抑圧することが不要な状態にAさんはなっていたのである．この抑制と"対"で経験されたのが，「できるようになる」ことであり，だから，"おのずと"できていたようにも語られたのであろう．患者さんと自分の近さや遠さ等々がわかるようになるのも，その頃であった．そして，その状態に至ってようやく「看護が面白くなった」[22]のだ．この文脈が示すのは，例えば，「看護が面白くなる」ことが3年目という時期に実現するという意味ではなく，「看護が面白くなる」ことがいかに成り立っているのか，という一連の出来事の連鎖である．それは，最初の質問の応答に，「ナースだな」と思った時期を答えずに，「看護が面白い」と思うまでの変化として語られたことからも明らかである．

第3部　現象学的看護研究の実際

4 語り方が示すことを読む

▶別冊　図2参照

続いて，もう一つの例［図2］で考えてみよう．

2回目のインタビューデータから抜粋した箇所である．この箇所に注目した理由は，この場面が本研究課題と直接関係した語りであること，および幾度も読み返すなかで「濃」として浮かび上がってきたためである．しかし，「濃」ばかりに注目しているわけではないことも断っておこう．

この部分のトランスクリプトを読み始めると早速，「臨床看護を語るときに，絶対譲れないものっていうのが自分にあるんだなと思った」［1-2］［4］という語りが私の目を引く．Aさんはこれを一まとまりの語りとして二度繰り返し，そう思わせた「理論の授業」［2］へと語りを進める．

この語りでは，三つの点に注目した．その分析に入る前に，現象学的研究が「事象そのものへ」あるいは「事象そのものの方から」という視点（榊原，2011）を重視していること，および，それゆえに，分析の視点も事象のほうが示してくる（鷲田，2007；西村，2011）という意味を今一度確認しておきたい．

前節でも記述した通り，<u>本研究においては，あらかじめ，分析のための理論や枠組みを提示していない</u>．それは，語り手のAさんも，はっきり自覚していないことを語っており，もちろん，聞き手の私も，それがわかっているわけではないためだ．<u>他方で手がかりになるのは，本研究の場合，Aさんの看護の視点が，語りや実践に組み込まれており，それがある形で，例えば教育の場で学生たちに示され得るという特徴をもち継承されもする可能性があるという点である</u>．これは見方を変えると，読み手である私も，読みながらAさんの看護の視点に出会っており，それを主題化して読みとっていくことが，本研究の分析という作業になり得るということを意味する．研究の目的，特に事象の特徴が違えば，この作業の仕方もおのずと変わってしまうだろう[注7]．言い換えると，分析のための理論や枠組を外から持ってこず，さらに自分自身があらかじめ持っている先入観を自覚し，事象に則して分析することに徹する，それがここでの分析に臨む態度である．

ただし，そもそも現象学は科学的，二元論的見方をあらかじめ持つことの問題性を指摘してきた．また，身体性，他者性，時間性などの視点も見出してきた．それゆえ，いくら分析のための理論や枠組みをあらかじめもたないといっても，こうした議論や切り口は，分析の視点を見出す際に参照される．

注

7. これまでの分析においても，つねに「事象そのものへ」とたち帰り，「事象のほうが示す通り」に分析の視点を見出し，分析自体を行ってきた．それに加えて，現象学が議論の切り口としている点も，全体の分析の方向性を見出すのに有効である．この際，注意をしなければならないことは，現象学の概念を持ってきて，事象の説明をしないことである．現象学が手がかりになるのは，議論や分析の視点である．それは，私たちが知らぬ間に，実証主義や科学的な思考を基に研究を進めている場合に，そのことに気づかせてくれ，さらに，それ以外の視点を哲学の課題として示してくれる．

1. 「誰が」の繰り返し

　それでは，一つ目の切り口から紹介したい．本研究の目的がAさんの看護の視点の探求であることからも，Aさんが「私にしたら」[19]（私の場合は）と自らの見方を強調している点が，分析の入り口になると思われた．この「私にしたら」は，授業で自分の体験した「事例」[11][12][14]を紹介した大学院生を主語にした「彼女は」[17][19]という表現の対比として語られていた．つまり，大学院生の事例の分析が，Aさんをして「私にしたら」と語らせ，それが同時にAさんに，「臨床看護を語るときに，絶対譲れないもの」が自分にあると思わせたのであろう．

　次いで，このようにAさんを触発した「彼女」の事例の語り方に注目して読んでみる．Aさんは，幾度も「彼女は」[14][14-15][17][19][23]と，その大学院生を主語にした表現を繰り返している．こうした繰り返しが分析の入り口になることもある．この場合は（別の箇所では，別の理由によるかもしれない），Aさんがこだわっているからこそ繰り返したと考えることができる．Aさんによって語られる大学院生の体験は，「彼女はその患者さんの辛さが，もうすごくよくわかったっていう」[17-18]，「私（彼女）はこの人の辛さがすごくわかった」[23-24]，「（彼女が）あなたの苦しみがこんなにわかりました」[24-25]と表現される．これらをよく読むと，Aさんは「彼女（私）はわかった」という文法にこだわっているようだ．さらに，この表現に続くのが「私にしたら」[19]というAさんの譲れなさであり，「患者さんはその苦しいこと，…を問題解決してほしいっていうのもあると思う」[21-22]，「じゃわかったら何とかしてよって私はやっぱり思うので」[25-26]という，患者さんを主語にした表現であり，私だったらそう思うというAさんなりの考え方である．このように，誰が主語として語られているのかを読んでいくと，Aさんが「彼女」の語りに抵抗を示すのは，患者さんの苦しみの理解において，それを理解する側（看護師の側）を主語にして，その理解者側の理解でこの実践が完結している点であることを，これらの語りは示している．これが，**主語が誰であるのか，そこでいかなる文法が使われているのか**，という視点からの分析である．

2. 逆説の表現

　第2点目は，Aさんがたびたび挟み込む「でも」という逆説の表現である．Aさんが「でも」を繰り返し始めたのは，患者の苦しみが「わかったら何とかしてよって私はやっぱり思うので」と語った後からである．最初の〈1〉「でも」[26]は，何とかしてほしいと思うが，臨床にいた頃の自分も，そのようにできる人ではなかったことを言うために用いている．二つ目の〈2〉「でも」[27]は，その直前に「けれども」[27]を置いて，自分も何とかすることができたわけではないが，しかし「そういうところに何かこだわりがある」[27-28]，その「自分の感覚」[28]に「何か自分に自信を持っている」[29]ことを伝えようとする．次の〈3〉「でも」[30]は，「自分が教師であるというより，もう一人の看護師として」[30-31]話したことを反省す

る語りへ導く逆説である．さらに，次の〈4〉の「でも」[33]は，前の〈3〉の「でも」で「しゃべってしまう」ことを述べた，それに対して，「本当だったら」[33]，「私がこんなんじゃダメ」[33-34]という前に，教員としてすべきことを語るために置かれている．〈4〉で，「本当だったら」[33]，「私がこんなんじゃダメ」[33-34]と言う前に，院生の考えを聞かなければならないことに言及する．〈5〉は，「けど」[38]という表現に変わりはするが，それでも「（大学院生の事例の分析を）読んだ瞬間……違うじゃん」[38]という言葉が出てきてしまった，それを反省し，その言葉から「自分の中にやっぱり譲れないものがある」[40-41]ことを確認する．〈6〉の「でも」[42]は，教育的なかかわりへ，〈7〉では，「それをきっかけに大学院生に考えてもらいたい」[44-45]と言い，〈8〉では，トランスパーソナルケアについて「これが答えです」[47]と言えるわけではないことを受けて，「やっぱり」[48]「患者さんにとってどうだったのかっていうことが問われない限りケアではないんだっていう思いがすごくある」[51-52]という譲れないことに着地する．

　ここでAさんが譲れないと言っているのは，「患者さんにとって」自分のケアがどうだったのかを考えてもらいたいという希望であるようだが，Aさんはそれをすぐさま語らずに「でも」を繰り返す．だがここをよく読むと，この繰り返しでAさんが行っているのは，自分のコメントが「院生にとってどうなのか」を振り返って考えるということをしているのではないだろうか．つまり，「患者さんにとってどうなのかを考えてもらいたい」という「譲れないこと」を語りつつ，その語りにおいて，自分の行為が「院生にとってどうなのかを考える」ということを，実践して示しているのである．こうした構造は，すぐに気づくことではない．しかし，<u>「でも」という逆説の繰り返しをマークする</u>ことで，**Aさんの語りの構造**が見えてくることもあるのだ．この語りは，Aさんが「臨床看護を語るときに，絶対に譲れない」という，まさに本研究のテーマを語ってくれている箇所でもあることから，既にその内容が分析者の関心を引き寄せてもいるため，詳細に分析することも可能になる．

3. 質問と応答のずれ

　3点目も紹介しておこう．この語りでAさんが，ジーン・ワトソンという理論家の「ケアリングの理論は自分にはわりと近しい感じがしてる」[8-9]と語った，そのことが気になったので，一連の語りが終わってから，その近さについて「どの辺りのことをおっしゃってるのか」[63]と質問をしてみた．この質問は，ケアリングの理論の内容に踏み込んだものである．しかしAさんは，「たいした意味ではなくて」[66]と笑っていた．そして，その応答では，ケアリングの理論のどの辺りという視点にはまったく触れずに，別の回答をする．先の例でも紹介したが，このように**質問と応答がずれていること**が，分析の切り口を与えてくれることがある．ここでのAさんの応答は，「すごい苦労をしながらワトソンの授業を受けてきて」[66-67]，「その中でその自分が論文を書かなきゃいけない」[67-68]，「そ

れを見るのがケアリングの理論を書いたワトソンだっていうだけ」[68-69]という語りである．ここでAさんは，ケアリング理論の内容については語ってないが，学び，それを受けて論文を書き，それを見てもらうという循環構造の学習のなかで，「だんだん」[73]その理論を「たいしたこと言ってない」[73-74]と思うようになり，ワトソンの理論を勉強する大学院生には，「その関わりを見直す」[79]ことを考えてもらいたいと思うようになったという．

ここでもう一つの切り口を与えているのは「だんだん」という表現である．ワトソンという人の理論を知って，それがすぐにわかったわけではない．上記の循環の学習を繰り返すなかで，わかってくるという経験をしているのである．その時間性を象徴的に表現しているのが，この言葉である．

このように見てくると，Aさんは，先に大学院生が「私はわかった」いう文法で看護を紹介したこと，あるいは，自分の「事例を分析したので，それを見るとトランスパーソナルケアがわかる」という理解の完結に，「譲れないもの」を感じたのかもしれない．すぐさま「わかる」ことに，ブレーキをかけ，つねに「患者さんにとってどうなのか」を問い返すこと．そのなかで，Aさんの看護の視点も伝わっていくと思っていると考えられる．

5 展開を読む

1．看護の視点を私の視点として探る

この節では，分析とともに，記述例も紹介する．

▶別冊　図3参照

紹介するデータは，3回目のインタビューデータである．

3回目は，Aさんの見方や考え方を彼女がいつも教育実践をしている場所で浮かび上がらせようと考え，Aさんの研究室でインタビューをした．研究室にあった論文に注意が向けられ，インタビューはその話から始まったが，途中で，教員の審査の経験が話題になった．次の文章は，分析であるが，同時に，本研究の結果としての記述例でもある．

1）語りの流れを追う

看護教員のなかには，看護学ではない学問領域で学位論文を書いている人もいる．Aさんは，そうした論文には「看護の視点」がないことを指摘するが，それは「当たり前のこと」であると語る．つまり，各々の学問領域によって独自の目的があるため，看護学以外の領域では，そもそも看護の視点をもって論文を書くことが求められていないのである．Aさんは，「何人かそういうふうに看護学以外で，あの，学位を取っておられる方の論文を読む機会があって，あっ，学問の違いっていうのはこういうことなんだなって，すごく思ったんですね」「看護学で学位を取る論文なのか，違う学問領域で取るかって，やっぱりそれはもちろん，その，そうじゃなかったら，学問の違いに意味がないですよね」と納得をしながら語ってくれた．これを誘い水として，インタビューが「看護の視点」へと収斂していった．

第3部　現象学的看護研究の実際

[図3]の語りがその入り口である.

まず,このデータで気になったのは,私がAさんの語った「看護の視点」[1-2]について,「どういうところから」[3]と問うたにもかかわらず,「(看護の視点は)とうとうと説明できない」[4-5]と応じた点である.「とうとうと説明できない」「とうとうと書けるものではなくて」[24]という表現は,この語りで幾度も繰り返された.ここでは,この「とうとうと」と自ら語ったその意味を,Aさん自身が探りながら語る,その**流れを追ってみよう**.

私が「Aさんの看護の視点」を問うたためか,Aさん自身も「私の看護の視点ってこうなんですとかね…」[4]と応じる.一般的な「看護の視点」ではなく,ここでは「私の(=Aさんの)」が問題にされている.次いで,「とうとうと説明できない」と語りながらも,「自分で論文を読んだときに,私がそれを許容するかどうか」[5]と語る.この表現で注目したのは,「自分で論文を読んだとき」というある種の文脈をもった状況,あるいは読むという行為が語られ,その際の「私の」受け入れという判断が,看護の視点なのだと言っている点である.つまり,看護の視点は状況や行為が足場となり,そこに私の判断が生まれるという構造として語られた.言い換えると,「私の」判断は,文脈のなかで生じているのであり,ここから切り離すことはできないのである.「とうとうと説明できない」とは,文脈から切り離されていないこと,とひとまずは言えるだろう.また,だからこそ,その視点をもつ「私」が意味をもつのであろう.状況のなかで判断が生じることが語られているのであるから,その主体である「私」が問題になるのである.

次いで,私(=インタビュアー)が「何かを読んだり,何かに触れたり,何か話を聞いたり」[10]したときに,看護の視点は「わかってくること」[11]と言い換えると,Aさんは,「そうなんですね」[12]と了解しつつ,「私はこんなふうに書かないみたいな,私はこんなふうに思わないみたいな」[12-13]と続けた.ここでも,「書く」あるいは「思う」という「私(Aさん)」の行為や思考が語られている.こうした語り方や「視点」という言葉に,行為や思考,状況が組み込まれていることは明らかであろう.言い換えると,「視点」は文脈のなかに埋め込まれているのである.

ここでさらに注目したいのは,「書かない」「思わない」という行為や思考の否定である.「私の看護の視点」とAさんが語っていたことから,この「私」は,他人の行為や思考との差異を強調する表現であるのかもしれない.「看護の視点は何かっていうと,私の視点なんですよね」[14]と続く語りが,それを如実に物語っている.同じであることよりも,違いとして浮かび上がる視点(行為,思考,判断等々)であるからこそ,「私」なのである.またここで,「看護の視点」が「私の視点」に置き換えられている点にも注目したい.後に,社会学や哲学という他領域の視点が語られ「その領域をやっている人」[37]「自分」[37]が尺度であると述べられていることから,ここではAさんは,先取りして他領域と比較しつつ語っている可能性がある.そして,この自分の言葉を足場として,最初の「とうとうと説明できない」ことへとたち帰る.「看護の視点というものが,こういうふうに具体的に

あって，それを使っているんではなくて」[16-17]．この表現が，とうとうと説明できないことの理由である．「私の見方そのものが，看護の視点」なのだから，私から，看護の視点を取り出したり切り離したりして，他人が使えるというものではないのだ．視点は対象化できるものではないために，「とうとうと」述べられない．

2)「視点」という言葉の意味の変化

最初は気づかなかったのだが，続く語りでAさんは，「看護の視点」を「看護観」[19]に似ていると言って，例をこの看護観にずらして語っていく．その軸になるのが「とうとうと書けるものではない」という行為の不可能性である．「とうとうと書けない」という類似の性質をもっているものに，看護観があることに気づく．するとAさんは看護観を例に挙げ，それは「何かが起こったときの，判断の基準になっているもの」[24-25]であり，「何にも起こってないのにね，さあ，あなたの看護観って言われて」[26]もとうとうと書けないと言う．「思う」[25]，「気がする」[29][40]とさりげなく断定を避けて語るが，この表現は，状況に埋め込まれた，自分自身の行為や思考を語ろうとしているために，明示することの難しさを物語っているのだろう．

これを確認したAさんは，「データを見るとき」[30]「論文を読むときの看護の視点」[30]へと視点をずらし，──この語り(図3)の前に，データの分析の仕方についても語っていた──その際の看護の視点も，これ以前に語ってきた例と「同じようなもので」[31]，看護の視点は「私の中にあるもの」[31]と言い，それを「私自身が視点」[31]と読み換える．

ここにきて，これまで「私の視点」と表現し，「視点」を修飾するものであった「私」は視点そのものとなり，それを取り出して他分野の人に貸し出すことの困難が述べられた．社会学の視点や哲学の視点である他領域の人も，それぞれ「その領域をやっている人」[37]が視点であるため，彼らが看護の視点を借りることもおかしなことなのだろう．ここでは他分野の人を例に挙げているが，その語りにおいても，「自分がもうそれこそ尺度」[37-38]と言い，自分自身を視点とする文法を維持して語る．

Aさんが，このように語ってきて気づいたのは，「もしかしたら，看護の視点って言っているけど，Nさん(インタビュアー)が持っている看護の視点とは，また違っていたりとかするかもしれない」[47-48]ことだ．逆に言えば，これまでは，「私の」と言いながらも，貸すことができない相手は，社会学や哲学という他領域の人であった．それ以前は，誰にとは言っていなかった．そうであればAさんは「私」と言いながらも，私個人の，私の視点でしかないことを語っていたわけではないとも考えられる．「視点」や「尺度」を私そのものと言いながら，それが，例えばNとまったく違っていることを想定してはいなかったと言っていいだろう．ここで初めて違う可能性に気づいたのだから，Aさんにとっての「私」は，Aさん個人に閉じられた「私」なのではなく，「看護」という行為や思考，判断，それが生

まれる文脈をともにする者とともにある可能性を孕む「私」なのである．この「私」の視点は，たとえN（インタビュアーであり，看護職である）と違っていたとしても，「そんな見方するの（略）私はしないわ」[49]「そんな見方しないけど，そういう見方があるのね」[50]という対話を可能にしている．これは，先に述べた「私はできない」という否定とは違った，「しない」けど「ある」という受け入れ（了解）を可能にしている．

3）記述の「テーマ」を考える

　ここで一歩進み，この記述の「テーマ」を考えてみたい．

　この記述の入り口は，「看護の視点」であった．Aさんは，この「視点」を修飾する語を語りながらずらし，しだいに修飾する語を不要とし，「視点」自体を「私」と重ねる．そして，その「私」が他学問分野の人と対比して語られることにおいて，広く看護学領域の者たちを含みもつ，開かれた「私」となる．このように見てくると，ここでは，「看護の視点」が「私」（の視点）としていかに成り立っているのかを分節化していることになる．それゆえテーマは，【看護の視点を私の視点として探る】としてもいいのではないか．

　加えて言えば，上述したテーマは，「"看護"はいかに語られ継承され得るか」という研究課題に応じる表現，つまり語られ方として表現したが，語り言葉そのものをテーマとすることもある．この場合，【私自身が視点】という，ある意味で看護の視点にかかわる一連の語りの着地となる表現を選ぶこともできる．この言葉にピンを止め，そこに向かってその経験がいかに生まれているのかを分析しているのであるから，現象学的研究のテーマは，語りの内容を抽象化したカテゴリーとは違う．ある経験，ここでは看護に関するある切り口の語りがそれとして生み出されてくる（現れてくる）その成り立ち方自体が問題にされているため，ここで記述されていることが，いかなる「現われ」に着地するのかを見出し，それをテーマとして示すことが重要である．

2．自分の言いたいことの探究

▶別冊　図4参照

　次いで，4回目のインタビューの一部を見てみよう（図4）．4回目が，私がAさんに行った最後のインタビューである．このインタビューを始める前から，これを最後にしようと思っていたわけではない．このインタビューにおいて，Aさんが自分で何かを発見したような語りをしており，終了時にある種の達成感を感じ，さらにインタビュー終了時に，その後の約束をする雰囲気ではなかったため，結果的にこの回を最後とした．

　複数回のインタビューを計画した場合は，計画の時点で回数を決める場合もあるが，通常は，適切なインタビュー回数をその都度考えなければならない．それは，あらかじめ決められた回数を行うことが適切な場合と，インタビューを繰り返すなかで決まってくる場合があるためである．グラウンデッド・セオリー・アプローチの場合は，目的に対して得られたデータが「飽和すること」，言い換える

と，理論の生成をしていくプロセスのなかで，それ以上，理論構築にあたって新しい情報が得られなくなる状態に至ることがデータ収集の終了を告げる(Glaser & Strauss, 1967/1996)．エスノグラフィーの場合は，調査の終了を「研究の問いに答えるために必要なすべての情報が得られた」(Roper & Shapira, 2000/2003, p.114)ときであるとされている．しかし実際には，フィールドに入る期間が限られているのが現状である．そのため，予定された調査期間が来るといったん「区切り」をつけて撤収し，改めて調査に出向くこともある．

Aさんのインタビューの場合は，途中からAさん自身が「看護の視点」や「譲れないこと」を自ら探し始め，それが概ね完了したことが，終わりを作ったといってもいいだろう．そう思っているのは私のみで，Aさんは，終わりが見えないことにうんざりしていたのかもしれないが……(と確認してみたら，「そんなことはないです」と応答してくれた)．

4回目のインタビューは，Aさん自らが開始時に，「とても(夫の)入院中の話がしたい」「ここの入院中ぐらいから，すごいもう乗って，しゃべりたいという感じ」と言い，入院中の出来事を書いたメモ(4回目インタビューのために作成したメモ)も持って来てくれた．私も「そこから，もうそれでいってください」とすぐさまそれを了解し，わくわくして聞いたのを覚えている．

まず語られたのは，「ええとですね，その，自分で何か，こう，これが看護の視点とか，譲れないことなんだというのを，例えば，その，サマライズしろって言われたら，すごく言えないので，何かきっとしゃべってるうちに整理されてくるか，Nさんが見つけてくれるんじゃないかと思って，今日はそれをすごい期待してるんですけど」という内容だった．このサマライズの難しさは，既に，3回目のインタビューにおいて，看護の視点や看護観に注目し「とうとうと説明することができない」こととして記述してきた．それが，このインタビューの語りでも繰り返され，強調されている．

Aさんが語ろうとしている"入院"は，夫の入院中の出来事である．急性胆嚢炎を発症し，治療のために内科病棟，外科病棟を経るなかで，家族の立場で付き添いをしたAさんは，病棟の看護師たちとの接触においていろいろな経験をした．その経験にAさんの「譲れないこと」が含まれているというのだ．

以降，データの分析を示しつつ記述を進めるが，ここでのデータ[図4]は，4回目のインタビューデータのうち，「私の言いたかったこと」について言及している箇所を抜粋したものであることを断っておきたい．

3．何が譲れないのか——普通に看護師だったらすること

Aさんは，夫の入院中に，その病棟にみられる看護の問題点ともいえるいくつかの事柄に出くわした．それを知人でもある病棟の看護師に伝えたところ，改善に向けた病棟カンファレンスを企画してそれを実施していることをメールで教えてくれた．インタビューでは，企画をしてくれたことを「うれしい」[6-7]と語り

つつも，その改善点を次のように語る．「朝のラウンドのときに，尿器はもう片付けるというのをね，あの，ちゃんとしている」[7-8]，「患者さんと，あの，コミュニケーションもね，多く取るように頑張っていますって書いてあって」[9-10]．これに続けてAさんは，「でもね」[10]と断って「私の言いたいことが伝わってないなとすごく思ったんですよ」[10-11]と語る．Aさんは，この後「その，何て言うのかな」[13]と口ごもり，再度，病棟の問題点として指摘した内容を語り，それを何とかしてほしいけれども「私が言いたかったのはそういうことよりももっと」[15-16]と続けた．

この病棟看護師が企画した対策は，「私が言いたかったこと」を反映していないことはわかっているが，Aさんはそれを一言で述べるのは難しいようだ．あるいは，この時点では未だ言葉になっていなかったのかもしれない．それは，その後，「言いたかったこと」を述べないままに，さらに別の例が「例えば」[16]という言葉でつないで紹介されたことからもわかる．

加えて，ここで語られた「そういうことよりももっと」という言葉にも注目したい．ここでの「そういうこと」は，尿器を片付けたり，患者とコミュニケーションを図ったりすることであるが，これよりも「もっと」と語っているのだから，次の例はよりはっきりと「私が(の)言いたいこと」が反映される内容であることが暗示されている．

1) 自分たちの看護を知ること

では，別の「例え」を見てみよう．その例は，手術後にAさんの夫が4リットルの酸素吸入を，マスクを使用して行っていた際に起こったことである．夫が頻繁に口の渇きを訴えたため，Aさんは訴えのその都度，ガーゼを氷水に浸して夫の唇を濡らしていなければならなかった．次第に「何でこんな，こうなるんだろう」[21]と思い始めたAさんは，酸素吸入を確認し，加湿がされていないことを発見した．それを看護師に伝えると，すぐさま対応をしてくれた．が，そのような状態を次のように語る．「尿器を置いている不快さじゃなくて，何か積極的に苦痛を与えてるんですよね，その看護で」[28-29]．そして「だから」[31]と続け，「そういうことを病棟の人は，いったいどういうふうに知ってるのかというところを改善してほしかったんですよ」[31-32]と，自らの「言いたいこと」を探し出す．しかし，Aさんの「だから」は，ここで終わらない．さらに2回「だから」[34]を繰り返し，「その看護のレベルはいったいどうなってるのかっていうのがね」[35]と続けて語った．

この語りから，Aさんが「言いたかったこと」は，病棟で起こった問題点の一つひとつに対する改善ではなく，そのような病棟の実践を皆が「どのように知っているのか」(知り方)という，自分たちに向ける反省的なまなざしであった．そうであればここでAさんが望んでいるのは，その知り方の改善なのである．その反省的なまなざしは，Aさんが病棟に注意した内容，具体的に指摘した問題に留まらない，日々の看護実践のすべてを含みもっている．それは，できていないこ

と，問題点として挙げられることにとどまらず，悩んだこと，相談をして行ったこと，できたこと等々のすべてを内包しているといえる．それゆえ，先の語りにおいて「もっと」という表現が用いられていたのであろう．加えて，Aさんは自分たちの看護を知ることを「看護のレベル」と言い換えてもいる．この言い換えから，Aさんにとっての「看護のレベル」には，実践の振り返りや，自分たちの実践を知ることも含まれているのであろう．

2)患者や家族の気持ちを考えていないこと

　この語りに続くのは「私がすごく気になったことの中」[36]の一つである．ここまでは，「私が言いたかったこと」を，例を挙げながら語ってきた．ここであえて「すごく気になったこと」という言葉を挟んでいることから，この内容は「言いたかったこと」とは別の水準のことと思われる．その理由は，内容を表す次の語り，「あなた，患者の気持ち，家族の気持ち，考えてるの？」[36-37]という表現に現れている．Aさんの「私が言いたいこと」は，「病棟の人(看護師たち)」を主語にして語られていた．しかし「気になったこと」では，「あなた」を主語に置いて，その人に呼び掛けるような表現で語られている．このことから，「すごく気になったこと」は，Aさんが問題だと思ったかかわりをした一人ひとりに向けられた言葉であり，その一つひとつの行為が，患者や家族の気持ちを考えていないものとして，Aさんに映っていたことを意味しており，それを訴えた語りになっているのだ．この語りの最後に「も」[37]が付されていることから，それ以外にも，気になったことはたくさんあったことがわかる．ここでは，そのなかでも「すごい」ことが取り上げられた．先取りになるが，後にこの「すごく気になったこと」は，「私の言いたいこと」に組み込まれる．

　Aさんは，ここで語りを完結させてしまわない．未だ，「私の言いたいこと」にうまく着地できていないからであろうか．再度「だから」[39]と言い，先に語った，患者さんともっと話すこと，尿器を回収することを挟んで，「そこが私が，その，譲れないと思ってたり，何とかしてくださいって言っているところではなくて」[40-41]と念を押した．そして，病棟には「だんな(夫)がすごくプロフェッショナルな看護師さんだって言う人もいて」[42-43]と断り，「それなのに，何でこんなね，スタンダード以下の看護が提供されてることを誰も知らないんですかってすごく思うんですよ」[43-44]と語った．この語りの構造は，先に取り上げた語り，つまり，一つひとつの問題点の改善ではなく，提供されている看護のことを「知らない」ことを伝えた，その語りの構造と同じである．

　ここで更新されているのは，次の内容である．前述で「病棟の人が(自分たちの看護を)どのように知っているのか」と問うていたのは，「看護師が(略)何か積極的に苦痛を与えている」「そういうこと」であり，それが「看護のレベル」と言い換えられていた．他方で，ここでは「スタンダード以下の看護」と語られ，先に比べてより一般的な表現に変換されている．また，看護のレベルがここで語る「スタンダード」を基準として判断されていることがわかる．他方で，「誰も知らない」

という表現は，前の「病棟の人」を言い換えた，病棟の看護師たちを示す表現であり，ここでも複数の人たちのことを述べている．

さらにAさんは「だから」[46]と続ける．その際「何か，何て言うのかな」[46]と言い淀んだ．そして「自分がやっぱり看護を教えている者として，いったいこの状況は何が悪くてこうなってるのか，基礎教育の問題なのか，継続教育の問題なのか」[46-48]と語った．これまでの語りでも，看護のレベルの指摘は，たびたびなされていた．そのAさんの語りは，看護の専門家の視点から生みだされていたと言ってもいいだろう．しかしここにおいて，Aさんは明確に自らの視点を「看護を教えている者」と語っている．これは，自身を看護の専門家から，そのなかでも教育の責任を担っている者であることへと，立場を収斂した表現である．これを表現する直前に「何て言うのかな」と言い淀んだのは，「基礎教育の問題なのか」とも語られていることから，問題の関与者に，自分自身をも加えて語ろうとしたためであろう．特にAさんの専門は看護学教育である．そのことが余計にAさんを戸惑わせたのではないだろうか．

3) 普通に看護師だったらするべきこと

またAさんは，その後再び，病棟で「ケアの質をよくしよう」[49]ということが，「スタンダードに持って」[49]いくことだという表現を用いている．そして「だからね」[52][57]という言葉を2回挟み込み，その間に「経験ありそうな人のそういうケア」[53-54]が「やっぱりすごく，こう，許せない」[54]「譲れない感じ」[54-55]という言葉を挟んで，その「譲れない」内容を次のように言語化する．「譲れない感じ」という感覚的経験が，Aさんを自らの感覚の自覚へと誘ったのかもしれない．

A：そう．だからね，何が譲れないのかって，何かすごく大きなことではなくて，何か普通に看護師だったらすべきことをちゃんとしてほしい．
N：うん．
A：っていうだけのことなんだなって思ったんですけどね．[57-60]

この語りにおいて，Aさんは初めて「譲れない」ことが「普通に看護師だったらすべきこと」であると語る．それは，先に表現された「スタンダード」の別の表現であるが，「普通」という言葉を使うことによって，できていないことの問題性をより際立たせているとも考えられる．つまり，「普通」は，私たちにとって習慣化されていることであったり，当然できるべきことであったりするために，日常的に際立った形で取り上げられることではない．それをあえて「普通」という表現で語ること自体が，現状を「普通」でないこととして際立たせている（西村，2007）．さらにここで，「だけ」という言葉を用いている点にも注目したい．これは，「普通」が看護師として当たり前にできること，していること，つまりAさんにとっての看護のある種の基準の強調である．

この語りで，「私の言いたいこと」が着地点を得たように思われたが，Aさんに

とっての「普通」，言い換えると「スタンダード」がいかなる意味であるのかは，いまだ語られていない．それゆえ，私はAさんに，この「普通」であること自体，普通と思われる人においては容易であるかもしれないが，自覚できていなかったり，その言語化が難しかったりする人においてはその意味をつかむのは難しいのではないか，と問うてみた．それが，次の例において語られる．

　ここで，次の例に入る前に確認しておきたいことがある．それは，Aさんがたびたび「だから」という言葉を挟み，その前に語ったことをまとめたり，そのまとめを理由に，譲れないことの理解を更新させたり，さらに，そのまままとめられずに，別の例でつなぎそれを理由に「私の言いたいこと」をまとめたりしていた点である．この「だから」は，Aさんにおいて，「私が言いたいこと」を探る足場となっており，この言葉を挿入することで，先に述べた出来事や表現をより一般化したり，前の言葉をずらして経験を更新したりすることを成り立たせている．が，それだけではない．この言葉によって，その後に新しい意味が生み出されているのである．「だから」はAさんにとって，「私が知りたいこと」を見つける探究の文脈を作る骨組みとなっており，これによって理解が更新されていくのである．

4．「それがキーワードかも」へ

　ここまでAさんは，夫の入院中の問題点を具体的に語ってきた．しかし，入院中に出会った医療者は，ネガティブな印象のみをAさんに経験させたわけではなかった．病棟の看護師とのかかわりではない，と念を押しつつ，Aさんは「一番何か感動した」[62]麻酔科医とのかかわりを語ってくれた．

1)「すごい」かかわり（実践）

　手術前に麻酔科医に呼ばれたAさんは，夫とともにオフィスを訪ねた．その麻酔科医のかかわりに対してAさんは，「すごく（すごい）」[62][64][66][69][71][79][83]を繰り返す．この「すごい」が修飾する表現を見てみよう．例えば，「丁寧」[62]，「本当にあなたをケアしています」[67]，「（あなたのことを考えてますっていうメッセージが）伝わってくる」[69]，「時間をかけて，あの，丁寧に聞いてくれて」[71]，「いい経験」[71-72]，「その人をケアしているっていうことが，あの，伝わってくる」[79-80]，「（やっぱり）安心できた」[82-83]である．これらはいずれも，Aさんや夫にとって「いい経験」「感動した」かかわりとして意味づけられている．

　Aさんがこの例を挙げたのは，「私が言いたいこと」を探る文脈においてであった．そうであればこの「すごい」かかわりは，Aさんが受けて「いい」という意味づけをしていることからも，Aさんが言いたいことのポジティブな面であると言ってもいいだろう．「感動した」例として語られたのだから，この例はAさんがここで述べる「スタンダード」「普通に看護師だったらすべきこと」とは水準が違うかもしれない．しかし，丁寧さ，時間をかけること，しっかり聞くこと，「あなた」[67][69]，「その人」[79]という特定の人に向けてケアをしてくれていることが伝

わってくることという切り口は，Aさんが「言いたいこと」，あるいは看護の視点の柱としても位置づけられないでいると思われる．

またこの語りにおいて，Aさんの「言いたいこと」「譲れないこと」に，先に述べた「気になったこと」[36]が組み込まれていることを見て取ることができる．「気になったこと」においてAさんは，「あなた」と言って看護師一人ひとりに呼びかけ，「患者の気持ち，家族の気持ち」を考えているのかと問うていた．そして，「私が言いたいこと」である「病棟の人」，つまり病棟の皆に求める看護とは別の次元で，つまり看護に携わる一人ひとりの看護師に対して「気になること」が投げかけられていた．しかし，麻酔科医のかかわりの例では，その医師にとっての「あなた」「その人」を重視したかかわりがなされた語りが見て取れる．医療者が，ケアをしようとする目の前の「あなた」「その人」のことを考えて，その人へのケアをすること，それがAさんの「言いたいこと」「譲れないこと」に織り込まれたのである．その織り込まれたケアにおいて，Aさんは「あれはやっぱりすっごい安心できた」と感じるのだ．ここで「やっぱり」という言葉を挟んでいるのは，これまでAさんが言葉にしてこなかった，明示できてはいなかったが，言語化の前から「言いたいこと」として「すっごいいいケア」の基準として生み出されつつあった，そのことを示しているのかもしれない．

2) 自分の看護の"意味"

この「すごい」いい，その人をケアしているという話に触発されて思い出したことがあった．そのため，インタビュー中ではあったが，インタビュアーである私が想起した経験をこの場で話してみた．それはAさんが「言いたいこと」と，どこかでつながっているように思ったためだ．

私が想起したのは，かつて看護の実践知を，グループ・インタビューという手法で探究していたときに聞き取ったことである．具体的な内容は，既に，西村（2008；2011）で報告している．ここでは少しだけ，そのグループ・インタビューについて紹介したい．私は，看護の実践知の探究において，ごくごく日常的な営みに注目していたのだが，当の看護師たちにとってそれは言葉にし難いことだった．彼らは実践中に，自分の行いのほうに注意を向けているのではなく，患者や病棟などの状況に注意を向けている（Psathas, 1995）．また，動きながら，常に現在進行形で実践を行っているために，はっきり自覚したり，振り返らざるを得ないこと以外は，記憶に残りにくい．だからこそ，それを個別のインタビューで聞き取ろうとしても，なかなか語り出されてこない．それゆえ，複数人の看護師同士で語り合いながら，他の参加者が語ったことに触発されて，自らの実践が語り出されること，その語らいのなかで実践の語りが生み出されることを期待して，グループ・インタビューを採用した（Vaughn, Schumm & Sinagub, 1996/1999）．

これに参加した一人の看護師が語った経験が，Aさんの「言いたいこと」に触発されて想起されたのである．その看護師は，急性骨髄性白血病の患者とかかわった経験を，今でも「引っかかり」を残していること（西村, 2008, p.184）として語って

くれた．患者は治療のために骨髄移植をしたのだが，移植後の移植片対宿主病（graft versus host disease；GVHD）のために長期間にわたって苦しんでいた．その看護師は，勤務のたびにその患者のもとで1時間ぐらいじっくり話を聞いたり，そばにいて泣いている患者の背中をさすったりしていたという．ところが移植後300日ぐらいを経たある日，その患者は自ら命を絶ってしまった．この経験を振り返りながら看護師が語るのは，自分の看護の"意味"である．何をしていたのだろうか．その患者が，苦しくてもなお自分の生きている意味が見出せたらあんなことにはならなかったかもしれない．だが，他の参加者の語りやその経験への理解の言葉を聴きながら，看護師は自分の看護の意味を自ら言葉にしていった．同時に，彼女が言ったのは，今，受けもっている患者の前で，「その後（急性骨髄性白血病の患者さんが亡くなって）から自分，ちゃんと話とか聴けてるのかなとか，この患者さんと一緒に今この場所に居れてるのかな」(p.193)という問いである．声をかけたりケアをしたりする際に，私たちは確かに患者の近くにいる．しかし，この看護師が言いたかったのは，物理的にそばにいることではなく，その患者に専心し，その患者にじっくりかかわり，その人の訴えや言いたいことをしっかり受け止められているのか，という問いである．

3）患者とのかかわり

「涙が出てきちゃう」と言いながら，Aさんは，この経験談に触発されて自らの過去の経験を話してくれた．それはAさんが，準夜勤で働いていたときの経験である．一人の末期がんの患者がAさんに，「こんな本を読んでいる」と言ってがんの治療法が書かれている本を見せてくれた．未告知の患者だった．そのときは，ナースコールも多く，消灯するための準備もあった．Aさんは，明日の日勤帯に早めに出てきて話を聞くことを約束して勤務を終えたのだが，その患者は夜勤中に悪化して昏睡状態に陥り，翌日の日勤帯で亡くなってしまった．Aさんは，今でもこの患者さんのことが引っかかっており，時折皆に話をするという．

ここでAさんが話したかったことの一つは，明日という時間が，患者との関係にはない，ということであろう．さらに，この患者は入院して日が浅く，長期間の付き合いではなかった．にもかかわらず，Aさんの看護に対する考え方に大きな影響を与えている．私が紹介したような長期間にわたるかかわりでなくても，つまり，ある勤務帯という短いかかわりであっても，濃密な意味が生まれる可能性がある．時間の長短ではなく，私たちの実践に引っかかりを残しつつ，多大な影響を及ぼす患者とのかかわり，それが語りの引き継ぎにおいて見出された．

さらにAさんは，この短期間のかかわりの語りを引き継いで，自分自身が腹痛と下痢のために受診したクリニックでの看護師のかかわりについて教えてくれた．

4）「頼る」ことを促す看護師のかかわり

Aさんの腹部症状は，日曜日に起こった．「いつも行っているクリニックは日曜だから」[89-90]，「休日急病診療所のあれ探して」[90]という言葉を挟んでいることから，ここで語られたクリニックは，初めて，あるいは稀にしか行かない診

療所だったことがわかる．そのクリニックの待合室で「何か呼ばれるまで待ってるだけのとき」[91-92]，「本当に2～3分しか一緒にいなかった」[92]看護師が，「すごくお辛いですよね」[93]と言ってくれ，水分の取り方を説明してくれた．Aさんは，この看護師の言葉を聞いたときの，その声かけに対する自分の判断を，「何か」[95][96][97][98]という言葉を何度も繰り返しながら話してくれた．その「何か」に続くのは，次の言葉である．「何か」の繰り返しが多いため引用も多くなるが，抜粋してみる．

「すごくね，えっ，この人できる」[96]
「本当にちょっとのかかわりなんだけれども」[96-97]
「すごく的確なアドバイスができる」[97]
「この人は何かいい看護師さん」[98]
「そういうのって，長く一緒にいないとわからないかって，そんなこと全然ない」[98-99]

この「何か」に続く言葉は，いずれもその看護師の援助を「できる」こととして評価した表現である．しかし，まるでその評価をあいまいにするように「何か」という言葉が挟まれている．そして，この語りに続けて，先に検討した"探究を促す"「だから」[101]を挟み，「ああいう看護師さんは，やっぱり人は，あの，頼ると思うんですよね」[101]という表現に着地する．

このことから，Aさんが「何か」という言葉を，まるで語りのリズムを作っているかのように挟むのは，ここで明確にその看護師のすごさの根拠を説明しようとしているのではないためであると思われる．むしろその言明は棚上げされたまま，「人」，ここではAさんの看護師に「頼る」という行為へと至る経緯の語り，つまり「頼る」ことにつながる例として，この看護師のかかわりは語り出されたのであろう．そして，棚上げされた「頼る」ことを促す看護師のかかわり，言い換えるとAさんにとっての「言いたいこと」は，ここではまだ明示されずに「何か」として言い置かれている．もちろんここでは，初めて出会い，ほんのわずかな時間しかかかわらなくても，その看護師のすごさはわかり，頼るという行為も生み出されることも示している．

「頼る」ことに着地すると，急にAさんは，「ネコの話しました？」[103]と私に尋ね，まだ聞いていないと応じると，その話を語り始めた．先取りになるが，このネコの話のなかで「言わない」「頼らない」という根拠が語られる．このことから，先の例は，「頼る」ということへと至る「足場」として，しかも，短い時間でもわかること，という特徴を確認するための例であったといえるだろう．

ネコの例は，探究の「だから」[109]を挿入してから，「すごく体重を気にしているネコの飼い主だった」[109]と，まるで第三者のことを伝えるように語り出された．その飼い主のネコの6 kgぐらいあった体重は，血糖コントロールがあまり

良くなかったために，5 kg 以下となってしまっていた．その状態で，獣医を受診したときの A さんの経験である．診察前に体重を測るのだが，手元のスケール（体重計）が「ゼロに合ってない」[111]状態であることに A さんは気がついた．しかし，看護師はそのまま体重を測り，通常の体重よりも 0.7 kg ぐらい軽い値を「平気で書こうとして」[113-114]，そうしながら「何か，あの，何かお困りのことありますか」[114-115]と A さんに尋ねた．これを語った A さんは即座に，「私はね，あんたに言う？って思ったんです」[115-116]，「言わないですよ」[116]，「あんたに言う？って」[116]と，疑問と否定を繰り返す．そして，一方で，「私は体重が減ることをすごく心配している」[116-117]にもかかわらず，他方で「何かあんた，それ，全然，気にしてないじゃん」[117]とすれ違いを示しつつ，「そんな人にさ，どうされましたって（聞かれても），私は言わないって」[117-118]と，その言わない理由を，状況を語りながら示した．最初に挿入された「だから」[109]の応答が，ここで示されたと言ってもいいだろう．

　先に A さんは，まるで第三者の立場から話すように，自分のことを「すごく体重を気にしているネコの飼い主だった」と語った．これは，前述した「その人」「あなた」という看護師からみるとケアの相手になる存在が，「気にしていること」，つまり A さんの言葉を借りると「患者の気持ち，家族の気持ち」なのであり，それがわかっているのかが問われている．つまり，A さんの「言いたかったこと」には，この気持ちがわかっているか，という問いが内包されているのである．このネコの話（例）に登場する動物の看護師は，その「言いたいこと」を大きく踏み外していた．だから A さんは，この例を想起し，語り始めたのだと思われる．

5）患者への伝わり方，患者が受けとめるメッセージ

　またここで注目したいのは，この直後に，ネコの話からは離れて，「でも私ね，その外来の化学療法の研究の場で，同じことが起こってる」[118-119]と自らの意見を述べ，大学院生が授業で提示した，患者が看護師に質問をしない外来の例を挟む．また，「私がそのクリニックに行って，本当にちょっと接した人が，あの，いや，この人できる」[120-121]と，「短い関わりでも感じ」[122]，それゆえに「私はたぶん何かあったらその人には相談すると思う」[122-123]と結ぶ．この二つの例は，これまでのインタビューで語ったことだが，ここでは患者や家族が，相談したり質問をしたりする／しないが，A さんの「言いたいこと」と深くかかわっていることを示している．この基準を足場にして，再度語り直すと，ネコの話に登場した看護師には，A さんは「あなた（動物の看護師）がね，どう，調子はどうですかって，あっ，大丈夫です」[125]，「それ以外のこと，何言う？」[126]と，それ以上の関与をしないことを語る．

　このように A さんの「言いたいこと」は，看護師に「言う」「相談する」「応答する」という，看護師からの働きかけによる患者の側の行為（応答）の可否とも，深く結びついている．だから A さんは，看護師の「その人（例えば A さんや夫，ネコ）のことを考えている」という態度が伝わることを重視したのかもしれない．患者の

第3部　現象学的看護研究の実際

応答が,「言いたいこと」「譲れないこと」, つまり「看護の視点」と深く結びついているのだから.

こうした探究の語りを通してAさんは,「何て言うのかな, その行為って」[128]と言って考えたのちに,「ああ, やっぱりね」[128]と, 自分の「言いたいこと」を発見する.

> A：私ね, あの, あんたのことどうでもいいわっていうメッセージにこだわっているんだなって今, 思ったんだけど. (略)だから, ああ, それがキーワードかもなんて. [128-135]

「今, 思ったんだけど」[129-130]と語られていることから, この「あんたのことどうでもいいわ」[128-129]というメッセージに「こだわっている」[129]ことは, これまでAさん自身もはっきり自覚していなかったと思われる. インタビューにおいて,「だから」という言葉を挟みつつ探究をしてきたプロセスが, Aさんがこの表現に到達することを可能にした.

また, メッセージという言葉からは, 先にも述べた「伝わる」こと, 言い換えると, 患者の側がいかに受けとめるのかということと深くかかわっていることが, 読みとれる. そうであればAさんの「言いたいこと」, 言い換えると「譲れないこと」「こだわっている」ことは, 看護師の側の態度のもち方に終始しているのではなく, 常に患者への伝わり方, 患者が受けとめるメッセージの意味とともに成り立っている. いわば, 間主観的(Husserl, 2012), 間身体的(Merleau-Ponty, 1970)な事象であると思われる.

ここで一つ確認したいのは, 4回目のインタビューの初めの頃に「言いたいこと」として語り出された,「病棟の人が自分たちの実践を知ること」が, この表現には含まれていないことだ. しかしAさんは, すぐさま, 次の言葉を紡ぐ.

> A：うん. でもね, 本当に, あなたが何とかしてくれなかったらどうしようもないのよっていうね, あなたが知らんぷりしたらっていうのをすごくね, 何か感じてほしい. あなたが知らんぷりしたら, 化学療法で吐いて苦しんでる患者さんはそのままなのよって. だから, 私がいなかったら, だんなは一晩, 口が渇くって言ってるのよっていう, 何か, あなたが何とかしなきゃいけない人でしょうよみたいなことが, まあ, やっぱり伝わらないのね. [137-142]

Aさんはここで,「あなたが」と呼びかけて, 看護師一人ひとりに「何とかすること」を訴えている. この一人ひとりへの訴えは, 看護師たちが担当する一人ひとりの患者, つまり化学療法で吐いている人, 口の渇きを訴える夫などをイメージしてのことだと思われる. またそれは同時に,「あなた」にそれを振り返ることを促す. この一人ひとりの自らの実践への促しが, 病棟の看護師たちの互いの実

践を知ることへと結びつく．そして，最後にそれが「伝わらない」と語ったのは，そもそも，ここでの探究が，夫が入院した病棟で起こったことを契機としており，その病棟の知り合いの看護師に，「私の言いたいことが伝わっていない」と感じたことに端を発しているためであろう．

ここで，再度Aさんは，インタビューの最初に述べたその看護師，ないしは病棟の看護師に伝わっていないことに回帰した．つまり，ここにおいてAさんは，自分の問いでもあった「言いたいこと」「譲れないこと」，言い換えると「看護の視点」を見出したのだと思われる．そして，それがインタビューの終了を告げた．

6 分析の視点を振り返る

前節では，4回のインタビューデータから抜粋した4種類のデータの分析を示してきた．ここでは，この4種類のデータの分析がいかなる視点をもって行われていたのかを確認したい．

改めて，振り返ってみると，分析はいくつかの視点から行われていることが見えてくる．先に断っておくと，その視点自体も「事象のほうから」示されているため，別の箇所に注目すると，さらなる視点が見出せた可能性があるだろう．

既に行った分析には，次のような視点，ないし切り口があった．

1．主語を誰(何)として語っているか

ここでは語られる内容の主体，つまり誰(何)が主語として語られているかが分析されていた．例えばAさんは，幾度も強調して，「私は」「彼女は」「患者さんが」と言っていた．「私は」とあえて語るときには，他の誰かとの差異を強調しつつ，「私」を際立たせているといっていいだろう．主語は必ずしも人であるばかりではない．「行為」や「モノ」が主語となることもあり，また主語がないままに語られることもある．経験においては，主語となる主体があらかじめ決められているわけではなく，その経験のなかでその都度定まってくる．これは，誰の視点からの経験であるのかにこだわった分析であり，同時に，他の誰(何)との対比で浮かび上がっている主体であるのかも分析される[注8]．

2．何に関心が向けられているのか

次の切り口として，意識や身体の志向性を示す語りに注目し，その志向性がいかに成り立っているのかを分析していた．メルロ＝ポンティの言葉を借りると，

8．鷲田(1997)によれば，「現象学は，その名がしめしているように，現われのロゴスを問う．つまり，世界をそれが現われているかぎりでその現われにそくして問題にする．だからそこでは，現われの構造，つまりは，何かが何かとして何かに対して現われるときその〈関係〉が問題となる．しかもそれらの〈関係〉が，その生成を可能にしている媒体，ないしは条件もろとも問題となるのである．その意味で，〈現象学〉は(実証主義に対立する)広い意味での関係主義の立場に立つ」(p.8)．

何かに志向性が向くということは，世界のある事柄と結びつき，それ自体が図として浮かび上がることになる．同時にそれを図として浮かび上がらせる地は背後に退いている．言い換えると，はっきり自覚されない地が図をいかに浮かび上がらせているのかを分析していた．

"いかに成り立っているのか"を分析する際，マークするのは語り方である．例えば，「でも」の繰り返しの分析からは，Ａさんが語りながら行っていたことが見えてきた．「だから」をマークすることによって，探究の語りの構造が見えてきた．「やっぱり」は語りのなかで頻出するが，これは，既に知っていること，了解していることなどを確かめる語りである．この「既に」という言葉は，この語りが過去にそれを知った経験と結びついている可能性を示している．そのため，「時間」という視点を分析に導き入れることを促す言葉として考えることもできる[注9]．

3．経験はいかに更新されているのか

インタビューデータの一連の流れを読み，ある言葉や経験が，いかに別様に言い換えられていくのかを追っていくと，経験がいかに更新されているのかが見えてくる．経験の更新は，メルロ＝ポンティの知覚の現象学における重要な課題――経験の「変換」――でもある．それが，インタビューにおける語りのなかでも生起しつつあることが分析される．

3回目と4回目のインタビューデータがこれにあたる．3回目は，ある語りのブロックのなかで，「看護の視点」がいかなる経験内容とともに語られるのかを見定めつつ，その意味がいかに更新されていくのかを読み取った．4回目のインタビューでは，インタビュイーであるＡさん自身が，具体的な経験を織り込みながら「私の言いたかったこと」を探っていく経緯と，そのなかでいかに「言いたかったこと」の表現を更新し（＝変換し），それによって，いかに言いたかったことを発見していったのかを分析した．

4．インタビュアーの質問に対してインタビュイーはいかに応答したか

インタビュアーの質問にインタビュイーが応じる場合と，質問を一つの契機として，インタビュイーが自由に経験を語り，そのまま自分の語りに導かれてさらなる語りを生んでいる場合がある．後半の場合は，経験がいかに更新されているかが分析される場合が多いが，前半の場合，特に質問内容に対する応答がずれた

注

9．「やっぱり」という言葉は，これまでもたびたび分析の切り口として注目してきた．しかし，その理由は，何度も繰り返し語られるため等々として説明をしてきたのみであった．ところが，2014年度前期の博士後期課程の授業「看護哲学Ｉ」において，フッサール著『イデーンⅡ』を読んでいる際に，榊原哲也先生（東京大学）のコメントから次の視点をいただいた．「やっぱり」と語られるのは，過去に経験したことや既に知っている知識が参照された場合である．「理論的範疇性」という難解な言葉について議論していた際に，「ＳはＰである」と定位された事柄が先行してある場合に，「やっぱり」という，以前や他と同様に，あるいは思っていた通りという意味を含み持つ表現が使われる．いずれも，先行する「ＳはＰである」という分節化がなければ成り立たない．

場合，その"ずれ"がいかに起こっているのかを分析することによって，そこで語られている事柄がいかなる経験であるのかが見えてくる．

以上のように，"語り方"そのものを丁寧に読んでいくと，インタビュイーがそこで語ろうとしていることを的確に表現しようとしていることがわかる．他方で，インタビューデータの一連の流れを追っていくと，インタビュイーが，語りながら意味づけを更新させていくデータに出会う．いずれも，事象の側が，こうした視点を示しているために，それを発見することが分析の醍醐味となる．

この分析の文章表現そのものを，私は記述と呼びたい．既に見てきた通り，分析といっても，経験を分類したり抽象化したりする作業をしてきたわけではない．ある経験がいかに成り立っているのかを開示するための視点を見出し，その視点から経験に分け入っていくことを通して，その経験がいかに現れてきたのかを見えるようにしていく作業（これを記述という）の切り口や，出来事（言葉）と他の出来事の連なり，重なり，促し，両義性等々を示していくことが分析である．この分析を文章化していくことが記述であるといってもいいだろう．哲学者の鷲田(1997)も次のように表現している．「記述とは，なにかを模写することでも記録することでもなく，そのなかではじめて〈事象〉があるプロフィールをもって現れてくることになる場を拓くということである」(p.4).

7 記述を洗練する

この後に，記述を洗練しつつ再度分析することで，これまでよりもより広い文脈から見えてくることを発見していく．

上述では，繰り返し読んで気になった箇所，つまり「濃淡」の「濃」と，さらにそこに内包された経験の語られ方を詳細に分析してきた．もちろん，それまでにデータのすべてを繰り返し読み，その結果，見えてきた事柄に注目したわけであることから，ある部分の分析をしているからといって，全体の文脈を断ち切ってそれを行っているわけではない．しかし，やはりいったん，ある箇所を焦点化して分析すると，全体の流れを見失うこともある．また，「濃淡」の「淡」，つまり習慣化・日常化されており，はっきり言語化することが難しい経験にも目を向ける必要がある．概ね，「濃」の箇所の分析を終えてから，再度全体を読み直してみる．そうすることで，それまで注意を向けていなかった事象から，分析の手がかりが得られることもある．前述の分析においても，何度も読み返すなかで，さらに分析を進めることを通して，それまで気づかなかった視点の発見を記述した．それゆえこれを繰り返すことを通して記述も洗練されていく．

8 記述の構成を定めて再記述する

分析の段階で見出されたテーマを基に，論文全体の構成を定める．その際同時

に，例えばAさんの経験であれば，その経験を貫く柱，経験の構造，あるいはストーリーラインを見出していく作業をすることになる．それによって，テーマがいかなる順序や構造で配置されるかが決まってくる．データによっては，語りの時間軸が柱となることがある．語る順序が重要な意味をもつ場合，つまり語りながら経験が更新されていく，その発生が問題になる場合は，語られた順序とその語りのテーマの生成が構成を作る．

全体の構成に合わせて，データからの抜粋（語り）とその分析を配置し，その全体を何度も読み返す．この作業によって各テーマ内で分析してきたことが，他の分析と照らし合わされることによって，組み換えられる可能性がある．また，たびたび経験することであるが，この段階の分析を通して，テーマの配置に歪みを見出したり，分析自体に無理のある箇所を発見することがある．その際，迷わず，分析の再試行や全体の構成の組み換えを検討することを勧める．それによって，これまで読み誤っていた点，つまり「事象そのものから」という視点を重視しながらも既存の枠組みにはまり込んでいたり，過度な分析や解釈に陥ったりしていることに気づく可能性があるためだ．私はこの段階で，すべてを書き改めたことがある．

これまで行ってきたことを手続きとして記すと表のようになるだろう．手続きのなかでは，分析の視点を簡潔に述べるのみとしている．それは，データが示す視点に沿って分析をしていくため，あらかじめ視点を示しておくことができない

表　具体的な手続き

1. インタビューの音声データからトランスクリプトを作成する．
  （インタビュー時の研究参加者のしぐさや声の抑揚，インタビュー時に感じたことや気になったことなども書き込む）
2. トランスクリプトを何度も読み返し，全体的な印象をつかむ．同時に，読み返しながら気づいたことや分析の視点をマークしていく．
  （この際，言葉の言い淀みや沈黙，繰り返し，語られた順序などが重要なヒントとなる場合が多い．また，分析は，研究参加者である当事者の視点から，その経験がいかに生み出されているのかという視点に注目して行う）
3. 分析の視点を手がかりに，経験の語られ方とその文脈がいかに成り立っているのかを分析する．
4. 潜在的なテーマとその構成を検討する．
5. 構成を基に，各テーマとなった経験がいかに成り立っているのかを記述する．
6. 記述を何度も読み返し，再度解釈（分析）を行う．
  （経験がその当事者にとっていかに成り立っているのか，という点に忠実であるよう心がけることを忘れない）
7. 再度，全体の構成を検討し，記述全体を貫くテーマを探る（＝研究のタイトルとなる）．
8. 研究参加者や同僚などに記述を読んでもらい，意見を聞く．
  （公開することの了解を得る＝倫理的配慮）

ためである．繰り返しになるが，分析の視点は，事象そのものの方にあるのだから，あるいは，結果の記述に内包されていると言ってもいいだろう．

9 考察を書き，「問題の所在」を見直す

　考察では，研究目的にたち帰って，当初の課題にこの記述が答えられているのかを検討する．その際，再度，研究目的の表現を見直し，目的と結果の整合性を確認する．そして，他の文献の成果と対話をしつつ，本研究で見出されたことの意味を検討する．例えば，これまで「看護の視点」がどのように紹介されたり，見出されたりしてきたのか，いかに伝えられてきたのか等々を見直し，今回の探究の視点との違いを指摘する．それによって，先行研究との違いと，探究の枠組み（視点）の独創性を論じることになる．

●第3部　文献
- Benner, P. (2011/2012). 井上智子(監訳)，ベナー　看護ケアの臨床知――行為しつつ考えること(第2版)．医学書院．
- Bradbury-Jones, C., Sambrook, S., & Irvine, F. (2009). The phenomenological focus group――an oxymoron?. Journal of Advanced Nursing, 65(3), 663-671. doi: 10.1111/j.1365-2648.2008.04922.x.
- Crotty, M. (1996). Phenomenology and Nursing Research. Churchill Livingstone; Melbourne.
- Fawcett, J. (1993/2008). 太田喜久子，筒井真優美(訳)，フォーセット看護理論の分析と評価　新訂版．医学書院．
- Husserl, E. (1952/2001). 立松弘孝，別所良美(訳)，イデーンII-1．みすず書房．
- 浜渦辰二. (2012). 訳者解説, Husserl, E. (2012). 浜渦辰二，山口一郎(監訳)，間主観性の現象学――その方法(pp.533-552)．筑摩書房．
- Husserl, E. (2013). 浜渦辰二，山口一郎(監訳)，間主観性の現象学2――その展開．筑摩書房．
- Goffman, E. (2000). On Field Work in Journal of Contemporary Ethnography／串田秀也(訳)，フィールドワークについて，好井裕明，桜井厚(編)，フィールドワークの経験(pp.16-26)．せりか書房．
- Glaser, B. & Strauss, A. L. (1967/1996). The Discovery of Grounded Theory ―― Strategies for Qualitative Research, Aldine Publishing Company. 後藤隆，大出春江，水野節夫(訳)，データ対話型理論の発見――調査からいかに理論を生みだすか．新曜社．
- Gregg, M.F., Wakisaka, T., & Hayashi, C. (2013). Nurse Managers' Strategies for the Integration of Newly Graduated Nurses into Clinical Units in Japan. A Qualitative Exploratory Study, The Open Nursing Journal. 2013, (7), 157-164.
- 家高洋. (2013). 質的研究の前提と主題は何か．看護研究，46(1), 90-101.
- 木田元. (1970). 現象学．岩波書店．
- 前田泰樹. (2012). 経験の編成を記述する．看護研究，45(4), 311-323.
- 松葉祥一. (2011). 開かれた現象学的研究方法．看護研究，44(1), 17-26.
- Merleau-Ponty, M. (1961/1966). 滝浦静雄，木田元(訳)．目と精神．みすず書房．
- Merleau-Ponty, M. (1945/1967). 竹内芳郎，小木貞孝(訳)．知覚の現象学1．みすず書房．
- Merleau-Ponty, M. (1960/1970). 竹内芳郎，木田元，滝浦静雄，佐々木宗雄，二宮敬，朝比奈誼，海老坂武(訳)．シーニュ2．みすず書房．
- Merleau-Ponty, M. (1945/1974). 竹内芳郎，木田元，宮本忠雄(訳)，知覚の現象学2．みすず書房．
- 西村ユミ. (2007). 〈動くこと〉としての〈見ること〉――身体化された看護実践の知(pp.127-152)．石川准(編)，身体をめぐるレッスン3　脈打つ身体．岩波書店．
- 西村ユミ. (2008). ケアの意味づけに立ち会う――メルロ＝ポンティの視線に伴われて．思想，11(1015), 183-199.
- 西村ユミ. (2003). 看護経験のアクチュアリティを探求する対話型インタビュー．看護研究，36(5), 35-47.
- 西村ユミ. (2002). 看護経験を探求する方法に関する一考察：対話式インタビューに注目して．日本

第3部　現象学的看護研究の実際

- 赤十字看護大学紀要．16，1-9．
- 西村ユミ．(2010)．看護実践はいかに語られるのか？──グループ・インタビューの語りに注目して．質的心理学フォーラム 2．18-26．
- 西村ユミ．(2001)．語りかける身体──看護ケアの現象学．ゆみる出版．
- 西村ユミ．(2001)．看護ケアの実践知──「うまくできない」実践の語りが示すもの．看護研究, 44(1), 49-62
- 西村ユミ，前田泰樹．(2011)．「痛み」の理解はいかに実践されるか──急性期看護場面の現象学的記述．看護研究, 44(1), 63-75．
- 西村ユミ，前田泰樹．(2012)．時間経験と協働実践の編成──急性期病棟の看護に注目して．看護研究．45(4)，388-399．
- Psathas, G. (1995). Ethnomethdology as a New Development in the Social Services　エスノメソドロジー──社会科学における新たな展開(pp.5-30). Psathas, G., Garfinkel, H., et al. (著)．北澤裕，西阪仰(訳)．日常性の解剖学──知と会話(新版)．マルジュ社．
- Roper, J. M., & Shapira, J. (2000/2003). Ethnography in Nursing Research. Sage Publishing Inc. 麻原きよみ，グレッグ美鈴(訳)．看護における質的研究①エスノグラフィー．日本看護協会出版会．
- 榊原哲也．(2011)．現象学的看護研究とその方法──新たな研究の可能性に向けて．看護研究,44(1), 5-16．
- Starks, H., & Trinidad, S. B. (2007). Choose Your Method: A Comparison of Phenomenology, Discourse Analysis, and Grounded Theory. Qualitative Health Research, 17(10), 1372-1380.
- 杉本隆久．(2010)．入ることと始めること──哲学入門と哲学の再開．KAWADE 道の手帖──メルロ＝ポンティ．pp.2-14．河出書房新社．
- Suttles, G. (2000)．フィールドワークの手引き．好井裕明，桜井厚(編)，フィールドワークの経験(pp.27-45)．せりか書房．
- Thomas, S. P. & Polio, H. R. (2006)．川原由佳里(訳)．患者の声を聞く──現象学的アプローチによる看護の研究と実践．エルゼビア・ジャパン．
- Van Manen, M. (1997/2011). Researching Lived Experience: Human Science for an Action Sensitive Pedagoy, 2nd ed. The University of Western Ontario.／村井尚子(訳)．生きられた経験の探求──人間科学がひらく感受性豊かな〈教育〉の世界．ゆみる出版．
- ヴォーン，S.，シューム，J.S.，シナグブ，J. (1996/1999)．井下理(監訳)，田部井潤，柴原宜幸(訳)．グループ・インタビューの技法．慶応義塾大学出版会．
- Wimpenny, P.. & Gass, J. (2000). Interviewing in phenomenology and grounded theory: is there a difference?. Journal of Advanced Nursing, 31(6), 1485-1492.
- 鷲田清一．(2007)．思考のエシックス──反・方法主義論．ナカニシヤ出版．
- 鷲田清一．(1997)．現象学の視線──分散する理性．講談社．

補章

- 現象学的看護研究における個人的経験

- 大学院生が現象学的看護研究を行った経験から

補章

現象学的看護研究における個人的経験

　ここでは，本書の執筆者の一人であるグレッグが，現象学といかに出会い，そこでいかなる取り組みをしたり，疑問をもったりしたのかを紹介する．特に，グレッグは大学院生とともに現象学的研究に取り組んでいる．その具体的な進め方とそこで考えられたことも，現象学的研究をする者には参考になるだろう．併せて，本書のもう一人の執筆者である松葉が，この大学院生とグレッグとを指導している．指導のポイントが見えてくると思われる．

1 現象学との出会い

　統計学が大好きだった私が質的研究に惹かれるようになったのは，数字に表すことのできない人の経験を知ることが自分自身のものの見方を変えていくことにつながると気づいたからではないかと思う．病とともに生きている人の経験，看護を受けている人の経験，看護をしている人の経験，それらを知ることで，看護職になろうとしている学生を教える自分自身のあり方を振り返り，これで良いのだろうかと考えることができる．質的研究は，研究論文を読んで「あぁ，そうか」と思う以上の学びがある．

　質的研究が好きであること，質的研究を行っていること，質的研究を教えていることと，質的研究なら何でもできることは，当然ながら異なっている．私は，博士論文でグレイザー（Glaser）のグラウンデッド・セオリーを用い（Gregg & Magilvy, 2000），その後は具体的研究手法としての質的記述的研究を行っている．それ以外の質的研究方法を自分で実施したことはない．実施したことのない研究方法の理解は，とても困難である．以前にエスノグラフィーの訳本を出版した（Roper & Shapira／麻原，グレッグ，2000/2003）が，その際にはエスノグラフィーについていろいろと勉強し，エスノグラフィーを実施している人の支援も受けて，訳本が完成したときには，エスノグラフィーという研究方法がわかったような気がしていた．しかしその直後，ある大学院の質的研究の授業でエスノグラフィーについて質問され，自分自身が納得できる答え方ができない経験をした．実施したことのない研究方法の理解が困難であるということは，本を読んだだけでは質的研究を行うのは困難だということだろう．

　そんな私が現象学に出会ったのは，現在の大学に勤務してからである．博士前期課程で看護学研究概論の一部として質的研究方法の授業を担当しているが，着任した年，現象学に関しては自分の知識が大学院生より少ないことに気がついた．そこで翌年，松葉教授が担当されている「現象学研究」30時間を聴講させていただ

いた．大学院生と同じように課題をこなし，疑問を解消しようと一所懸命取り組んだ．授業の中の先生の解説で，疑問が解消する部分とさらに混乱が深まる部分があった．もっと自分で勉強しないと理解が困難だという結論には至ったが，自分で「現象学を学ぶ」と言っても何から手を付けて良いのかわからない状態で，そういう場合によくあるように，結局放置することになった．「現象学はやっぱり難しい．一応勉強したし，今後は疎遠にしておこう．」と最終結論を出した．

ところがその1年後，私が担当する看護キャリア開発学分野の博士前期課程の大学院生が現象学を用いた研究をしたいと言い出した．「キャリア中期の役職をもたない看護師は，主体性に乏しく，惰性で業務をこなしていると評価されることがあるが，いきいき働いている看護師はいる．そういう人たちはなぜいきいき働くことができるのかを知りたい」と言う．いきいき働く看護師の経験の意味を明らかにし，そこから，いきいき働くとはどういうことかを探究する研究だから，現象学的アプローチを用いたいとのことだった．私は授業のなかで，研究の問いが方法論を導くことを強調しているが，特に博士前期課程では，自分が実施したことのない研究方法を用いた研究は指導しないことにしている．いったんは疎遠になった現象学であったが，「現象学的研究」の授業を担当されている松葉教授がご指導下さるなら，大学院生と一緒に学んでみようと思った．松葉教授は快く引き受けて下さり，研究計画書の作成からかかわっていただき，ベナーの解釈的現象学を用いることになった．

2 大学院生の研究の概略

当該大学院生の研究の概略を以下に示す．

【研究者・研究テーマ】左雅美(2009)．いきいき働くキャリア中期の臨床看護師の経験，2008年度神戸市看護大学大学院修士論文．

【目的】本研究の目的は，いきいき働くキャリア中期の看護師の語りから，自分自身の看護の経験をどのように捉えているのかを明らかにすることとし，なぜいきいき働くことができるのかを探究することである．

【方法】A県下の総合病院の看護部長などから見ていきいき働いていると思え，本人も仕事に対して充実感があり楽しいと感じている30歳代の看護師4名に対し，非構造化面接を行った．データ産出期間は，2008年5月～2008年11月である．面接内容は，参加者の同意を得て録音し，逐語録を作成した．研究手法は，解釈的現象学を用いて解釈した．倫理的配慮としては，研究参加者に対し，文書および口頭で，研究の趣旨，研究参加，途中辞退の自由，およびプライバシーの保護などを説明し，研究参加の同意を得た．なお，本研究は，大学の倫理委員会の承認を得て行った．

【結果】最も関心深い内容の語りであるAさんの事例をパラダイムケースとして解釈し，この解釈を他の3名に照らし合わせ解釈の更新を行った．Aさんは，看

補章

護の価値について,「人が生まれる場面と死んで行く場面に,赤の他人である自分が参加するってね,すごいことやから.(略)そんな場面に居させてもらってるって,こんな仕事ってないやんっていうところで.(略)すごい仕事なんと違うかなっていう風なことを思ったら,この仕事の意味があるというか,価値がある」と語る.多くの看護経験のなかから,看護の仕事は「すごい」と評価している.この「すごい」という言葉には,看護の魅力,価値すべての意味が含まれる.看護は,患者のプライベートの奥深くにまで踏み込み,さらに追求していかなければならないとAさんは思い,看護ほど「人の生活に踏み込む仕事はない」と考えている.そしてAさんは「人が生まれ死んでいく場面に参加すること」は,この看護という仕事でなければ経験することができないことに価値があると感じている.

【考察】Aさんの語りから気づくことは,最も重要な文脈で「看護はすごい」という表現が繰り返されていることである.つまりこの研究から導き出すことのできる第1の結論は,「すごい」と言えるほどに看護に価値を見出すことが,いきいき働くための核であると言うことである.Aさんによると「すごい」ということは,「赤の他人」である看護師が人の生死の場面や,プライベートな人間関係にまで踏み込むことができる点に,看護の魅力と価値がある.それが許されるのは,看護師という職業だからである.つまり,通常家族にのみ許される親密な人間関係のなかに入ることができるのである.また,良好な人間関係は看護師自身がいきいきと仕事を続けていく上で必要条件であることが私の第2の結論である.

(第29回日本看護科学学会学術集会講演集より抜粋)

3 分析における疑問

研究手法については,ベナーの著作(Benner/相原-ローゼマイヤー,1994/2006)から,大学院生は以下のように計画した.

(1) 研究参加者へのインタビューを通し,録音した内容をそのまま逐語録として記述する.
(2) 全体をつかむために,何度も逐語録を読む.全体の感覚がありのままにつかめるまで読み返す.
(3) 意味をつかむために逐語録をじっくりと再読し,語りのなかにキーワードとなる言葉や出来事を見つけ出す.
(4) 逐語録をじっくりと読み,インタビューで語ってくれたことの核心となることは何なのか,を読み取る.
(5) テーマについてわかったことを,部分と全体を考えながら,具体的な言葉でサマリーを書いていく.
(6) サマリーをさらに熟読し,何度も書き直し統合していく.
(7) バイアスを減らすことを目的として,個人的な先入観や明白になっていない仮説や偏見を取り除くために,分析段階で,複数の指導者にスーパー

ビジョンを受け，研究参加者に内容と，どのように解釈したのかを説明し，確認してもらう．
(8) 研究参加者に確認を行った後に得た，新たな語りをサマリーに追加していく．
(9) 今回の研究で，最も典型的な語りや，最も共感することのできた語りなどから，パラダイムケースを選定し，そのパラダイムケースについての構造を明らかにする．
(10) パラダイムケースで得た構造を他の研究参加者の解釈に当てはめていき，解釈を深めていく．

1例目のインタビューを終えて，大学院生が逐語録をもって来た．計画通りにやってみようとして，よくわかった部分は，とにかく「何度も何度も逐語録をよく読む」ということである．それはよくわかったのだが，それ以外の部分がさっぱりわからない．「語りのなかにキーワードとなる言葉や出来事を見つけ出す」という段階で，大学院生は逐語録にコードを付けてきた．つまり左側に記載された逐語録の右側に，「3年目の自分は，いきいき働いている看護師であると感じ取ることができなかった」「看護は価値のある仕事だと思う」などの短い要約をコードとして記入していた．この大学院生は編入生として実施した学部の研究演習で，質的記述的研究を実施していた．その経験が頭に残っていて「語りのなかにキーワードとなる言葉や出来事を見つけ出す」というと，データを切片化してコードを付けることだと思ったのだろう．それを見た私は，「何となく違う気がする」というだけで，具体的にどうしたらよいのかがわからなかった．そこで，大学院生と一緒に逐語録をもって松葉教授に会いに行った．それ以降も計画通りにやろうとしても，データを目の前にすると具体的にどのようにすればよいかがわからず，何度もデータをもって大学院生とともに松葉研究室を訪れることになった．

　特にわからなかった点は，語りのなかにキーワードとなる言葉や出来事を見つけ出す具体的な方法，語りのなかの核心となることはどのようにして読み取れば良いのか，テーマについてわかったことを具体的な言葉でサマリーを書く方法，解釈することと考察することは違うのか，パラダイムケースの構造を明らかにするというが，パラダイムケースとは何で，その構造はどのようにして明らかにするのかであった．大学院生は，松葉教授の指導内容をICレコーダーに録音し，テープ起こしをして記録を作成してくれた．以下は，大学院生が作成した記録の抜粋である．

補章

4 分析における注意点（指導を受けた内容）

1．語りのなかにキーワードとなる言葉や出来事を見つけ出す

　これはキーワードの言葉や出来事を中心に，逐語録からサマリーを作成していくことであり，データを切片化してコードを付けることとはまったく違う．サマリーを作成するときには，背景に含まれる意味も考える．出来事は，意識的に関心をもっているものだけではなく，何に興味をもち，そこから何を見出しているのか，何に意味を見出しているのかを考える．時系列で考えるときには，1年，2年と区切るのではなく，大きな時間で見ていく．大きく変化した事柄を見る．例えば，編入学をした前後で，看護に対する気持ちの変化があったのか，編入学の前後では何が変化したのか，看護の意味が形成されたのはどの時期かなどである．

2．核心となることは何かを読み取る

　分析は，常に現在を中心として考え，常に現在と過去を比較する．その人の現在に入り込み，過去にこういう経験をしたから，現在のこの姿があるんだと見ていく．そのときの経験が今と結びついて，どうなったかを考える．

　インタビューで語ってくれたこの人の核心となることは何なのかを読み取る．例えば，「すごい」という言葉がインタビューのなかに何度も出てくる．この場合の「すごい」がこの人にとってはキーワードとなる．なぜ「すごい」というこの言葉が出てくるのか．何が「すごい」と感じることなのか．「すごい」と思うのにはどんな経験や出来事があったから，「すごい」と表現しているのかなど，言葉のもつ意味を考える．

　看護は「すごい」と語るこの人の場合，人とのかかわりや深い人間関係を築くことなど，人間関係がいきいきと働くのに必要な事柄，核心にある事柄であると読み取ることができる．つまり人間関係がこの人にとっての核心といえる．

3．テーマについてわかったことを具体的な言葉でサマリーとする

　サマリーは，インタビューを受けてくれた人の語った言葉を引用して書く．サマリーは，インタビュー内容を読者に理解してもらうものである．そのためには，自分の言葉を中心に記載し，インタビューから引用した言葉は，その状況を実証するためのものと考える．引用する言葉は短くすることが大切である．例えば，辞めようと思ったのは，厳しい管理者との人間関係が難しくなったからである．それは「忙しいことを，文句を言うことによって解決することはできないでしょと言う人だったから」とポイントをおさえ，後は自分の言葉で表現する．サマリーに引用するインタビューの分量は，3分の1以下であることが望ましい．主な主張・説明は自分の言葉で記述しなければならない．自分の言いたいことの実証として，インタビューの引用を行う．サマリーはシナリオを作成するように，背景があり，その説明にセリフのようにインタビュイーの言葉を引用して表現してい

く．そうすることにより，サマリーが生きてくる．引用だけでは，相手に伝わりにくいものになる．

4．解釈する

　最終的には，私はどう解釈したのかを記載することが大切であるが，これはまとめではない．どう解釈したのかというのは，今回の研究の場合，それはなぜいきいき働くことができるのかということである．なぜいきいき働くことができるのか，その理由として何が考えられるのか，どのような経験をして，そこから何を捉えているのか．なぜいきいき働くことができるのかを中心に，それはどんな経験をし，どう捉えたのかを解釈することが大切である．研究者の解釈は，自分の言葉だけで記載するのではなく，必ず短い引用が必要である．ここから読み取れることは何なのか，すべてのことにかかわることは何なのかを見極める．

　気になる言葉，フレーズを取り出し，こういう経歴があるから，こう考えられるんだと自分の解釈をつけてもよい．語ってもらった言葉を深く読む，深く考えていくことが重要である．解釈と考察はある意味一緒ではある．しかし，現象学を用いるからには，考察がこの研究の主眼となり，解釈を書き込まなくてはならない．何が起きているのかを直観する（本質直観）．

　解釈を行うときによく使われるのが，想像変容である．他の場合だったらどうだっただろうか，状況が違ったらどうなっただろうかを考える．今回の場合，この人は看護をどうみているのか．これが本質（核）になる．この人にとっての「いきいき働く」ということを取り出すことが重要である．

5．パラダイムケースの構造を明らかにする

　分析のなかから，最も自分が共感できるもの，テーマに適合していると思った事例などがモデルケース（パラダイムケース）となる．モデルケースを見つけ出し，他のインタビューとの比較を行っていく．

　今回最も典型的な例と考えられたAさんの構造を考える．まず，Aさんの場合，いきいき働くことは，どんな構造になっているのかを考えて，Aさんの構造を作る．そして，Bさんに当てはめていく．どういうふうに当てはめることができるかを考える．このとき，構造を変えるのではなく，組み替える．構造を当てはめ，まったく違う構造ができるのかを確かめる．これは1箇所と1箇所を比べて，どこが共通しているかということではなく，全体の関係性を見ていく．1の構造を2の構造と入れ替えて別の構造を作り，構造3，4にもっていくが，それぞれ比較して共通したものを選び出す作業をしているのではない．解釈の更新を次々と行うのであり，決してそのなかに共通するものの抽象化を行っているのではない．その結果，最終的に4で出来上がった構造が，解釈の更新を経て出てきた構造であると考える．そして，この構造が研究の疑問に対する答えになる．

補章

5 大学院生とともに指導を受けた経験から思ったこと

　松葉教授から半年余りの間，大学院生とともに解釈的現象学を用いたデータ分析の指導を受けた．このことによって，これまで実施してきた研究手法としての質的記述的研究，あるいはグラウンデッド・セオリーとの違いが明確になった．質的記述的研究やグラウンデッド・セオリーでは，語られていないこと，つまりテープ起こしをして文字データになっていないものは存在しないのである．それなので，コード化，カテゴリー化をする過程で，「こう言っているのは，こうだからではないか」と研究者が勝手に解釈してはいけない．最初のコード化のポイントは，研究参加者が使った言葉を使って出来事ごとに要約して行くことである．

　一方，現象学では，文字データを基にして深く考えて行く．本当の経験をインタビューの内容から洞察することが必要で，本質直観や想像変容が重要である．これが一番大きな違いではないかと感じた．現象学的研究では，ある経験に共通する最も重要な点(共通本質)をつかみ出していく．単なる共通項ではなく，共通の「本質」を取り出していく方法である(竹田，2008)とされているが，質的記述的研究やグラウンデッド・セオリーでは，共通項をカテゴリーとして抽出する．方法論としての違いが具体的に理解できた．

　さらに用語の使われ方の違いにも気が付いた．「構造を明らかにする」という言葉から大学院生と私が思いついたのは，質的記述的研究やグラウンデッド・セオリーの結果を表す「カテゴリーの構造図」であった．構造を明らかにすると言われて，構造図を書いたことは，現象学者のあいだで笑い話にされているようであるが，新たな方法論を学ぶ際には，一つひとつの用語についても慎重になるべきだということを学んだ．

●文献
- Benner, P. (1994/2006)／相原-ローゼマイヤーみはる. (監訳). ベナー解釈的現象学—健康と病気における身体性・ケアリング・倫理, 医歯薬出版会.
- Gregg, M. F. & Magilvy, J. K.: Professional identity of Japanese nurses: Bonding into nursing. Nursing and Health Sciences, 3 (1), 47-55, 2001.
- 左雅美, グレッグ美鈴. (2009). いきいき働くキャリア中期の臨床看護師の経験, 第29回日本看護科学学会学術集会講演集, 302.
- Roper, J. M., & Shapira, J. (2000/2003)／麻原きよみ, グレッグ美鈴. (訳), 看護における質的研究1 エスノグラフィー, 日本看護協会出版会.
- 竹田青嗣. (2008). 看護にいかす現象学の知, 看護研究, 41(6), 475-490.

大学院生が現象学的看護研究を行った経験から

　ここでは，筆者を含めた三人の看護職者による，現象学的研究を「参考にした」経験を紹介する．「参考にした」と書いたのは，筆者らは現象学を，最初から「研究方法として」設定していなかったからである．

　筆者らにはそれぞれ，探究せずにはいられないきっかけがあった．河野は，なぜある看護師が，医師の前では意見を言えなくなるのか．石田は，筋ジストロフィーを抱えて生きていくとはどういうことなのか．そして私・北尾は，医療者と患者の関係はなぜ崩れるのかという疑問に直面していた．

　しかし，これらの疑問のままでは，当然研究にならない．疑問をもやもやと抱えながら，あるとき三人がそれぞれの時と場所で，西村ユミ先生の語る現象学に出会ったのである．

看護職者にとっての現象学

　現象学に魅力を感じるのは，医師よりも看護職や介護職に多い．それは，独自の専門職・学問としての事象の見方や物事の考え方が，どうも既存の理論や概念で言い当てることが難しいと感じるからだと思う．これは私の臨床経験から感じたことだが，医師のカンファレンスに同席すると，「自分はこう診立てている」と言うときの「自分は」は，強調されない．つまり，その医師個人の判断で言っているという感じがしないのである．それは，「患者の検査値や撮影した画像がある病気を示している」という語り方をしているように聞こえる．こうした医師の判断は，EBM (evidence based medicine) のスタイルとして確立されている．対して看護師は，「あの患者さんは少ししんどそうな感じがする」ということの意味自体を，まだ探求している段階なのではないだろうか．鷲田の言葉を借りれば，「なにかを見ながら，語りながら，そのときみずからがとっている見方，語り口じたいを問いただす」ということを，ある現象は心理統計や実験科学で，またある現象はグラウンデッド・セオリーやKJ法で試みようとしているのかもしれない．私たちは，看護の現象を探究するために，「事象」そのもののほうが強いてくる方法，つまり現象学の考え方（鷲田, 2007）に学んで研究を試みた．

　私たちの研究経験が，看護専門職・看護学の方法として，一日でも早く確立する一助になることを願いつつ，私たち自身もまたこれからも努力し続けていこうと思う．（北尾）

●文献
- 鷲田清一. (2007). 思考のエシックス―反・方法主議論. ナカニシヤ出版.

補章

構造を一つひとつ読み解いた，私の現象学的研究の経験の振り返り

国立循環器病研究センター看護師
河野由枝

　私は，立命館大学応用人間科学研究科の修士課程において，現象学的アプローチを参考に「看護師にとっての倫理的問題の意味」の研究に取り組みました．その経験を振り返りながら，私が体験した現象学的研究での苦悩と醍醐味などをお伝えしたいと思います．

1．研究テーマへの関心とその移り変わり

1) 臨床での経験

　私が倫理に関心を抱くようになったのは，おもに大きな二つの出来事がきっかけでした．いずれも臨床で看護師として働いていたときのことです．

　一つ目の出来事は，ある先天性心疾患の成人患者に対して「予後を告知しない」という，倫理的問題になりうる事態においてでした．そのときの私は，倫理原則や規範に従って行為していたわけではないのですが，彼との日常的なコミュニケーションや関係性のなかで今後どのような経過をたどるのかを知りたい（予後の告知）と望んでいると感じていました．そしてその関係性に押されるように，医師へ予後を告知するよう詰め寄って行きました．そうせずにはいられなかった，といった感覚です．当時は，循環器疾患患者に対して予後を明確に告知することはほとんどありませんでした．違和感を残したその経験は，私のなかで「引っかかり」となり，その後の類似した実践において，その都度問い直すことを求めるかのように私に想起されるようになったのです．

　二つ目の出来事は，ある医師が新しい治療法の情報を一部差し控えて（情報操作）患者に説明したことでした．その場面に同席していた先輩看護師が，患者を擁護する行動を起こさなかったことに私は疑問を感じました．看護師には，治療の参加，あるいは拒否・中断を決める場面で，患者が自律した選択ができるよう支援する役割があります．患者が正しい判断をするためには，必要な情報が提供されなければなりません．「患者を擁護すること，つまり十分な情報を患者に提供するように医師へ働きかけるのが看護師の役割ではないか」という思いが，倫理への関心を強くさせました．そして，患者を擁護する行為を実際に起こすためには，倫理に対する感受性を高めることが必要ではないかと考え，この関心を探究するようになりました．

2) 倫理的感受性を高める方法を模索

　私はまず，倫理的感受性を高めるための，倫理原則や倫理的な問題状況における基本的な考え方・対応などを，（看護師へ）教授する方法を模索しました．その

一つとして，修士課程1年目の前期に認知行動療法を学びました．しかし，私にはある疑問が生じました．「正しい方法」を教授するだけで，人は（倫理的な）行動に移れるのだろうか，言い換えると状況に応じて刻々と変化していく医療現場にあって「正しい方法を教授する」だけで，臨機応変にそれを適用することは難しいのではないか，という疑問です．

では，どのようにすれば看護師の倫理的感受性は高まるのだろうか．そもそも感受性とは，倫理的な問題に気づくとはどういうことなのか，患者を擁護する「行為」を起こさせるものは何かを問うようになりました．

3)"当事者の視点から事象をみること"が迫ってきた

そうしたなか，大学院の授業で村川治彦先生，西村ユミ先生と出会いました．お二人はまず，私の関心の発端となった出来事を振り返り，自分の事象の見方に自覚的になっておくようにと話されました．最初，患者を擁護しなかった看護師を「動けない看護師」と見ていた私には，その「動けない看護師」を理解するために研究に取り組んでいるのに，なぜ自分の経験を振り返る必要があるのかがわかりませんでした．そして「それがあなたの事象の見方なのよ」と言われても，「動けない看護師という見方」をしていたあいだは前に進むことができませんでした．

しかし，西村先生の授業のなかで目の当たりにしたある助産師の行動が，私に"当事者の視点から事象をみること"を迫ってきたのです．それは，突然お腹が痛くなった見知らぬ人に対してどのように応答するかを実演する授業でした．お腹が痛くなる人は，自由に演技し，それを見た通りすがりの助産師はどうするか，というものでした．

ある助産師の応答は，お腹が痛くなった人が気になって仕方がないけれども，その状況にどうしてよいかわからず，その傍らに立ちすくんでいました．それを見ている私には，その助産師は少し前かがみになりながら動こうとしているのですが，動きたいけど動けない，一歩出ては一歩後退するように見えました．その動きを見たとき，自分の事象の見方を問われた気がしました．一見「動けない看護師」と同じように思えるのですが，実は動いていたのです．それは，「動けない看護師」と見ていた私の見方を崩していきました．「動けない」ということも，ある状況への応答の一つであり，動くことが当たり前ではないという見方を教えてくれました．そして，自分が見ていたものを問われた気がしました．本当に同僚看護師は「動けなかった」のだろうか，「立ちすくんでいた」のではないだろうかと．

このようにして自分自身の経験を振り返り，事象の見方に自覚的になることで，私の関心は倫理的感受性を高めるための方法を学ぶということから，看護師の経験を探究する方向へと移っていきました．

看護師は，倫理的問題を含む状況においてどのように対応しているのか，「そこで何が起こっていたのか」そのあり方を記述することで，私は同僚看護師を理解する手がかりが得られるのではないかと考えました．同時に，私が経験した「引っかかり」の経験の意味も明らかになるのではないか，とも．そこで，私は看護師た

ちが倫理的問題をどのように経験しているのか，その個別的な出来事の現実を知るために，現象を記述する現象学を参考にしました．現象学を参考にした研究の方法としては，指導教官であった西村ユミ先生の指導を受けながら，その技を習うという形で進めていきました．

2. 研究フィールドとインタビューの方法

研究フィールドは，私が非常勤で従事していた総合病院としました．臨床で働く看護師たちの実践を近くで見て取ることができる立場にあったこと，看護師の語りの状況を理解できる立場でもあったからです．

研究参加者は，倫理的問題を想起することで精神的な負担が生じる可能性を考慮して臨床経験10年以上の看護師であることが倫理審査委員会から求められました．そのため，10年以上の看護師を芋づる式に紹介してもらいました．

1) うまくリズムに乗れないインタビュー

当事者の経験を聞くためのインタビューとして，プレインタビューを1回実施しました．そのときは経験を振り返ってもらおうと思いつつも，うまくリズムに乗れないインタビューとなりました．そのトランスクリプトを大学院の村川先生に見ていただいたところ，「そこで起こっている現象を知るためには，身体的な意味を引き出す必要がある」との指導を受けました．マーク・ジョンソンが，言語の意味には二つあり，一つは形式としての記号，つまり辞書的な意味を表わすことばと，二つ目は身体感覚，つまり実感として意味を成すことばがあると述べています．その身体感覚，感じてはいるけれどもうまくことばに表しにくいことを，私が了解できるように問い直して，それを言語化していく作業が求められました．

それは，ナラティヴとして語りを聴くこととは異なり，感覚をことばにしていきます．どういう経験がそう感じさせたのか，経験をことばにする，ことばの起源に遡ると言ってよいのかもしれません．インタビューにおいて私にも了解可能な感覚を得るためには，事前に自分のものの見方や感じ方を知っておく必要がありました．ここでもまた，「自分の事象の見方に自覚的になっておく」と先生方に指導を受けた意味が理解できた気がしました．すなわち，その後にそうした準備の上で対話的なインタビューを行ったことで，臨床経験10年以上の看護師たちの経験世界に近づくことが可能となったように思います．とはいえ，実際のインタビューに入ってからもトランスクリプトを西村先生，村川先生に見ていただきながら，インタビューの方法を指導いただきました．

2) リズムに乗っている感じのインタビュー

インタビューは，非構造化面接法とし，今までの看護実践で印象に残っている出来事のなかから「患者の尊厳が脅かされる状況で医師や患者，家族，組織との対立のなかで，これまでに経験してきた葛藤を抱いた経験」(以下，倫理的問題)をできるだけ具体的に，自由に語ってもらいました．

その際，私自身が本研究を行うきっかけとなった引っかかりの経験(真実を告

げないこと，情報操作)を事前に話しました．すなわち，私の関心となっている引っかかりの経験を共有してからインタビューを開始し，その後は会話の流れに沿って対話を進めていきました．そのときの思いや感じたことに注意して語ってもらううちに，看護師たち自身が意識していない，「なんだったんでしょうね」，「なんだろう，なんでなんだろう」といった曖昧な経験が語られ，その経験の意味を探っていく対話になっていきました．そのときは，リズムに乗っている感じのインタビューでした．また，インタビューをしている私がインタビューされている感じ，どちらがインタビュアーかがわからなくなる感じがしたこともありました．

　そしてインタビューが終わり，トランスクリプトにする際に，インタビュイーの表情やしぐさ，インタビュー中に私が感じた印象や雰囲気をメモしていきました．それは語りを解釈していくなかで，そのときの情景や私が感じたことを思い起こすためには必要なものでした．

3．データの分析・解釈方法
1) 経験を記述する

　トランスクリプトは，内容を繰り返し読み，1～2行の文章の固まりと文脈に即して語られた問題・関心事・出来事に分け，話題や関心がどこで移っているのかを見極めました．また，部分から全体を，全体から部分を見直し，繰り返されることばや話題をデータごとにまとめました．出来事のかたまりごとに語られたことばを借りてテーマをつけ，語りを分析していきました．

　最初は，ことばの辞書的な意味にとらわれて文脈を考慮できなかったため，語りの内容の要約や説明をしていました．そこで，先生から，(分析するのではなく)経験を記述するよう指導を受け，文脈に注意して読み解いていくことで，インタビュイーの関心が連なって見えてきました．

　解釈は，本人が自覚していない，明確に言葉にできない，言い淀みながら語られた経験(知覚経験)や価値観の転換の契機となった経験を中心に，語られることばの背後にある意味を文脈から丁寧に汲み取っていきました．看護師の行動と，その行動と相互の意味を成すものを明確にするために，得られたテーマを図式化してその背後にある意味を考えていきました．そうすると，ある特徴(経験の構造)が浮かび上がってきました．

2) 普遍的な構造が見えてくる

　文章にすると簡単なようですが，経験の構造が浮かび上がるまでに，私は2週間を要しました．解釈の作業に入ったとき，友人が他界しました．友人の死は，私の思考を1週間止めたかのように思いましたが，自分のものの見方や制約をかえって浮き彫りにして，録音したインタビューを何度も聴き直すことを求めました．その作業を繰り返すうちに雑念が削ぎ落とされ，そこに起こっている現象が看護師に共有される，ある普遍的な構造をもっていることが見えてきました．

補章

　私の研究では，看護師たちは日々の実践において，意識する手前で身体が倫理的問題のなかにある患者や家族に応答していたこと，日々のケアの流れからのズレを感じて倫理的問題に気づいていたことが見えてきたのです．そのズレが看護師たちに気づきを与えて状況を何とかしようと，権威的な医師や組織のシステムに向かっていこうとするのですが，それらに立ちすくまされる．しかし，その立ちすくみは看護師らに"今，現在のケアの在り方"と"ケアする自己"をも問い直させます．その問い直しが力となって，新たにその状況に向かっていたのです．つまり，「向かう」と「自己に帰る」という往還の構造が見えてきました．看護師たちから語られたことばを介して，経験世界が現れてきました．また，私の「引っかかり」の経験が類似した臨床現場で想起されていたことは，往還構造のなかにある自己への問い直しであったことに気づきました．

3) 構造を一つひとつ読み解く

　そして，その構造を一つひとつ読み解いていきました．具体的には，前後のつながりに注意しながら，構造の骨組みを一つひとつ解釈していきました．それでは，私の修士論文の一部を紹介して説明したいと思います．

　看護師にとっての倫理的問題の意味は，「向かう」という実践の構造に現れていました．先に述べたように，「向かう」という実践の構造のなかには，「他者に応答する」という一つの骨組みが現れたのですが，「応答する」というのはどのような経験なのか，語りのなかから解釈していきました．研究参加者のCさんが語ってくれた中西さん（仮名）との経験の一部をここで振り返ってみます．

　中西さんは40代の男性で，単身赴任中に膵臓がんに罹患していることがわかり，自宅近くのS病院に入院して化学療法を行っていました．しかし，がんの進行が速く，積極的な治療は限界に達し，輸液以外の治療は行わない方針となりました．Cさんによって語られた場面は，中西さんの意識が低下しはじめた末期の場面です．中西さんの血清カリウム値が上昇してきたため，主治医はカリウムを吸着させる薬を注腸（肛門から注入）する指示を出します．Cさんは，意識が低下しはじめていた中西さんの状態，その中西さんを見ている家族の思いを感じ取り，苦痛を伴う注腸の処置は今の中西さんにとって本当に必要なのかと医師を問いただしていました．中西さんのしんどい状態に応じていたCさんは，次のように語っていました．以下，C）はCさんの語り，I）は私のことばを示します．

　　C）結構，たぶん守らないといけないっていう感情があったのかもしれない．先生と患者さんの真ん中には居ときたいなぁと思いながら，そのときは家族寄りに自分が立ち位置が偏ってた．なるべく家族が言いにくいことも言ってあげたいなっていうのもあって．うん．
　　I）家族の意見を聞いてくれる先生なら特別いう必要はないか．
　　C）そうなんですよ．
　　I）守ってあげないとっていうのは…

C）守ってあげないと…正直，これ以上もうしんどい思いはしなくていいんじゃないかって思って．奥さんとかも本人がたぶんしんどい姿は見たくないって思ってるだろうし，家族が一緒に居られる時間を作るほうがいいかなぁって思っていて……．あえて先生，(そんな治療は)しなくていいって，なんか変な使命感じゃないけれども，うん，そんなんはあったのかも．
I）この患者さんのことで，"患者さんを守らなくちゃ"っていう意識が強くなったって言ってましたよね．
C）うん．この人が今必要としているのは浣腸じゃないって思った．もっと違うこと，もっともっと普通のことでいいんちゃうかなって．普通の時間がもっと貴重になる．(C，2回目のインタビュー，P2/14)

Cさんと私のインタビューのやりとりを見ていくと，まずCさんが「たぶん守らないといけないっていう感情があったのかもしれない」と語っています．その語りを受けた私は，守らないといけないということばに焦点を当てて，その感情を問うように「守ってあげないとっていうのは…」と問い返しました．そうすると，Cさんは「これ以上しんどい思いはしなくていいんじゃないかって思って」と語りだしました．インタビューでは，一方的な問いに対する答えやナラティヴな語りではなく，Cさんの経験に近づくように問い返しながら，私自身もその感情を共有していきました．

この部分の解釈は，Cさんがあえて"中西さんが"と語っていないことに注目してみました．この語りは主体が明確に語られていないのです．中西さんを取り巻く状況から，「しんどい思い」をしているのは中西さんだけではなく，中西さんのしんどさに応じている奥さん，中西さんと中西さんの奥さんに応じているCさん自身でもあること，それをCさんは自覚していないことが語りから見て取れました．そのとき，終末期患者や家族に接している私自身の姿を思い起こしました．

だからしんどいのだ，患者のしんどい状態に，その家族のしんどさも感じ取ってしまっている．意識する以前で，既に身体が患者や家族の状態や状況に応答してしまっていることが読み取れました．丁寧に語りを振り返ると，そのしんどさへの応答はその前の語りのなかにも現れていました．

Cさんは，普段「先生と患者さんの真ん中には居ときたいなぁ」と思っていると言います．しかし，中西さんの経験を振り返ってみると，中西さんの家族，つまり中西さん側の「偏った」立ち位置にいた自分を思い起こし，「たぶん守らないといけないっていう感情があったのかもしれない」と語っています．「たぶん」「かもしれない」ということばは，そのときは中西さんを「守る」ということを意識していなかったため，はっきりと断定したことばで語られなかったのではないかと考えました．意識的に中西さんを守ろうと行為する以前に，Cさんの身体は既に「偏った」立ち位置に動いていたのが見て取れました．

補章

　このように当事者の経験を探求し，身体性に注目して語りを読み解くことは，「無危害」や「正義」といった既存の理論や概念からではなく，そうした理論が生まれた原点を知ることにもつながっているように思います．そして，その行為の意味が腑に落ちる，納得できるといった経験へとつながり，他者理解の新たな視点を開くことを学びました．以前なら閉じられていた現象が，現象学的研究によって私にも開かれたものとなりました．私は，この研究方法が，ことばに表し難い看護を，ことばで表せる方法であると思っています．

学位論文において現象学を手がかりとした質的研究を行った経験

前・大阪大学大学院医学系研究科保健学専攻博士後期課程
石田絵美子

　私は，大阪大学大学院医学系研究科保健学専攻の博士前期課程より，現象学を手がかりとして「筋ジストロフィー病棟に暮らす人々の療養生活における経験」について研究をしています．ここでは，これまでの研究を振り返り，現象学を手がかりとした研究の一事例として提示してみたいと思います．

1. 私が研究テーマへの関心をもったきっかけ

　国立病院の外来に私が勤務した際，筋ジストロフィー患者たちとの出会いがありました．私はそれまで，いわゆる難病患者とかかわったことがほとんどありませんでした．そのために，当初は定期検診で毎月受診にやってくる患者たちを前に，治療法もない進行性で遺伝性の筋疾患である筋ジストロフィーを抱えて生きていくとは一体どういうことなのかと考えさせられました．また，その病院の奥に，昔の結核病棟を利用して造られたという，筋ジストロフィー病棟があることを知りました．現在は建て替えられ新病棟になりましたが，当時のその病棟は，病院の長い廊下の一番奥に重症心身障害児病棟と隣接してありました．その長い廊下によって，他の一般病棟や社会からも隔絶されたような，独特の雰囲気を感じました．

　入院患者の多くは，進行性の疾患のためにいったん入院したら生涯その病棟で暮らすということも聞きました．このような専門病棟で，進行性の疾患を抱え同病者とともに生涯にわたって入院生活を送るとはどういうことなのだろうかと，さらに関心をもつようになりました．また当時，同じ外来で勤務していた看護師たちの多くは，筋ジストロフィー病棟での勤務経験があり，全員口を揃えて患者とのかかわりがとても難しいと言っていたことも，彼らに対する関心をさらに掻き立てました．そこで，筋ジストロフィーの患者や病棟をテーマに研究したいと考え，大学院に進学しました．

2. 現象学，そして西村先生との出会い
1) 博士前期課程では難しい？
　私が現象学という言葉に初めて出会ったのは，学士編入をした看護系大学のときでした．その大学の図書館で，テーマに惹かれて手にした学位論文のいくつかに，現象学の思想が用いられていました．インタビューなどのデータをそのまま提示して解釈する方法に驚くと同時に，いつかこのような研究をしてみたいと思ったことを覚えています．

　その後の臨床経験を経て進んだ大学院では，患者-看護師関係にも関心があったため，研究方法については当初，相互関係を探究することを目的とするグラウンデッド・セオリー・アプローチ(以下，GTA)が適するかもしれないと考え，勉強をしていました．しかし，私自身は大学在学中から文脈を重視する現象学やナラティヴなどのアプローチに興味をもって親しんできたために，GTAのようにインタビューデータをバラバラにしていく過程に，当初はとても違和感を覚えました．また，データから概念を導き出して理論を構築することが，その当時，私がこの研究を通じて本当にやりたいことなのかというと，少し異なる気もしていました．他方で，現象学は難しく，勉強するのに時間を要するために，博士後期課程で行うものと考えていました．また，博士前期課程では，方法論が明確に提示されていたグラウンデッド・セオリー・アプローチのほうがやりやすいかなという思いもありました．

　そのような試行錯誤の末，結果的に現象学を専門とする西村先生に研究指導していただくことになりました．同時に，その頃に始まったばかりの，西村先生が主催する臨床実践の現象学研究会にも参加することになりました．

2) 振り返りの作業で得たもの
　研究を始めるにあたり，西村先生からいくつかの課題をいただきました．まずは研究テーマに関して，なぜ私がそのテーマに関心をもつに至ったのか，振り返りのレポートを書くというものでした．

　現象学的研究では，自分の考えや先入観を「棚上げ」(還元)して研究する必要があると説明されているものもあります．しかし，西村先生の依拠するメルロ＝ポンティは，「棚上げ」することは不可能であるという立場に立ちます．その代わりに，研究に入る前に研究テーマに関する自分の先入見をしっかり自覚することの重要性が指摘されています．私も，振り返りのレポートを作成するように言われました．

　実際にそのレポートを書き始めてみると，研究テーマである「筋ジストロフィー病棟に暮らす患者たちの経験」は，その当時のほんの2～3年の関心であるはずでしたが，過去のさまざまな経験につながり，以前から自分が関心をもってきたことや目がいくものに結びついていることに気づかされました．この振り返りの作業は，自分が知らない間にもっている志向性を新たに発見する興味深いものでもあり，今に至っても折に触れて自然と続けているように思います．

補章

　また当初，私が研究の仮テーマとしていた「筋ジストロフィー病棟で暮らす患者が自分らしく生きる意味」から，まずはキーワードの「自分らしく」は外して，広く現象を見るようにというアドバイスをいただきました．そのときにはよくはわからなかったのですが，このアドバイスによって，「自分らしく」をはじめとする私自身の枠組みや視点からではなく，目の前に立ち現れる現象をありのままに見ることの必要性，重要性を学んだように思います．

3)『知覚の現象学』を読むことで

　さらに，メルロ＝ポンティの『知覚の現象学』を読むことも勧められました．以前，現象学に興味をもった際にハイデガーの『存在と時間』を手にしたことはありました．西村先生の著書を読んでメルロ＝ポンティを知りましたが，身体論は難解な印象で，その著作は読んだことがありませんでした．しかし，彼の主著である『知覚の現象学』の序章と解説，そのほかは自分が読んでしっくりする箇所をまずは読んでみることというアドバイスもいただきました．それによってまずは，身体論という観点からというよりも，広く現象学の思想に触れることができたように思います．

　他方で，私の関心ではないと考えていた身体論や知覚経験について事例を基に記述されている箇所，例えば「川の流れ」や「あられ」，「愛すること」などもまた，自分の経験から納得したり，感心させられたりすることも多くあり，徐々に興味をもつようになりました．さらに，「自由」の章の「私は私自身にとっては，…〈せむし〉でもなければ〈官吏〉でもない．人はしばしば，不具者や病人が己に耐えうることに驚嘆する．それは，彼らが彼ら自身にとっては不具でもなければ死にかけているわけでもないからなのである…」(p.496)という文章を読んだときに，外来に通院する若い患者たちの姿が思い浮かび，とても納得させられました．

　このようにして，メルロ＝ポンティの書籍を少しずつ読み進めていくことができました．そして博士後期課程では，新たな調査を経て『知覚の現象学』を再度読むと，以前は目に留まらなかったことが新たに目につくことも多く，データ分析と『知覚の現象学』を読むことを往復しながら研究を進めてきたように思います．

4) フィールドに出ることで得られたもの

　そうした課題に取り組みながら研究計画書を作成していた頃，ボランティアなどとして，なるべく早めにフィールドに出るようにという助言もいただきました．

　そこで，博士前期課程では日中は電動車椅子で生活している患者も多い筋ジストロフィーの成人病棟でボランティアとしてクリスマス会などの年中行事や作業療法に通うことにしました．博士後期課程でも，臥床患者の多い小児病棟を調査するにあたって，研究前に約1年間ボランティアとして病棟に出入りしました．そこでは，数か月の間に身体機能が低下し，手動車椅子から電動車椅子に変更になった女性患者は，私の「病気が進行してしまったんだ」という思いにもかかわらず，電動車椅子の試乗に際して「楽しかった…．私，10年前は車を運転していたのよ」とうれしそうに話してくれて，とても驚かされたこともありました．

このようにボランティアとしてフィールドに入り，患者と話をしたり，作品を作る手伝いをしたりするうちに，患者たちは同じ病気を抱え，長期にわたり同じ病棟で暮らしていながらも，一人ひとりの生活があること，またそこで互いを思いやる人間関係を構築していること，身体機能の低下にもかかわらずそのような生活のなかで今を楽しんで過ごしているという面があることなどを教えられました．彼らのこのような生活は，前述した外来の看護師たちの話や先行研究などからは決してとらえることのできないものであると考えました．よって，研究において患者たちの病棟での生活を探究するためには，彼ら自身の視点に立つ必要があるということを少しずつ確信していきました．

3. インタビュー法とフィールド調査

　現象学的研究の方法は，おのおのの研究フィールドの事象からおのずと決まってくると教わりました．現象学的研究が難しいと言われることの一つが，GTAやKJ法などと異なり，一般的な研究方法を手順として提示できない点だと考えます．実際，私もフィールドに入って調査を進める中で，管理者の意向や病棟の日課，患者たちの状況などによって，研究のスタイルも少しずつ決まっていきました．以下，そのような事象に沿った研究方法を振り返ってみたいと思います．

1)「無駄な語りなんかない」

　前述したように私の研究は，医療者側の視点や枠組みではなく，患者の視点に立つことを重視する必要性から，博士前期課程では質問項目をあえて準備しない非構成的インタビュー法をとりました．そのため，あらかじめ質問項目を詳細に作ることもなく，またそれまで経験がないこともあり，インタビューに際してとても不安だったことを覚えています．そのため手元にあった解釈学的現象学の研究書のインタビュー方法のところを読んだりしましたが，結局，西村先生が話されていた「無駄な語りなんかない」という言葉を頼りに，本番のインタビューに臨みました．

　実際にインタビューを始めると，会話が進まず，また，沈黙が続くなど困惑したことも多々ありました．例えば，私がボランティアとして通った中で，ある患者は一日の多くの時間を過ごす作業室で裁縫の仕事をすることが，病棟生活の中で大切なことなのだろうと推察していました．しかしその患者は，インタビューの際に，今の生活を「こんなもんじゃないか」，また「大切なものは特にない．皆さんの一般の生活と同じように，惰性で…過ごしている」と語られ，大変驚かされ，困惑しました．そして，そのことを西村先生に報告すると，「そうとしか言えない生活があるのではないか」と言われ，その後はその言葉を繰り返し考えながら，再度フィールドに戻り，インタビューを続けていきました．

　インタビューに際して，他の質的研究では雑談や研究者の必要と考えるデータ以外は重視しないものも多いなかで，「無駄な語りなんかない」という姿勢は現象学的研究におけるインタビューの特徴的な点であると考えます．実際，私が困惑

補章

した「こんなもんじゃないか」という患者の言葉は，この研究のなかで大きな意味をもつ言葉として，その後，繰り返し取り上げることになりました．そのことから，研究参加者の語りのなかで，当初は意味がないと感じた言葉，また沈黙でさえも彼らの経験を成り立たせている貴重なものであると思うようになりました．そして，協力していただく研究参加者の語りのすべてをまずは大切にする姿勢に，とても共感させられました．

2) フィールド調査で得られること

このように，私が主題とした患者たちの療養生活とは，彼らにとって当り前のものであり，話題として主題化されない日常そのものであったために，参加者のインタビューだけでは十分に理解することは難しかったという反省が残りました．よって博士後期課程では，その反省とともに西村先生から助言をいただき，フィールド調査を行いました．

このフィールド調査では，これまでの筋ジストロフィー病棟でのボランティアの経験を含めて，博士前期課程で行ったインタビューでは得ることのできない多くの驚きや発見があり，さまざまな経験をすることができました．フィールド調査では，研究者という立場だけではなく，看護師としてもフィールドに入り，対象世界を構成している一員として，すなわち可能な範囲で患者のケアや介助に加わることを勧められました．それは病院からは正式には認められませんでしたが，長く病棟に通ううちに，車椅子の移乗や手をマウスに乗せるなどの家族や実習生が行うような簡単なことは手伝うようになりました．私が実際に自分の身体を動かし，患者たちの生活介助の手伝いをしたことはとても些細なことでしたが，傍らでただ観察しているだけでは得られない多くのことを，感じ取ることができました．この経験は，患者の語りを聞く際により詳細な質問をすることに結びつき，また解釈する段になってもとても役に立ったと思います．

3) 目に入ってきた事象を詳細に記述していく

フィールド調査に際し，西村先生からの助言は，目に入ってきた事象を詳細に記述していくというものでした．調査期間中は，先生が折に触れて話された通り，フィールド調査終了後，なるべく早いうちに調査時に書いたメモをパソコンに起こし，その日のフィールドノートを改めて仕上げていく作業を続けていきました．

しかし，実際にメモを見ながらパソコンで書きはじめると，つい先ほど病棟で見てきたはずの患者たちやスタッフのいきいきとした様子を表現することは難しく，ジレンマを感じながら，ひたすらフィールドノートを作成していきました．このように私のフィールド調査はまだまだ未熟で反省も多くありますが，それでもこの調査を通じて，西村先生がフィールド調査を重視する意味を身に染みて感じ取ることができたと思います．

4．データ分析
1）徹底的に読み込むことの重要性
　データ分析に関しては，まず分析前に，参加者によって語られたインタビューやフィールドデータを何度も繰り返し，徹底的に読み込むことの重要性を学びました．

　当初は，現象学の概念を用いて本当に分析や考察ができるか，とても不安でした．そのため，データを2〜3回読んだだけで，現象学の概念に合う現象をデータからもってこようとしたり，データを現象学の思想や概念の枠に当てはめて解釈しようとしてしまいました．

　しかし，まずはデータを繰り返し読み込んだ上で解釈することが重要であり，その解釈をより詳細に行うために，現象学の思想や概念を手がかりとするということを，折に触れて何回も教えていただきました．そして，ひたすら繰り返し一人ひとりのデータを，ほとんど覚えるほどに読み続けるなかで，わかりにくいところや私自身が引っかかるところなどに立ち止まっては考え，さらに読み進めていきました．そのうちに，その人の生活が浮かび上がってくるような語りや，その人の生活経験を表すにはこの語りが必要というものが少しずつ決まってきて，それらを取り出して，解釈をしていきました．

2）経験の「仕方」や「成り立ち」に注目
　またデータ分析では，データの内容というよりも，その経験がどう語られたか，意味がいかに生まれてきたのか，経験の「仕方」や「成り立ち」に注目し，その経験を成り立たせているもの（原初的経験）を読み取るように指導いただきました．しかし，その「仕方」や「成り立ち」という言葉は，私自身，それまであまり用いてこなかったもので，そのようにデータを読み取ることがなかなかできませんでした．

　すなわち，当初はどうしてもさまざまな経験をした患者の語りの内容の面白さに注意が向いてしまったり，知らず知らずのうちにデータのなかで因果関係を探究しようとしてしまいました．また，患者の視点から解釈しているつもりが，いつのまにか自分の視点で解釈をして，先生から「そのようなことはデータは言っていない」という指摘をよく受けて，分析は思うようには進みませんでした．しかし，そのようなこと一つひとつを指導いただきながら，データを読んだり記述を繰り返しているうちに，経験の内容よりも経験の「仕方」や「成り立ち」というものにも，少しずつ目が向くようになりました．

　そのようななか，ある研究参加者の語りを解釈していたときに，「ここの語りをもうちょっと丁寧に，詳細に」と先生から言われ，何回か解釈を繰り返していました．そのうち，その人が語った何気ない語りから次々に解釈が進み，連なる経験が幾重にもつながって現れたことがありました．そのときは，夜中に一人でパソコンに向かっていながらも「先生，すごい！」と思わず声が出たほどでした．そのように解釈が進むにつれて，私にとっては大変ながらも楽しい作業となっていきました．

補章

5. 現象学を手がかりとして研究を行ったなかで

　木田元(2008)は，現象学を「完結した一つの理論体系」や「形而上学のたぐい」ではなく，「開かれた方法的態度」と説明しています．そしてこの「方法」も「料理の『作り方』とか自動車操縦の『仕方』のような一定の結果を保証してくれる一連の『手つづき』」ではなく，「志向のスタイル，研究対象に立ち向かう態度」と記述しています．私が現象学を手掛かりとして研究を行うにあたって，西村先生から教えていただいたことは，まさにこのような研究に向かう「開かれた方法的態度」であり，「研究対象に立ち向かう態度」であったと思います．私は，西村先生のご自身の研究の話を通じて，その真摯に研究に向かう姿勢に触れつつ，私の研究にもいつも先生が伴走者のように寄り添ってくださっているという安心感のもと，研究を進めることができたと思います．

　看護研究における現象学的研究は，研究者だけではなく，広く臨床家の方々にも関心をもたれていると思います．科学・医学的研究を基盤にもつ看護研究においてはエビデンスを集めたり，新たなスケールやモデルとして研究成果を実践へと還元することが主流を占める中，現象学的研究のもつ新たな役割を提示していくことが，今後の大きな課題になると考えます．そのために，私自身，今後も一つひとつの研究を丁寧に積み重ねていきたいと考えています．

●文献
- 木田元. (1970). 現象学. 岩波書店.
- Merleau-Ponty, M.(1945/1967). 竹内芳郎，小木貞孝(訳), 知覚の現象学1. みすず書房, 1967.
- Merleau-Ponty, M.(1945/1974). 竹内芳郎，木田元，宮本忠雄(訳), 知覚の現象学2. みすず書房, 1974.

私の研究経験

千里金蘭大学　教員

北尾良太

1. 研究の問いを問い続けていたら，現象学がやってきた

　私は，病棟で看護師として勤務していた時期に患者や家族と医療者との対立に直面したことがありました．臨床で研究をするということ，その研究に同意し参加した患者や家族への看護の意味がわからなくなり，自分が看護師として働けているのか不安になっていました．そのようなとき，とある学会の会場で『患者の声を聞く』(Thomas & Pollio／川原, 2002/2006)という本を見つけ，読みはじめました．しかし，このときの私はまだ，現象学への関心はありませんでした．それから二年後，私は自分自身の物事に対する考え方をもう一度問い直そう，患者と医療者との信頼関係をもう一度考え直してみようという思いで大学院へ進学しま

した.
1) 研究疑問が明確にあったわけでは……

　とはいっても，研究疑問が明確にあったわけではなかったので，私は過去に臨床現場で感じたことを思い出していきました．脳卒中集中治療室で勤務していたとき，搬送されてきた患者は，意識朦朧となっていたのにもかかわらず，後で「その節は大変お世話になりました」と，なぜあたかもしっかり覚えているかのように話すことができるのか．患者は集中治療室を出て行った後，何を経験しているのか，これを私は知りたかったことを思い出しました．

　脳卒中は，突然意識障害や麻痺が出て発症し，その後は気が遠くなるくらい困難なリハビリテーションを続けます．しかし，患者のADLとQOLは必ずしも相関しないことが過去の文献でも示されています．脳卒中者にとって，リハビリテーションが本当に効果的に働いているものなのか，私は疑問に思いました．脳卒中者にとって，リハビリテーションとはどういう意味があるものなのか——もちろん，失われた身体機能の回復を目指すものであることは言うまでもありませんが，それだけでは医療者側の目的は達成できても，患者や家族にとっては十分満足できるものではないことを，臨床現場でかいま見ました．ADLもQOLも，判定するのは医療者側です．QOL評価の指標を開発しても，一人ひとりが十分満足するリハビリテーションを受けられるかはまた別の問題なのかもしれないと考えるようになりました．

　「医療者が，患者や家族の個人的な事情に踏み込んでまで一人ひとりのリハビリテーションの意味を探る必要があるのか．医療者ができるところを全うすることのほうが大事なのではないか」とも考えました．けれども私は，一人ひとりが満足のいく治療や看護やリハビリテーションを受けるためにはどうすればよいか，という考え方に立つことを決め，それならば，まずは一人ひとりがどういう病気経験をしてきたのかということを当事者の立場に立って，丁寧に調べていく必要があると考えました．

2) 当事者の立場に立つということ

　この場合，「当事者の立場に立つ」ということは，意識朦朧としている脳卒中急性期の患者の話に信憑性があるのか，ということと深く関係しています．私は脳卒中者の経験の語りを聴くにあたって，発症当時の経験の語りはとても重要だと思っていました．しかし，先行研究ではどれも，この発症当時の語りを分析対象から除外していたのです．

　確かに，発症した当時を傍から見ていた人たちにとって，後から本人が語ることは「実際に起こっていたことではない」と言うかもしれません．しかし脳卒中者の語りが，脳卒中者を見ていた傍らの人たちから見て事実かどうかということは，私にとってそれほど重要ではありませんでした．つまり，発症当時のあの衝撃的な経験も，それがどれほどのものだったかは当の本人にしかわかりません．当の本人にしかわからないことを，私たちは完全にわかることはできないけれど，そ

の人にとっては衝撃的だったということが事実だったのだ，というところまでは理解できます．これがまさに「当事者の立場に立つ」ということだと思いました．

「立場に立つ」ということは，「その人になりきる」ということではありません．そうではなくて，脳卒中者が見ているその所に一緒に立ってみる．つまり，「その人の目線から見えていることは何か」を探ることだということがわかってきました．

3) その人の立場に立って記述するということ

それでは実際に，その人の経験を，その人の立場に立って記述するにはどうしたらよいでしょうか．

その頃既に現象学に関心を寄せ，大学院の授業や研究会で学びはじめていた私は，「当事者の立場に立つ」ということを，「自分が対象をどう見ているのか」自覚し反省するという作業（内省）が必要になるものと考えました．なぜなら，相手の立場に立って理解しようとするならば，自分が相手を普段からどう理解しているのか，それを知っておかないと，その理解は本当に相手と同じ目線なのか，それともまったく自分だけの見方なのか，区別がつかなくなるからです．

「脳卒中の急性期の人は意識が清明ではないから記憶があいまい」という，臨床現場では当たり前のような認識をも，ここでは自覚してその認識の枠を外していかないと，私は脳卒中者が経験したことの語りを，その人が経験したこととして聴けないし記述できないということです．そして，概念を構築したり，仮説を立てて一般化できるかどうかを検証することよりも，一人ひとりの経験の語りをありのまま記述することのほうが，患者一人ひとりが満足する医療を研究したい私にとっては重要だと感じました．

また，その人の経験は，完全にその人だけで成り立っている経験ではなく，家族や医療者とのかかわりが，その人の経験を成り立たせているのではないか，言い換えると，「私」という存在は「他者」との諸々の関係において成り立っているのであって，「私」しかいなかったら「私」自体がそもそも成立しないという現象学的な他者-私関係の考え方が，私が探究しようとする視点とよく似ているかもしれないと感じました．

2. 研究計画を立てる

しかし，こういった考えをゼミで発表し周囲をうなずかせることは，修士課程1年目の私にとっては非常に困難をきわめました．そのようなとき，同じ研究室の院生から紹介されたMさんと出会いました．

1) 当たり前のことを改めて問い直すという視点

Mさんは仕事中に脳梗塞を発症し，言語障害と半身麻痺を患い，外来通院によるリハビリテーションをがんばっていました．彼女は私に「入院中用を足しているときに，トイレのなかにあるブザーを押すことがとてもつらかった」と言いました．

私たち看護師は，患者をトイレまで誘導するとき，「終わったらそこのブザーを押して呼んでくださいね」と言ってその場をいったん離れます．この行為は，患者のプライバシーに配慮をしていると，私たちは当然のように思います．しかし，彼女にとっては，もはやブザーを押して知らせること自体が，「自分の用を足し終えた姿を看護師に連想させている」と言うのです．それをまた自分自身が想像すると，とてもじゃないけどブザーを押せないとまで言います．私は，看護師がどれだけプライバシーに配慮しているつもりでも，結局それは，医療者の目線でしかプライバシーというものを考えていない行為だったということに気づかされました．それ以来，私は日常的に当然のこととして行われている看護行為そのものを，改めて問い直す必要があると感じるようになりました．

　また，Mさんの排泄行動援助のエピソードから，看護ケア全般に通じる何か普遍的なものが，ここに隠れているような気がしました．つまり，数多くデータをとって統計的に一般化するのではなく，一人の人の経験から，ある普遍的な何かを見出すことができるのではないか．私は，このことをゼミで一貫して言うようになったのです．そして，最終的に決めた修士研究のテーマは「医療者との関わりにおける脳卒中者の経験に関する研究」(北尾ら，2013)でした．

2) 倫理審査委員とのやりとりを通じて

　当時の指導教官は，私の言いたいことはわかるのだけれども，一人ひとりの経験を記述するだけで研究として成立するか，とても心配されていたようです．私自身も，やりたいことは明確になってきたけれど，それでは，聴いてきたことを「分析する」とは実際にどうすることなのか，具体的な方法がまったく見えていませんでした．

　それでも現実には，まず倫理審査委員会で研究の意図や内容，実施可能性などの多角的な評価を経て，承認を得ないといけません．審査申請書の「研究の背景」や「意義」は，これまで述べてきたようなことをかなり力を入れて書くことはできたのですが，「研究方法」の欄が，この時点でもなかなか書けませんでした．そこで私は「実施施設と対象者へ研究協力を得るプロセス」と「インタビュー方法」を，研究方法の欄に詳細に書くことにしました．この時点で私はまだ，質的研究によくある「逐語録からコード化する」「カテゴリー化する」という内容しか思い浮かびませんでした．

　そのとき，倫理審査委員とさまざまなやりとりをしましたが，今思うと私にとっては，そのやりとり自体も，研究方法を具体化していくうえでとても重要なものでした．研究に対する自分自身の見方・捉え方を他者にわかるように伝えるために言語化し，また自分自身がその言葉に納得して，自分の見方を自覚する機会となったからです．

　(私にとっての)他者の経験を，他者の目線で探究するという研究は，他者を見る自分の見方を自覚することで，他者の目線との区別ができるようになるところから始まります．結局，目の前の事象が私のものの見方を決め，それを言語化し

補章

ていくこと，そこで私のものの見方を確認し他者の見方へと近づいていく作業を行うこと，これが「研究方法」として成り立つために必要なことだったと思います．

3．インタビューと分析・記述
1)語りを聴いたときの感覚と記述との乖離

倫理審査委員会で承認を得たのち，ようやく病棟でのインタビューを開始しました．「あなたが今回病気になった直後から今までのことを聴かせてもらえますか」と最初に一度だけ質問することとし，それから先は，そのときその場での語り合いの流れにまかせようと決めました．その結果，ただ"患者の話を聴き，私も話す"ことに集中できる感触を，心地よく感じることができました．「ああ，これだけ話してくれたら何か書けるかもしれない」と実感していました．

分析は，一人目の方（Aさん）のインタビューを2回終えた時点で開始しました．Aさんの逐語録の一部を紹介します．

> A：その，翌日から，入院して，治療にあたったんですけど，えーと，はじめ，今日は何日ですかって聞かれて，6月1日っていったら，6月じゃありません，まだ6月じゃありませんよ，5月27日です，っていわれて．お名前はなんて言うんですか，って言われて，Aです，っていったら，A，その下はなんて言うんですかね，って，AMっていいます，ってその日はそ，そういうことで終わったんですけどね．しばらくその日から，病院生活が始まって，で，当然，左手も麻痺しちゃって，全然動かなかったんです．

私はAさんのこの語りを聴いたとき，脳卒中を発症した人のもつ，ある独特な何かを感じたのですが，いざこの語りを分析しようとしたとき，当初私はこう記述しました．

> 記述：A氏は入院した翌日に神経徴候の確認を看護師か医師からされている．今日は何日ですかと聞かれると，A氏は6月1日と答える．しかし看護師は，違うと言って本当の日付を伝えている．そのときにA氏はどう感じたのかは言っていないのでわからない．また，名前を聴かれてその通り答えている．その日はそういうことで終わったという．そしてその日から病院生活が始まったという．

このとき，私自身のなかにあった，語りを聴いたときの感覚と，この記述がものすごく乖離していて，とても気持ち悪かったことを覚えています．これを読んだ指導教官には，「聴きたいことがまったく聴けていない．Aさんが何をしてきて何を思ってきたのか，まずは事実をちゃんと確認していかないといけない．経験した事実をインタビューガイド通りに把握していかないと，その人の経験を分

析できないのではないか」と言われました．

　私はあのとき，確かにAさんが経験したことを十分聴けたと感じました．Aさんは，失語から徐々に言葉を取り戻してきた方なので，流暢なしゃべりではありませんでしたが，彼の一言ひとことに，私は重みを感じていました．この重みを記述したいと強く思っていました．しかし，自分が記述したいことと自分の記述の違い，さらにその思いが指導教官になかなか伝わらなかったことがとてももどかしくありました．

2) 私がやろうとしていることに改めて気づく

　そこで私は，私が脳卒中者であるAさんをどのように見ているのか内省し，改めて私の研究動機を書いて指導教官に見せることにしました．

　研究動機を書いているうちに私は，医療者という立場から，Aさんを一般的な脳卒中患者の一人として見ていたことに気づきました．確かに急性期の現場では，医療専門職としての目で患者を見て，エビデンスを踏まえた観察やケアが必要不可欠です．しかし，時にその目は，患者その人が苦しんでいることを置き去りにします．それが，私の経験からくる反省です．患者にとって，医学的に治癒すればそれまでの苦しい治療体験はすべて御破算になるかもしれませんが，脳卒中のように後遺症が永続的に続く疾患では，御破算にできない分，治療していく過程での患者の経験がその後のリハビリテーションへの取り組みにとって，とても大事になるはずです．そういった患者の経験に，私は光を当てたかったのです．ここで，私がやろうとしていることは，看護職である私が，患者という立場に立って，患者一人ひとりの経験を記述することだと，改めて認識しました．

3) 語られた事実に即す

　別の指導教官からは，「その人の立場に立って記述するということは，その人の心のなかを探ることではない．あくまでも，そのとき語られたことから私たちは記述すべきであり，語られたことからその人の経験がいかに経験として成り立っていくのか，その成り立ちを記述していくのだ」とも言われました．

　そう考えると，この研究はきわめて実証的であり，語られた事実に即した方法と捉えることができ，私はとても納得できました．

　その後のAさんの語りの記述はこう変化していきました．

> 記述：ここでは，日付や名前，つまり見当識の確認が行われたときの状況が語られているのだが，Aさんにとって「はじめ」に聞かれた「何日ですか」という問いかけや，それへの応答の修正は，「そういうこと」として語られ，「病院生活」の始まりとして意味づけられている．「その日はそういうことで終わった」と語られていることからも，「その日」からこの「そういうこと」，つまりこれまで問われなかった日付や名前の確認は「しばらく」続けられたのだと言えるだろう．

補章

　脳神経領域の医療者たちにとってごく日常的な神経徴候の確認は，Aさんにとってはこれからはじまる非日常的な病院生活のはじまりと感じられたのかもしれません．このときAさんが脳出血を発症してから経験したこと，医療者とのやりとりを通して感じたことは，私にとってAさんがこのときこの場で私に語ってくれたことのなかにしかないのであり，他者である私たちが記述できることは，彼の経験そのものというより，彼が今ここで語ってくれたことから，脳卒中発症者が経験することがいかにして経験として成り立っていくのか，その成り立ち方なのだと考えます．ただ単に語られた，語られなかった，そう思った，感じたという記述ではない，「その日はそういうことで終わった」という彼の語り方の中に「これから病院生活が始まる」という経験の成り立ち方を見て取れるようになってきたのです．そして，このような記述をしていきながら，少しずつ私の行っている「研究方法」が見えてきました．

4）数だけでは表現しきれない，うなずけるもの

　相手の「語り方」に着目し，自分が相手をどのように見ているかを内省し自覚する——しばらくの間私は，この点を常に意識しながら，語りを読み解いていくことになりました．

　こうして一人目の記述ができ上がり，経験のまとまりごとにテーマを付けます．テーマは，表題や目的に沿ったものをつけます．同様の形で三人目の記述が完成したところで，「あっ，Cさんのここの部分は，Bさんのあの部分の語りと同じことを言っているような気がする」という感覚，つまり，彼らの経験に共通する事柄が，いくつか見えてきたので，ここでひとまず考察することにしました．これは，ポイントを見つけようと思って記述していたのではなく，ある経験のまとまりごとに語りの文脈を壊さないよう整理し，それにテーマを付けていくなかで生まれてきました．

　そこで感じた感覚は，今思い起こしてみると，一人目のAさんのデータを分析し始めたときにはまだなかった感覚でした．全身がぐっとAさんの逐語録のなかに入り込んでいなかったような，「逐語録」対「私」みたいな感じで最初は読んでいたかもしれません．何回も指導教官と話をし，「解釈しすぎない．私がどう解釈しているのかを知る」「相手の立場からどのような経験が成り立っているのか」「ここで何が語られているのか」「何がどのように，この人にとって立ち現われているのか」と問われるうちに，だんだんとAさんの逐語録に吸い込まれ，適度に締め付けられるような感覚で読んでいた，と思います．そしてそこから，ある瞬間少し解放された感覚になったとき，ふと「あっ，こういうことなのかな」と見えてきた気がしました．

　そうした感覚を繰り返しては，逐語録から一つずつ言葉を絞り出していき，それが集まり整理されて，今度はあるテーマがうっすらぼんやりと見えたり，三人ともが経験していることがじわっと見えてきたりしていました．考察では，三人ともが経験していること，「脳卒中者はあとから自分の病気がわかってくる」，「そ

してその経験は更新され捉え直されることを繰り返す」，このことを記述しました．

　この二つのことは，脳卒中者全般に言えるのではないかと思います．科学的にみると，三人では数が足りないので説得力がないと言われますが，一人ひとりの経験した語りを当事者の立場に立って丁寧に見ていくと，サンプル数を多くとった質問紙調査の方法で導き出せるものとは違うことがわかります．先の二つの考察は，数だけでは表現しきれないけれど，多くの人がうなずけるものが確かにあるように思います．この記述と考察を読んでうなずいてくれたなら，うなずいてくれた人たちのなかに，すでにある普遍的な意味をもっているということになります．それをこの研究は狙っていたのだと，本稿を書いてみて改めて思いました．

5）"私がどう理解するのか"はいつも同じではない

　何人かの人にインタビューし，分析を進めていくと，インタビューを重ねていくこと自体が，私と研究参加者のあいだで成り立っていく経験の一部として，またそれがおのおのに更新されていくことに気づかされます．つまり，"私がどう理解するのか"ということは，研究方法としていつでも同じではありません．それは，私が日々の時間経過のなかでさまざまな経験をし，考え方を更新していくなかで変化していくからです．

　さらに，人の経験は常に更新されていく――このことを受け入れられるようになってから私は，どのような状況においても常に考えること，そしてその考えが変化しても，躊躇しないようになりました．

　また私以外の人たちも，常に経験が更新され，考え方も変化するということを，理解できるようになりました．こうやって私はいろいろ考え，ある答えをその都度導き出しながら，ある物事(私の場合，医療者と患者の信頼関係)の本質というものに，少しずつ近づいているのかなと，そう期待しながら研究を続けています．

●文献

- 北尾良太，鈴木純恵，土井香，清水安子．(2013)．回復期リハビリテーション脳卒中者が語る病い経験に関する研究．日本看護研究学会雑誌．36(1)，123-133，2013．
- Thomas, S. P., & Polio, H. R. (2002/2006). Listening to Patient A Phenomenological Approach to Nursing Research and Practice. New York: Springer／川原由佳里．(監修)．患者の声を聞く．エルゼビア・ジャパン．

資料編

- 現象学に関する用語解説
- 現象学的看護研究に関する著作紹介
- 現象学的看護研究に関する国内論文紹介
- 現象学的研究に関する海外論文紹介
- 現象学をもっと知りたい人のためのブックガイド

現象学に関する用語解説

主に本文中で触れた，現象学の主要な用語について解説する．

●フッサール

現象学的還元

フッサール現象学の重要な方法のひとつ．既成の理論に基づく説明をやめ，物事を各人の意識に現れるがままに受け取り，捉えなおすこと．また，自然的態度から超越論的態度への態度変更を行うことでもある．

自然的態度

私たちが日常的に取っている態度．世界が存在し，その中には人間を含むあらゆる事物が互いに因果的に関係しつつ存在しているということを当たり前だと考えるものの見方．自然科学による説明を正しいものとして受け入れる態度でもある．

純粋意識

現象学的還元によって開かれる存在領域．世界の存在についての判断を停止しても残る意識の存在領域のこと．そこから世界へ向かう志向性が生じ，世界に対する意味づけが行われる．

志向性

何かへ向かうという意識の根本的な働き．〈意識とは何かについての意識である〉と表現される．また志向性は，単に何かに向かうだけではなく，意識に現れる多様なものに統一的な意味を与えるという働きも行う．

本質直観

現象学的還元と並ぶ，フッサール現象学の重要な方法．これによって本質が直接的にそれ自体として捉えられる．本質を直観するためには，考察対象を想像によって自由に変更し(自由変更)，想像によって変更しても変更されないもの(不変項)を際立たせる必要があり，それが本質として直観される．

本質

一般に，個々の事物が〈何であるか〉ということを規定するもの．それがなくなってしまえば，事物が当のそれでなくなってしまうような根本的な性質．フッサールでは，本質は個々の事物の中に含まれていると考えられているが，さらに，その事物から切り離して「純粋本質」(あるいは「形相」)として直観される．

直観

対象をそれ自体として直接的に意識に与える働きのこと．直観は，言葉や写真のようなものを介して間接的に対象を与えるのではなく，直接的に与える．フッサールは，直観こそあらゆる認識の源泉であると考える．

生活世界

われわれのあらゆる生活が実際にそこで営まれている，具体的に経験されるこの世界のこと．これは，あらゆる認識の根源的な地盤である．自然科学も生活世界を基礎としており，自然科学的な認識に先立って経験される．

間主観性

私だけでなく他人も考慮して考えられた主観相互の共同的なあり方のこと．フッサールの現象学には，独我論だという批判があったが(独我論とは，本当に存在するのは私だけであり，他人や外界は私の意識内容にすぎないとする考えのこと)，それに対しフッサールは，自分の考える現象学は決して独我論ではなく，複数の主観が存在し，相互に関係しあうと主張した．

地平

積極的に注意を向ける以前にすでに潜在的に意識されているもの・範囲のこと．例えば，五感を

通じて事物を知覚する場合，われわれは直接感覚される事物の表面だけを意識しているのではなく，その内部や背後もあらかじめ，ぼんやりとではあれ意識している．そのように潜在的に意識されている範囲が地平と呼ばれる．こうした空間的に広がる地平とは別に，過去や未来へと広がる時間的な地平もある．

●ハイデガー

現存在

ハイデガーの存在論における人間のこと．人間は自己の存在を理解する存在者であるという点で，他の存在者から区別される．現存在(Dasein)のDaには〈そこ〉という意味があり，そのため現存在には〈存在が開示される場〉という意味も込められている．ハイデガーが彼の存在論において，「存在する」とはどういうことかを問うとき，現存在が問いの出発点となる．

世界内存在

現存在の最も根本的な存在構造のこと．ハイデガーによれば，人間は世界から切り離され孤立した主体ではなく，あくまでも世界の内に存在する．それは，現存在がつねにすでに世界の中に投げ入れられ，そこに住みつき，そこにあるさまざまなものに慣れ親しんでいるというありさまを意味する．

気遣い

自分を取り巻く道具や他人や自分に配慮しながら生きる現存在のあり方のこと．ハイデガーは『存在と時間』の現存在分析論で取り出された世界内存在の各契機を統一して気遣いとして把握した．

頽落

現存在が自分以外のもの（道具や他人）を気遣うがゆえに自己自身を見失い，他人を基準として，つまり他人の平均的なあり方に依拠して生きるありさま．非本来的な実存とも言われる．そのような仕方で生きている現存在を「ひと」と呼ぶ．

●メルロ＝ポンティ

習慣的身体

現に存在している事実上の身体（現実的身体）と対比される身体の別の層．これら二つの身体の違いが現れるのは，例えば「幻影肢」と呼ばれる症例である．この事例では，実際の腕がなくても腕が残っているような感覚がある．このときそう感じられるのは，実際の腕とは別に，それまであった腕の習慣が残存しているからだとメルロ＝ポンティは考える．

現象野

メルロ＝ポンティが知覚を考察する際に出発点とする，客観的世界の手前にある生きられた世界のこと．フッサールの生活世界を批判的に捉えなおしたもの．フッサールは最終的には生活世界を意識に還元するが，メルロ＝ポンティはそれに反対し，身体が住みついている場としての現象野を考える．

間身体性

フッサールの言う間主観性が意識相互の関係を示すのに対し，メルロ＝ポンティは，意識が能動的に思考する以前に，身体のレベルで成り立つ自己と他者の共存関係のことをこの表現で言い表した．

両義性

メルロ＝ポンティの前期思想を表す表現．精神と物体，内部と外部など，ふつうは対立し区別できると考えられているものが，実際にははっきりと切り離せないというありさまを示す．そうした両義性を示すのは，とりわけ，精神にも物体にも還元できないわれわれの身体である．

キアスム（交叉配列）

メルロ＝ポンティの後期思想で用いられる概念．見るものと見られるもの（感じるものと感じ

用語解説

られるもの），主観と客観，自己と他者などが，互いを差異化しつつも，互いに反転しあい（可逆性），侵触し合う関係のこと．

● その他

認識論
人間主観の知識・認識とはどのようなものか，どのようにして成り立つのか，どこまで及ぶのかということについて研究する哲学の一部門．

存在論
特定の存在者の性質ではなく，何かが存在する（ある）とはどういうことなのかを問い，存在そのものの意味や根拠を研究する哲学の一部門．

実存
本質存在に対する現実存在のこと．これらはそれぞれ essentia と existentia というラテン語に由来する表現であり，それぞれ簡単に本質と実存と言われる．これらの違いは日本語の「である」と「がある」の違いに対応する．前者では〈何であるか〉が問題になり，後者では〈あるのかないのか〉が問題になる．実存主義ではとくに人間の存在のことを実存と言う．

実存主義
広い意味では，本質と実存のうち実存を，とくに人間の主体的で具体的な実存を重視する哲学のこと．キルケゴール，ヤスパース，ハイデガー，サルトルなどの哲学がそこに含まれる．とくに，サルトルが「実存主義」を標榜した．サルトルは，人間の本質，つまり〈人間とは何であるか〉ということはあらかじめ決まっておらず，それはそのつど自分自身で選んでいくものであると考え，そういう意味で「実存は本質に先立つ」と述べた．

明証
対象が明らかなものとして現れていること，あるいはそのような現れ方のこと．フッサールにとっては認識の正当性を示す基準である．

他者
あるものに対する他のもの．現象学ではもっぱら私に対する他人，自我に対する他我のことを指す．現象学が私の直接経験へと立ち戻る限り，私以外の他者，他人はどのように経験されるのか，どのように存在するのかが大きな問題となる．

顔
他者の現れ方を示すレヴィナスの概念．他者は本来予測不可能であり，私が他者に抱く何らかの考え（観念）を破壊し，それから溢れ出る．そのような他者のありかたをレヴィナスは顔という言葉で言い表す．また顔は，私が他者によって呼びかけられるという出来事も指し示しており，私に「汝殺すなかれ」という非暴力の命令をするとされる．

言語
現象学においては言語の意味が，そしてその意味の根源が繰り返し論じられてきた．例えばフッサールはその根源を意識の志向性に求め，メルロ＝ポンティは身体に求めた．また，フッサールはただ言語を操作するだけでは不十分であり，それが指し示す事柄そのものを直接的に直観する必要性を強調した．

時間
空間とともに世界を成立させる根本形式．ただし，現象学では時計によって計測できるような客観的な時間を説明原理としては利用せず，むしろそうした時間の成立根拠を，直接経験される主観的な，生きられた時間に求める．

解釈
言葉や物事の意味内容を明確にすること．20世紀以降の解釈学的な思想は，われわれ人間はつねに何らかの伝統を受け継ぎ，すでに何らかの先入見を持っており，そのため，何かを解釈する際にもそうした伝統や先入見に基づいて行うしかないと考える．

解釈学的循環

部分を理解するためには全体をあらかじめ何らかの仕方で理解しておく必要があるが，全体を理解するためには部分を理解しなければいけないという，テクストを解釈する際の循環的な状況のこと．ハイデガーやガーダマーはこの循環を否定的にとらえるのではなく，そこに積極的な意義を見出す．

現存在分析

ビンスワンガーによって提唱された，精神病理学と精神療法の立場および方法．ハイデガーの『存在と時間』における現存在の考察に基づき，精神病者を世界内存在としての現存在として捉え，その体験構造を探ろうとする．

著作紹介

現象学的看護研究に関する著作紹介　※項末の（　）内は評者

　日本語で読める現象学的看護研究の代表的著作について，概要を紹介する．

西村ユミ『語りかける身体―看護ケアの現象学』，ゆみる出版，2001年

　著者の研究目的は，植物状態患者へのケアにおける患者と看護師との前意識的な交流の解明である．これは，著者が自らの臨床経験において，植物状態患者と看護師とのはっきりとは見てとれない関係に関心をもっていたためである．調査方法は，植物状態患者3名を受け持った1人の看護師（20代女性）へのインタビューと参与観察である（なお，著者は約1年間調査を行ったが，そのうちの半年間，植物状態患者のケアへ自ら参加した）．

　本書では，まず現象学が研究の基本的なアプローチとして選ばれた理由が述べられている．植物状態の患者との何らかの交流は，常に誰に対しても生じるとは限らない．特定の看護師（プライマリー・ナースなど）のみがこのような交流を感じることがある．ところで，植物状態患者との交流の解明に関して既存の方法（臨床生理学的方法とグラウンデッド・セオリー・アプローチ）は適さなかった．というのは，患者と看護師の固有の文脈をこれらの方法は脱文脈化して客観化してしまうために，文脈や状況に即した理解が妨げられるからである．

　これらの既存の方法に対し，現象学では，看護師の経験ならびに生き生きとした〈身体〉に戻ることが重視される．メルロ＝ポンティによれば，身体とは世界内の一対象ではなく，世界を知覚し経験する媒体であり，このような身体こそが植物状態患者との交流を担っているのである．

　ところで，患者との交流や身体の働きは，前意識的な出来事であり，看護師自身の反省によっても捉えにくい．この際に著者が援用したのが，メルロ＝ポンティの対話論であった．対話において人は自らの意識的な反省を超えた発言をなしうる．このことが意味しているのは，対話には前意識的な身体の次元を開示する可能性が存しているということである．研究調査における対話とはインタビューである．このようにインタビューの営みを方法論的に位置づけることによって，著者は自らの考察の正当性を保証しようとした．

　そして，インタビューから「視線が絡む」，「手の感触が残る」，「タイミングが合う」などの事象が取り上げられ，メルロ＝ポンティの身体論に従って，身体の「運動志向性」，「間身体性」における身体の「相互反転」，複数の身体の「対化」による行為の遂行などが明らかにされる．これらはいずれも前意識的な層に属しており，脱文脈化するアプローチや意識的な反省によっては捉えられない．

　以上のように本書では，その主題（植物状態患者との交流）を明らかにするために，方法論として現象学的対話論が選ばれただけでなく，この主題を解明する際にも現象学的身体論が援用されており，看護研究における現象学的アプローチの有効性が一貫して証示されていることが，本書の業績の一つであるといえるだろう．

（家髙洋）

西村ユミ『交流する身体―〈ケア〉を捉えなおす』，日本放送局出版会，2007年

　前著『語りかける身体』で著者は「植物状態患者と看護師との前意識的な交流」を解明しようとしたが，この事態は科学的に実証されておらず，また，どの看護師に対しても常に生じるような出来事でもなかった．つまり，この「交流」は，患者と看護師との特定のかかわりのなかで生じており，その文脈性を重視するために現象学的なアプローチが採用されたのであった．

　それに対し本書では，看護関係者ならば誰でも経験するような事柄に焦点が当てられている．前半は看護学生，後半は新人看護師の経験が取り上げられており，これらの経験において何か非常に特別な事柄は記されていない．本書の細やかな記述のおかげで，読者は看護学生や新人看護師の立

場に身を置いて彼女たちの経験をいわば追体験できるが，しかし，このようなことだけが本書の意図ではないだろう．

本書の目的は，「〈病い〉の経験」の成り立ちの解明である．〈病い〉は，通常，患者のみに属した状態であるとみなされるかもしれないが，著者は，〈病い〉の経験は患者だけに閉じられていないと指摘する．苦しそうな患者の表情が，傍らにいる人の手を患者へ差し出させるように，〈病い〉は，患者にかかわる人びとにも分かち持たれているのである．この「分かち持ち」は，協働的な実践としてのケアにも当てはまる．このように本書は，〈病い〉やケアの営みを個人に帰属させようとする通念を根本的に再考しようとしているのである．

このことは，「経験」に関しても当てはまる．「経験」とは，(〈病い〉などの) 何らかの特定の出来事にしかかかわっていないと考えられるかもしれない．だが，本書での看護学生の語りが示しているように，各々の経験は，後続する経験や友人との談話などによって捉え直され，その意味が新たに付与されていく．つまり，〈病い〉などの出来事は，共時的に (ともにいる人たちの間で) 分かち持たれるとともに通時的に更新されつつ，経験においてその独特の意味を伴いながら形成されていくのである．

これらの経験の構造は，現象学的には「志向的な相関関係」や「時間性」という概念によってまとめられるかもしれないが，著者はこのような理論的な抽象化をあえて行っていない．本書では (看護学生や新人看護師の気持ちの揺れなどの) 具体的な経験が詳細に述べられ，考察も経験から離れないように留意して進められている．現象学への言及や援用がほとんどなされていない本書が「現象学的」であるのは，経験の丹念な記述が現象学の基本概念の内実を具体的に示しているからである．

「現象学的」とは，現象学の概念を使用するということに限らない．事象の成り立ちを捉えようとする本書において著者は，事象記述のための独自な「文体 (スタイル)」を編みあげ，ケアの経験を解明する基礎的な足場を築いている．

（家髙洋）

山内典子『看護をとおしてみえる片麻痺を伴う脳血管障害患者の身体経験』，すぴか書房，2007年

著者は，脳血管障害患者への看護のなかで，順調に回復しているように見えていたある患者が首を吊ろうとした場面に遭遇し，患者と看護師とのあいだにある「ずれ」に関心を持ち始める．そこで，片麻痺を伴う脳血管障害患者がどのような経験をしているのかを明らかにしようと，この研究に取り組んだ．

本書の大きな特徴は，臨床で実際に患者を看護する立場からデータを集めていることである．普段のケアの中での自然なやりとりの文脈を途切れさせないように，録音せず，すぐに書き留めて集めたデータだからこそ，各々の場面の記述は臨場感を伴う．Aさんの経験をかいつまんで紹介しよう．「発症6日目．〈動けって頭の中でこの足に命令する〉が〈まったく言うことを聞かない〉，〈これじゃあ，他人の身体をくっつけてるのとおんなじ〉と，下を向いたまま小さな声で話した．発症22日目．元気のない日が続いていたが，リハビリ病院への転院を勧められ，〈そしたらトイレに行けるようにならなくちゃと思ってね〉と，必死にトイレに移ろうとする．発症201日目．歩いて外来診察に訪れ，杖が〈かえって邪魔になりました〉と笑顔で答えた」等々．以上のように，本書では「看護をとおしてみえる」脳血管障害患者の経験が記述されている．脳血管障害と診断されて入院した発症間もない時期からの参加観察と退院後のインタビューで得られた6名の患者の身体経験のデータは，ベナーの解釈学的現象学に基づいて解釈された．

患者たちの身体経験は，発症から約2週間では《よそ者になる》身体から《目覚めていく》身体へ，発症後3週間以降では《向き合う》身体へ，発症後6週間〜約3か月では《自分自身になる》身体へと，4つの段階を踏んで回復していくプロセスへ

著作紹介

とまとめられている．そして，このプロセスは単に身体の力の内発的な変化によるものではなく，その契機として常に《道具》と《他者》が存在し，これらの段階を通して，身体の内でその存在の仕方を変化させていった結果である．そして，発症から約3か月間の，看護をとおして入り込んだ当事者の経験についての内側からの記述は，その看護実践への多大な示唆を導き出している．

なお，本書の跋では，田中美恵子氏が「解釈学的現象学がひらく臨床看護研究の地平」として，その哲学的基盤を解説している．著者を指導した田中氏だからこそ，この研究の特徴や意義を改めて明確に示すことができており，読み手の理解を深める一助となっている．

（細野知子）

村上靖彦『摘便とお花見』，医学書院，2013年

本書では，看護師ではない著者が，4人の看護師の語りを「一人ひとり」分析することによって，看護行為の構造を記述することを狙っている．ここでは，6年間の透析室，3年間の内科混合病棟を経て訪問看護に移ったDさんを紹介しよう．

Dさんは，1回目のインタビューで，透析室は同僚のケアや患者の生活が「全部見える」がゆえに「距離感がすごく難しい」部署だと語った．そこでは，医療的なアドバイスを「あんま言うのは好きじゃなかった」けれども「日々言わないといけない」のであり，それによる患者とのトラブルを「見たり」もした．次第に，Dさんには，透析という医療技術と透析室の配置によって規定される看護師の働きにおいて，援助と干渉が区別しがたく浸透し合うなかで，医療の規範から自由になって患者がいかにして生活上のやりたいことを実現するかがテーマとなっていく．

訪問看護ステーションへと異動し，そんなDさんは変化する．在宅で，「人と人との関係性」や「たまたまいた人のめぐり合わせ」というところで「意思決定」が成されていくことを「目の当たりにして」，「私もやっぱり関与してきたんだな」とい

うことに気がつく．医療への従属から「旅立ってほしい」ことを願い，その存在を薄く匿名的にしていたDさんは，在宅で，患者の生活に巻き込まれるという形でしか看護があり得ないことを見出す．

その他にも，小児科と訪問看護，老人病院を経験したFさん，がん専門看護師のCさん，小児がんの病棟に勤務するGさんの看護行為の構造が記述されている．4人の語りの分析から見えてきた看護師の特徴は，それぞれの仕方で感情から離れて行為を組み立て，独特の追体験の技法をもっているということだ．そして，本書での最も大きな発見は，それぞれの看護師がそれぞれ別の時空間構造をもっていることであろう．この時空間構造に沿う形でそのつどあるスタイルをもった行為が産出され，両者は地と図の関係をなして〈ローカルな制度〉を産出しているのだ．

本書では，付章に方法論および方法が記されている．それは，現象学的研究において，あらかじめ決められた方法を使って研究を始めることは不可能であり，研究対象に即した形でそのつど方法が発見されるものだからである．語りはモチーフ，シグナル，ノイズという読み方を手がかりに読み解かれることで，その背後に横たわる構造を炙り出し，つぶさに記述している．

（細野知子）

佐藤登美，西村ユミ編著『"生きるからだ"に向き合う—身体論的看護の試み』，へるす出版，2014年

本書の意図は，「現状の看護実践のなかで〈"生きるからだ"に向き合う〉とは，どういうことか，その作業と思索に挑戦すること」である．本書の特色は，非常にユニークな三部構成になっていることであろう．

第1部で，編者の佐藤は，その痛烈な問題意識と考察を記している．それは，第1部のタイトル「"からだ"を離れる」に端的に示されている．1970年代以降の医療技術の進歩と看護の科学化への趨勢のなかで，それぞれの看護師自身の"か

らだ(感)"が遠ざけられ，薄れさせるような状況を佐藤は指摘する．他方，このような状況への違和感や，日々の看護現場での"からだ"についても佐藤は触れている．

第2部「"からだ"への回帰—その試み」において，(佐藤が2003年から始めた)「身体論」学習会が採り上げられている．その第2章では，学習会参加者たちが，そこで学んだ事柄をもとに，臨床で向き合う"からだ"について経験した内容を事例ふうにまとめている．「痛み」や「息をすること」，「食べること」など，直接に身体にかかわる内容だけでなく，患者の家族とのかかわりや，住み慣れた土地を離れた高齢者が施設に入ること，保健指導を行うときの「かまえ」など，さまざまな内容が記されている(全11篇)．興味深いのは，参加者たちが述べている経験は彼女たちが何か引っかかった出来事にかかわっており，その経験をそれぞれ自分なりに考察して，独自の見方を提起していることである．身体，そしてケアを軸にしたこれらの文章は，読者に親しいものもあれば，はっとするような場合もあるスナップショットであって，それぞれが個性的な情景を描き出している．

第3部では，もう一人の編者の西村が身体論を学ぶ意義を次のようにまとめている．「身体論という思考法に触れることは，この私たちにとって〈当たり前〉になってしまっている認識に気づく機会であると同時に，その自明な認識をいったん脇に置き，その当たり前がいかに生み出されているのかを根底から問い直す作業を促すのである．そして，この認識の捉え直しを介して，これまで経験していたにもかかわらず気づかずにいたことへと，私たちの視線は導かれていく」．このことが「いま，なぜ身体論なのか」(第3部のタイトル)ということへの一つの答えであるだろう．

この場合の「身体論」とは，(メルロ＝ポンティなどの)現象学的身体論である．現象学において「身体」は，物質であり対象化され得る存在であると同時に主体的な存在でもあり，また，自らと他のさまざまな事柄(他者や世界など)を現す働きも備えている．

例えば，医療の現場で効率化や管理，細分化などが進んでいるが，これらの動向への違和をまず感じるのが「身体」である．あるいは，他者の身体と自らの身体が同調したとき，それぞれの身体が応答し合って充実した経験が生み出される．また，苦しんでいる身体に引き寄せられたり，あるいは，その身体から押し戻されたりするような経験も，われわれが「身体である」から生じているといえるであろう．

以上のように捉えられた「身体」は，既存の二元論的発想(知識か経験か，客観的か主観的か，身体か精神かなど)を乗り越える可能性を開いていると西村は述べる．そして，メルロ＝ポンティの身体論に主に依拠しながら，西村が第1部と第2部の各篇を考察し，それぞれの特徴を明らかにすることによって，本書全体はこの第3部において有機的に結び合わされているのである．

本書において読者は，身体やケアについてのさまざまな文章を通して現象学的思考に親しみ，なじむことができるであろう．このような本書は，看護における現象学的身体論へのすぐれた手引きになっている．

(家髙洋)

P. ベナー，J. ルーベル『現象学的人間論と看護』(難波卓志訳)，医学書院，1999年
Benner, P., Wrubel, J. (1989). The Primacy of Caring ; Stress and Coping in Health and Illness. Addison-Welsey Publishing Company.

本書は，看護実践に関する解釈的理論を作り出すことを目指している．この場合の「看護実践」とは，「患者が病気というストレスに対処していくのを手助けする」営みを意味する．原著の副題(「健康と病いにおけるストレスと対処」)も示すように，ストレスとその対処は本書の具体的な主題である．本書の目的は，ストレスとその対処を手引きにして従来の人間観を再考し，独自の人間観を形成することである．

ストレス・対処論を問い直すにあたり，次の混

著作紹介

同を整理したい．通俗的な意味での「ストレス」は，制御能力の喪失・自己管理のまずさ・過剰負担・時間に追われている感覚などを意味しており，デカルト的な自律的自己ではこれらを管理して，さまざまな面倒な関係が起きないようにすることが「ストレス管理」である．こうしたストレス観は人間の苦しみを単純化し，問題解決という枠組みで捉えようとしているが，このような観方を退けるのが本書の1つの目的である．人間はどんな解決策ももたないジレンマや悲劇にも時として対処しなければならない．本書で提示されるストレスへの対処は，痛み・苦しみ・喪失・成長・変化のただなかにある人がそういった体験を積極的に引き受け，そこに何らかの意味を見出していけるようにするための戦略である．このような人間観を明らかにするために，本書は，ハイデガーなどの現象学の立場に基づいて考察する(第1~3章)．

本書は，ハイデガーにならって「気遣い(caring)」が人間存在の根本であると主張する．気遣いとは，人が何かを大事に思うということであり，人は何かを気遣う存在である．大事に思う事柄があるからこそストレスが生じる．気遣いは人に可能性を作り出すのであり，原著のタイトルが示すとおり「気遣いが第一義的」なのだ．気遣いによって，世界の「意味」は濃淡を帯びて体験されるのである．

ところで，気遣いとは，気遣われて大事に思われている事柄に深く関与し，巻き込まれるということでもある．デカルト的な二元論的人間観とは異なり，人は何らかの状況のなかに存在するのである．このような「状況内存在」とともに本書が強調するのは，人間の「身体化された知性」である．そして，状況内に存在するとは，社会や文化のなかで存在することでもあり，社会などから与えられた「背景的意味」によって人は育ち，このような意味を取り入れて世界を理解する．また，人間は，過去のさまざまな事象や意味も取り入れる．だが，人は過去の意味を受け取るとともに，未来に向けて意味を投企する「時間的な存在」でもある．人は自ら意味を作り出していくだけでなく，意味

によって自らのあり方が規定される存在である．したがって，ある人にとって何がストレスと映り，どういう対処が自分に可能と思われるかは，その意味づけられた状況や各人の身体的知性などによっており，各人により異なっているのである．

以上が，本書における現象学的人間観の概観であり，ストレスと対処を適切に理解する理論的な基礎となっている．この人間観に基づき，以下の各論が展開されている．第4章では，成人としての人生の各局面での病気の意味とその対処を論じ，第5章では，医学的モデルに立脚する健康の概念を問い直している．第6章では，患者が体験する症状と，医療従事者が調べる症状との違いに焦点をあて，症状を捉え直していく．第7~9章では，冠動脈疾患・がん・神経系の病気について，人がどのようなストレスを体験し，いかに対処するのかを記述している．

第10章では，看護実践こそ「気遣い」であることを論ずる(これが，「気遣いの第一義性」のもう1つの意味である)．どれだけ高度で専門的な知識や技術を携えても，気遣いがなければ，それらは患者を怯えさせるものとなる．われわれは人の世話をし，自分も必要なときは人から世話を受けられるものと考えて生きている．人間にこのような世界が開かれているのは，他者への気遣いが根本にあればこそである．「気遣い」としての看護の営みは人間の基本的なあり方そのものであることを示すことによって，本書は，看護の根本的な意義を再確認し，提起している．

(細野知子)

P. ベナー編著『解釈的現象学——健康と病気における身体性・ケアリング・倫理』(相良-ローゼマイヤーみはる監訳)，医歯薬出版，2006年
Benner, P. (ed.) (1994). Interpretive Phenomenology: Embodiment, Caring, and Ethics in Health and Illness. Sage Publications.
G. チャン，K. ブラジンスキー，R. マローン，P. ベナー編著『ヘルスケア研究における解釈的

現象学』, シグマ・テータ・タウ・インターナショナル, 2010 年
Chan, G., Brykczynski, K., Malone, R. & Benner, P. (2010). Interpretive Phenomenology in Health Care Research. Sigma Theta Tau International.

『ヘルスケア研究における解釈的現象学』は『解釈的現象学』の続編であり，ベナーの大学退官記念論文集でもある．これら 2 冊とも，第 1 部が「解釈的現象学：理論と実践」，第 2 部が「解釈的現象学の様々な研究」となっている．

ところで，ベナーによれば，「解釈的現象学」は，一連の手順や技法に単純化することはできないが，「解釈」については共通している（『解釈的現象学』邦訳 xx-xxi 頁）．「解釈的説明」の目的は「当然とみなされている意味や実践，習慣，技能，関心を明瞭にしてお互いに関連づけ合いながら，研究参加者たちの世界を明らかにすること」であり，さらに，解釈の「妥当性(validity)」は「研究参加者が，いつも知ってはいるけれども，言葉にできなかったことをその解釈が表現すること」に基づいている．このような「解釈」の仕方に関しては，「解釈的現象学」のさまざまな研究から具体的に理解されるのである．そこで，次にその多様な研究テーマを挙げてみよう．

『解釈的現象学』第 2 部には 8 篇の論文が掲載されており，その内容は以下のとおりである．あるティーンエイジャーが母親になった経験；統合失調症の子どもに対する親たちのケアリング実践；入院中の子どものケアへの親の参加と関与；脳血管障害からの回復過程；喘息に対する患者の対処の仕方；クリティカルケアにおける死にゆく患者の看護ケアの道徳的な諸側面；イタリアのトスカーナ地方における「がん告知を行わない」という慣習の実状と含意；パラシュート救助隊員と消防士の災害救助への動機や対処の実態．

『ヘルスケア研究における解釈的現象学』第 2 部は以下のような内容の 9 篇の論文を所収している．ナース・プラクティショナーの実践のホリスティックな諸側面；看護師のセルフケア；家族が集まる活動としての「夕食」の意義；ティーンエイジャーの出産と育児の実状；脊髄披裂(spina bifida)で生まれてきた後期思春期の人たちのスティグマ的な経験；未発症の HIV 患者たちの医療システムに対する 4 つの態度；慢性疾患と身体的障害を抱える 80 歳代の 2 人の患者の「世界のなかに住むこと」の構造；スイスの病院における終末期患者とその家族の経験；終末期の患者（がんと AIDS）の生活世界の経験．なお，同書第 1 部にも，看護学生や看護師，パーキンソン病患者，災害救助隊員の経験に関する研究が掲載されている．

解釈的現象学の研究テーマは非常に広範囲に及んでおり，また，データと研究成果の提示もさまざまな仕方で行われている．これらの研究を通じて，読者は，その方法の「家族的類似性」を見出すことができると述べられている（『ヘルスケア研究における解釈的現象学』xxvii 頁）．方法が「同一」ではなくて「類似」しているのは，事象に合わせて研究の具体的な手順を変更できることが含意されているためであろう．研究におけるこのような柔軟さが，解釈的現象学が広く受け入れられてきた理由の 1 つと考えられる．

以上のように，『解釈的現象学』と『ヘルスケア研究における解釈的現象学』において「解釈的現象学」の理論だけではなく，その多様な研究に触れられることが読者にとっての大きな意義であり，また，この両著を介してそれぞれの読者は解釈的現象学を十分に理解し，さらに自分なりに発展させていく可能性が開かれているのである．

（家髙洋）

P. ベナー，P. H. キリアキディス，D. スタナード『看護ケアの臨床知—行動しつつ考えること』第 2 版（井上智子監訳），医学書院，2012 年
Benner, P., Kyriakidis, P.H. & Stannard, D. (2011). Clinical Wisdom and Interventions in Acute and Critical Care：A Thinking-in-Action Approach（2nd ed.）. Springer Publishing Company.

臨床現場において看護師は，患者たちへのケア

だけでなく，家族への対応，他の医療者たちとの協働，経験の少ない看護師へのコーチングなどを状況に応じて機敏に行っている．著者らによれば，これらの多様な実践が適切に行われるのは「行動しつつ考えること」と「推移を見通すこと」という臨床判断が働いているためであって，標準的な知識（パスや実践ガイドライン，エビデンスに基づく実践や患者成果データなど）を習得するだけでは不十分なのである．

本書ではまず，複雑で多様な臨床実践における思考と行動についての2つの習慣（「臨床把握」と「臨床における先見性」）が説明されている．これらの習慣は，臨床における典型的なアプローチを構成する実践・思考・行動のさまざまな様式にかかわっているのである．それから，看護実践の9つの領域におけるさまざまな実践が明らかにされている．9つの領域とは，「急性疾患の患者や，状態が不安定な患者の生命維持のための身体機能の診断と管理」，「熟練を要する危機管理能力」，「急性期重症患者を安楽にすること」，「患者の家族へのケア」，「医療機器の危険防止」，「死と向き合うこと：終末期ケアと意思決定」，「自分の考えを主張すること」，「患者の安全」，「臨床的で倫理的なリーダーシップのすぐれたノウハウと，他者へのコーチングと助言」である．

このような複雑な臨床実践の諸側面を解明するために本書では多数のナラティヴが採用されている．熟練看護師のさまざまなナラティヴのおかげで，状況に即した具体的な理解が可能になる．また，卓越した看護実践についてのナラティヴには，しばしばその看護師の優れた倫理性も示されている．このようなナラティヴの「力」が本書の大きな魅力となっているであろう（本書の最終章には，ナラティヴを介した看護教育の必要性と有効性，その実例が挙げられている）．

なお，本書では「現象学」という語や現象学者の名前はほとんど挙げられていないが，本書の基本概念は，『現象学的人間観と看護』で詳述された諸概念を引き継いでいる．例えば，「関わり（involvement：巻き込まれていること）」や，「関心」，「関与」，そして「体現化（embodiment：身体化）」などは，いずれもハイデガーやメルロ＝ポンティらの概念に基づいている．これらの概念は『現象学的人間観と看護』では人間の基本的な在り方の解明に寄与していたが，本書では看護ケアの臨床判断と介入の解明に適用されている．これらの現象学的な概念を前提にしているからこそ，著者らは，臨床判断をその状況依存性に基づいて考察することが可能になったと考えられる．このような意味において本書は看護における主要な現象学的研究の1つとみなされるであろう．

（家髙洋）

現象学的看護研究に関する国内論文紹介　※項末の（　）内は評者

■現象学的看護研究に関する主要な国内論文を紹介する．選定基準は以下のとおりである．
1. 博士論文を基盤にした研究
2. 多様な領域
3. 多様な現象学的方法

■荒木奈緒：異常を診断された胎児と生きる妊婦の経験，日本看護科学会誌，31(2)，2011，3-12．
目的：異常と診断された胎児と生きる経験を妊婦の生活全体から記述し探究すること
研究参加者：胎児異常を診断された妊娠22週以降の妊婦7名
データ収集方法：面接（インタビュー）
データ分析：トーマスらが使用したポリオの現象学的アプローチ．その人にとって重要な何かを「地」，注目した事柄を「図」として，それらの間の文脈を含めて意味を読み解いている．1つの面接における意味を，「地」と「図」とそれらをつなぐ文脈についてファイル化した後，7つの面接のファイルを類似性の視点から集束してサブテーマを抽出．サブテーマは，メルロ＝ポンティによる「人間存在の基盤」である身体・他者・空間・時間に従って集束され，最終的なテーマを描き出した．
成果と特徴ほか：異常を診断された胎児と生きる妊婦の経験には，《子どもの無事を身体で感じる》《世間に合わせる煩わしさ》《「ひとりぼっち」と「繋がり」の併存》《子どもと共に時を漂う》の4つのテーマが見出された．本研究は，これまでの悲嘆や否定といった枠組みとは異なる妊婦の経験を明らかにし，看護職としてどう寄り添うのかを考える視座を与えてくれる．
（細野知子）

■西村ユミ：看護ケアの実践知―「うまくできない」実践の語りが示すもの，看護研究，44(1)，2011，49-62．
目的：看護師の実践の成り立ちの解明
研究参加者：臨床経験が10年前後で，病棟の配置転換などを経験した看護師6名
データ収集方法：グループ・インタビュー
データ分析：メルロ＝ポンティの思想
成果と特徴ほか：看護師は自らの実践をすべて意識していない．このような看護師の実践の成り立ちを解明するために，2つのアプローチが採用された．まず，病棟の配置転換や研修後の仕事の再開時の看護経験に焦点が当てられた．このような経験での「うまくできない」ことが，「うまくできていた」実践を浮かび上がらせるのである．第二のアプローチはグループ・インタビューである．グループ・インタビューでお互いに聴き合い話し合うことで，自己反省とは異なる仕方で自らの経験をふり返ることができる．成果として明らかにされたのは，「患者へ向かい応答しようとする身体的志向性」や「（各々の病棟での暗黙の了解や些細な習慣としての）個々の判断の下地となるような動的な知」などである．この「動的な知」は各人よりもむしろ病棟に存しており，病棟の各人が新たに実践するなかで更新されていく．
（家髙洋）

■西村ユミ，前田泰樹：「痛み」の理解はいかに実践されるか―急性期看護場面の現象学的記述，看護研究，44(1)，2011，63-75．
目的：がんの疼痛やしびれなどがある男性患者への看護実践の解明
研究参加者：ある男性患者と，そのケアにかかわる看護師3名
データ収集方法：フィールドワークとインタビュー
データ分析：メルロ＝ポンティの思想
成果と特徴ほか：本論文の成果として以下のことが挙げられる．まず，「痛み」は患者にしかわからないのではなく，患者が痛そうな顔をしているときにはすでにその痛みはそれを見ている看護師に分かち持たれている．だが，その「痛そうな顔」と，「痛みスケール」の数値が合わないときがある．こ

の場合に，患者の痛みは「わからない」のであり，その結果,「痛みは主観的」とみなされるのである．また，「痛みスケール」の数値は，患者の痛みの情報としてのみ与えられるのではなく，看護師に見てとられる患者の痛みと対比されたり，その変化を確認する文脈のなかで意味を成している．このように，看護実践の文脈のなかで「痛み」やそのスケールの数値などが意味をもちうることを本論文は明らかにしており，ここに現象学的アプローチ独自の成果が現れているのである．

（家髙洋）

■小野美喜，小西恵美子：臨床看護師が認識する「よい看護師」の記述―若手看護師の視点，日本看護教育学会誌，18(3)，2009，25-34．

目的：臨床看護師が体験のなかで認識する「よい看護師」を記述し，よい看護師の構成要素を明らかにすること

研究参加者：若手看護師11名

データ収集方法：インタビューガイドに基づくインタビュー

データ分析：ヴァン・カームの方法論．1事例ずつ「よい看護師」の予備的な要素を抽出し，全体で比較，整理して仮説的要素とする．それらを元データと確認した後，要素として特定し，「よい看護師」という人を成す共通テーマとして分類している．

成果と特徴ほか：「よい看護師」は，【患者の安寧を願う心】【人柄】【患者に届くよい看護実践】という3つの特質からなり，【よい看護師を育むもの】【患者に届くよい実践を阻むもの】の影響を受けながら構成されている．本稿は，多様な臨床経験をもつ日本の看護師を対象とした研究の一環であり，量的手法でも調査が進められている．その全体を概観することで，現象学的研究による知見がどう位置づけられるのかを捉えることが可能である．

（細野知子）

■相良－ローゼマイヤーみはる：子どもの死と死後の世界観：解釈的現象学を用いて，日本看護科学会誌，24(4)，2004，13-21．

目的：健康な日本の学童が生と死の概念を把握する，その生きられた経験の記述

研究参加者：7〜12歳までの学童16名

データ収集方法：生と死それぞれ1枚ずつ描いてもらった絵についてのインタビュー

データ分析：ベナーらの解釈学的現象学

成果と特徴ほか：子どもたちは日本の汎神論信仰を反映して，さまざまな宗教観を融合させたユニークな死と死後の世界観をもっていた．子どもたちは，生から死後までの流れを，直線的あるいは循環性のものに分けて把握し，どちらの場合でもキリスト教の神の存在が鍵となっていることが明らかにされた．本研究は海外の大学における博士論文が基盤となっており，データ分析の質を保つためのさまざまな手続きが丁寧に述べられていることも特徴であろう．

（細野知子）

■緒方久美子，佐藤禮子：ICU緊急入室患者の家族員の情緒的反応に関する研究，日本看護科学会誌，24(3)，2004，21-29．

目的：ICUに緊急入室した患者の家族員の情緒的反応を明らかにすること

研究参加者：ICUに入室した重症患者の家族員8名

データ収集方法：参加観察法と半構成的インタビュー

データ分析：コレッツィの現象学的分析方法

成果と特徴ほか：各対象者から抽出された情緒的反応の541コードは136パターンにまとめられ，全対象者で17の情緒的反応の主題に集約された．さらに，これらが包含する意味の性質を抽出・統合した結果，「回復の期待」「医療への信頼」「独りではない自分」「課せられている自己」「家族の絆」という5つの情緒的反応の本質が得られ，これらを，現状に対する肯定的な面と否定的な面の2側面に分類している．これらの結果を踏まえて，家族員が状況に適切に対応できるための看護援助のあり方が提示された．

■大久保功子，玉井真理子，麻原きよみ，近藤浩子，百瀬由美子：出生前遺伝子診断による選択的妊娠中絶の語り―モノグラフ，日本看護科学会誌，23(2)，2003，1-11．

目的：当事者にとっての遺伝子診断による選択的妊娠中絶の意味の記述

研究参加者：遺伝病の子どもがいるために胎児の遺伝子診断を受けた夫婦3組とその結果選択的妊娠中絶をした1名

データ収集方法：該当夫婦3組の参加観察と中絶した1名へのインタビュー

データ分析：コーエンらの解釈学的現象学．1名の語りから，当事者にとっての意味のまとまりを示す分節を取り出してサブテーマをつけ，経験の意味に一次テーマをつける．それらの図と地との関係を検討して最終テーマとし，テーマを中心とした物語が記述されている．

成果と特徴ほか：「つながりの破壊」と「障害者の存在に対する相反する価値との直面」という主テーマを基に，物語が構成されている．モノグラフによって記述された当事者の意味は，出生前診断での自己決定の輝かしさと表裏一体にある命の選択という問題を突きつけていた．当事者たちの選択が尊重されるよう，出生前診断以前からその後のフォローまで，継続的なつながりのもとにケアができるような，領域を超えた新たな専門分野の必要性を提起している．

（細野知子）

■田中美恵子：ある精神障害者・当事者にとっての病いの意味―地域生活を送るNさんのライフヒストリーとその解釈，看護研究，33(1)，2000，37-59．

目的：精神障害・当事者の人生体験の記述によって，病いの意味をその人生を通して理解すること

研究参加者：地域生活を送っている精神障害・当事者1名

データ収集方法：インタビュー

データ分析：第一段階でライフヒストリーを構成し，当事者の視点から生活史を浮き彫りにしている．第二段階では，それをテクストとし，ハイデガーの存在論的立場に基づく解釈学的方法論で解釈した．本研究における解釈学的方法論とは，存在論的立場から，テクスト解釈を通して，人間的経験の意味を捉え，理解に到達することを目標とする方法論である．以上のように本研究は，当事者の世界をありのままに示すとともに，それらに対する研究者の理解を示すという2つの意図から構成されている．

成果と特徴ほか：7つに章立てされたライフヒストリーを解釈し，その病いの中心的な意味は，「悟りと円環的人生，または永遠の求道者」であった．さらに，このような個人の人生体験の個別性を越えて，〈病気そのものからくる辛さ〉〈エゴの亀裂としての入院体験と，地獄に送り込まれた体験としての入院体験〉〈スティグマからくる困難さ〉〈立ち直りの困難さと自己変革〉〈仲間との出会いから病いとの共存へ，そして，精神障害者としての自分への居直り〉〈当事者としての自己の再構築と語り〉という6つの普遍的な意味が浮かび上がり，看護援助の視点へと結びつけられている．当事者の経験を理解するとはどういう営みなのか，本研究全体を通してそのプロセス自体が提示されていることが特徴である．

（細野知子）

■広瀬寛子：看護面接の機能に関する研究―透析患者との面接過程の現象学的分析(その1)，看護研究，25(4)，1992，69-86．／(その2)，看護研究，25(6)，1992，37-62．／(その3)，看護研究，26(1)，1993，49-66．

目的：看護面接を通して，患者と看護面接者の体験世界に焦点を当て，看護面接の機能を明らかにすること

研究参加者：外来通院中の透析患者12名

データ収集方法：看護面接を，一般に使われている面接という技法を用いて看護を行うものと定義づけ，透析の最中に実施．1人につき20回以上に

わたって面接．補足調査として，看護師と患者にアンケートを実施．

データ分析：パースィによる現象学的方法

成果と特徴ほか：本稿では総面接回数292回に及ぶ，4名の面接過程の分析結果が示されている．患者は，「死の顕在化」「アイデンティティの喪失」「禁止による欲求の顕在化・肥大と自己コントロールの喪失感」という3つの世界を体験していた．看護面接者の体験世界では，ロジャーズの提唱するカウンセラーとしての3つの姿勢を支持する結果に加え，その中の「共感的理解」について5層のレベルが発見された．自己実現過程に対する看護面接の影響について多角的に考察し，患者が日常生活をしている場での面接に重きを置いている．そして，病む人の中に生きている病気の主観的意味を見出し，その生きていくプロセスを援助していくために，看護面接を看護の中に確立することを提言している．3回にわたる詳細な報告によって，現象学的研究の手続きを読み手と共有できることが，本論文の特徴である．

（細野知子）

現象学的研究に関する海外論文紹介　※評者はすべて家髙洋

■現象学的看護研究に関する主要な海外論文を紹介する．選定基準は以下のとおりである．
1. 2000年以降に雑誌に掲載された論文
2. 多様な現象学的方法
3. 多様なテーマ

R. G. レズニアック：切傷によって自らを傷つける思春期の女性の生きられた経験，Advanced Emergency Nursing Journal, 32(2), 2010, 137-147.

目的：切傷によって自らを傷つける思春期の女性の生きられた経験の記述
研究参加者：15～19歳の女性6名
データ収集方法：インタビュー
データ分析：ジオルジの方法論
成果と特徴ほか：本研究では，研究参加者全員の語りが簡潔に紹介され，それから，次の9つのテーマが説明される．そのテーマとは，「子どものときの外傷とともに生きる」，「見捨てられたと感じる」，「部外者である」，「自分を嫌う」，「無言で叫ぶ」，「プレッシャーを解放する」，「生きていると感じる」，「恥じる」，「自分と他人のために希望をもつ」である．また，テーマの統合から生じた一般的な構造は，「幸福になろうとしてもがき，よりよくなろうと望むために，自らの皮膚を一種のカンバスのように使う．このカンバスには内的な痛みが触れられて現実のものとして表現されている」．最後に，看護職にとってのこの研究結果の含意とアドバイスが示されている．なお，本研究の理論的な枠組みは，パターソンとズデラッドのヒューマニスティック・ナーシング理論である．

M. ショーター，L. C. ステイト：成人ICUにおける悲嘆についてのクリティカル・ケア看護師の経験，Journal of Advanced Nursing, 66(1), 2010, 159-167.

目的：成人ICUにおける悲嘆についてのクリティカル・ケア看護師の経験と，患者が亡くなったときの看護師の対処の仕方の解明
研究参加者：英国のある病院のICUに勤める看護師8名
データ収集方法：インタビュー
データ分析：コレッツィの方法論
成果と特徴ほか：主な研究成果として，以下の4つが挙げられる．患者の死についての看護師の悲嘆の経験は，その死があらかじめ予期されており，十分にケアができた場合には，「よい死」とみなされがちであること．死にゆく患者のケアにおいてしばしば看護師は患者に共感し，患者や家族へ深くかかわることになるが，それだけ一層患者の死後の動揺が大きくなること．患者の死という出来事への有効な対処としては，カフェなどで同僚と話し合うという非公式なサポートが行われていること．ICUに勤め続けることで死は日常化して，自分自身の感情からの解離が生じていること．なお，考察の基礎となる理論はハイデガーの思想である．

R. ネーフ，D. A. ボーンズ：待つことの生きられた経験—パースィの方法による研究，Nursing Science Quarterly, 22(2), 2009, 141-153.

目的：肺移植を待っている人の経験の構造の解明と，健康とQOLについての新たな知識の提起
研究参加者：肺移植を待つカナダ人11名（年齢は32～67歳，女性が8名，男性が3名）
データ収集方法：インタビュー
データ分析：パースィの方法論
成果と特徴ほか：本研究では，主に3名の語りに基づいて，肺移植を待つことの生きられた経験の構造が次のようにまとめられている．つまり，「待つことの生きられた経験とは，望まれているものを期待しながら，他人や神などとのかかわり合いを強めながらも，耐え難い束縛が生じていることである」．この構造は，「耐え難い束縛」，「望まれているものを期待すること」，「かかわり合いを強

海外論文

める」という3つのコア概念から成っており，著者らは，各々をパースィの人間形成理論に基づいて解明している．なお，「発見的な解釈」における「芸術的な表現」として，「待つこと」を象徴的に表した俳句的な詩が掲載されている．

M. L. C. エレット, M. M. アプレトン, R. S. スローン：泣き声の奈落から抜け出して—父親のまなざしからの見方, The American Journal of Maternal Child Health, 34(3), 2009, 164-171.

目的：泣き続けている乳児と生活している父親たちの経験の解明

研究参加者：泣き続けている乳児を世話した父親10名（主にweb siteで募集）

データ収集方法：電話あるいはEメールによるインタビュー

データ分析：全体的な方法論は解釈的現象学である．まず，一つのインタビューから概念を，次に，少数のインタビューからテーマを，そして，さまざまなインタビューからパターンを見出す．それから，第三の研究者が外部のパースペクティヴから研究結果を考察して，再度，全体を検討する．なお，データ解釈では，ハイデガーの思想が援用されている．

成果と特徴ほか：研究結果は，次の4つのテーマである．「乳児が始終泣き続けているという奈落に落ち込むこと」，「奈落の底に至ること」，「奈落から上がるための綱を編み上げること」，「泣き声の奈落から登って抜け出すこと」．なお，本研究の最後には，泣き続けている乳児を抱えた夫婦を看護師が援助するためのさまざまなアドバイスが記されている．

D. C. バイアーズ, N. E. M. フランス：急性期ケアの現場における認知症の患者へのケア提供についての登録看護師の生きられた経験—現象学的研究, International Journal for Human Caring, 12(4), 2008, 44-49.

目的：急性期ケアの現場における認知症の患者へのケア提供についての登録看護師の生きられた経験の解明

研究参加者：認知症患者をしばしばケアする現職の登録看護師9名

データ収集方法：インタビュー

データ分析：ヴァン・マーネンの方法論

成果と特徴ほか：研究成果として，2つのテーマが明らかにされた．まず，認知症の患者へのケアにおいてどの看護師もなすべきとわかっているケアを十分に行うことができなくて，挫折感や後悔を抱えていること．そして，認知症の患者は常にケアが必要であり，他の急性期患者のケアとまったく異なっていることである．本研究の最後に，これらの研究成果における教育や実践，行政的な制度への含意が示されている．特に，急性期ケアにおける看護師に対する患者の現行の割合を，認知症患者の場合にはかなり増やすことが強調されている．なお，本研究の理論的な枠組みはJ. ワトソンの理論である．

M. L. A. サダラ, M. ロレンソン, M. セルカル, A. シェルプ：臓器提供者へのケアを行うこと—ICUの医師の見方, Heart & Lung：the journal of critical care, 35(3), 2006, 190-197.

目的：脳死の臓器提供者のケアを行うICUの医師たちがその実践に与えているさまざまな意味についての検討

研究参加者：サンパウロのある大学病院に勤める医師10名

データ収集方法：インタビュー

データ分析：方法論としては「質的な方法論」であり，個性記述的(ideographic)分析に続いて，法則定立的(nomothetic)分析が行われた．

成果と特徴ほか：本研究によれば，臓器提供者のケアにおける中心的な問題点は，その提供者が，臓器を維持している存在であるだけでなく，「まだそこにいる人」として尊重されるべき存在ともみなされうることに存している．そして，家族は，「味方」か，あるいは「(移植の)障害」とみなされて

いた．また，医師の間では，脳死判定基準の不確かさについて一致していた．以上のように，医師たちの考えや意見の相違点を示すことで，本論文は，臓器提供におけるさまざまな問題を明らかにしている．なお，本研究の理論的前提は，メルロ＝ポンティの「実存」の思想，特にそのパースペクティヴ論である．

■ W. A. メイソン，M. J. ライス，K. レコーズ：精神科クリニックにおける産後のうつ状態についての生きられた経験，Perspectives in Psychiatric Care, 41(2), 2005, 52-61.

目的：産後にうつ状態になった女性の生きられた経験の解明

研究参加者：米国北西部のある精神科クリニックを受診中の女性7名（1名は途中辞退）．なお，出産経験以前に何らかの虐待を受けている女性に限定されている．

データ収集方法：インタビュー

データ分析：ヴァン・カームの心理現象学的な方法論．（12の段階から成立している）この方法論は精神療法の過程に似ているために，精神科患者の生きられた経験の解明に適している．

成果と特徴ほか：本研究の主な成果は以下のとおりである．まず，出産の経験においてどの研究参加者も不安になり，自制を失うか，虐げられているような気持ちになった．そして，出産時の医療者たちの強制的な行為が，以前の虐待を想起させた．このために研究参加者たちは皆，不眠状態になり，非常に疲れやすくなった．さらに育児が不眠状態を強めた．そして，研究参加者のパートナーが育児にかかわらなかったので，研究参加者たちは一層打ちのめされたような感情に陥った．以上の出来事が，うつ状態を引き起こす要因になったと考えられる．

■ K. スンディン，A. ノルベルク，L. ヤンソン：脳卒中で失語症の患者との熟練したケア提供者の関係の意味，Qualitative Health Research, 11(3), 2001, 308-321.

目的：脳卒中で失語症の患者とのケアの関係についてのケア提供者の生きられた経験の意味の解明

研究参加者：スウェーデンのあるリハビリテーション病棟のケア提供者（登録看護師2名，准看護師3名）で，同僚からの推薦で選ばれた．

データ収集方法：インタビュー

データ分析：リクールの現象学的解釈学のアプローチ．このアプローチは，「素朴な理解」と「構造的な分析」，ならびに「包括的な理解と反省」の3つの段階から成り立っている．

成果と特徴ほか：「構造的な分析」の段階においては，3つのテーマと8つのサブ・テーマが明らかにされた．3つのテーマとは「患者の弱さによって責任が引き出されること」，「患者の尊厳を保持すること」，「理解しようとすること」である．「包括的な理解と反省」の段階においては，マルセルの「間主体的な交流」や，リクールの「責任」の概念，ヘーゲルの「相互承認」の理論，ならびに，乳幼児精神医学者D. N. スターンの学説などが援用され，調査結果についての多面的な考察が行われている．

■ S. P. トーマス：慢性的な痛みについての現象学的研究，Western Journal of Nursing Research, 22(6), 2000, 683-705.

目的：慢性的な痛みをもつ患者の経験に関する深い意味の解明

研究参加者：背中や肩，腕，足などに慢性的な痛みを感じる13名（年齢は27～79歳で，女性が9名，男性が4名）

データ収集方法：インタビュー

データ分析：フッサールの思想に基づいた形相的（記述的）現象学．また，「身体」を「人間的実存の基礎的カテゴリ」とみなすメルロ＝ポンティの思想にも依拠している（さらに，「他者」と「時間」も実存的な根拠として重視されている）．なお，他分野の研究者も参加している現象学研究会のなかでデータが提示され，討議が行われた．

成果と特徴ほか：研究参加者の経験の本質は，次のような事柄である．「飼いならすことができな

いような力によって絶えず苦しめられていること」,「身体は変容し反抗的になって,生活世界は縮んでしまったこと」,「痛みは,他者を切り離す障壁になっていること」,「時間は止まったようであり,未来は見通せないこと」.この論文の後には,現象学的な方法(「カッコ入れ」)についてのM.ジョンソンによるコメント,ならびにこのコメントに対する著者の返答が掲載されている.

現象学をもっと知りたい人のためのブックガイド

より深く現象学について学びたいと思った方のために，看護学を除く現象学の文献のなかから，看護研究に役立つ「入門的な著作」と「主要な著作」を紹介する．

■現象学入門

看護研究に役立つ「入門的な著作」を紹介する．選定基準は以下のとおりである．1. 比較的入手しやすい著作．2. 看護研究に役立つ著作．3. 現象学者自身による著作．概要を紹介する．

●現象学一般

1) 木田元『現象学』，岩波新書，1970年
現象学の基本思想を解説した古典的な概説書．

2) 山口一郎『現象学ことはじめ──日常に目覚めること』，日本評論社，2002年
発生的現象学の視点から，わかりやすい言葉で日常的経験を記述する．

3) レスター・エンブリー『使える現象学』，和田渡，李晟台訳，ちくま学芸文庫，2007年
現象学の方法を他の学問分野で活用するために書かれた教科書．練習問題つき．

4) 市川浩『精神としての身体』，講談社学術文庫，1992年
現象学的身体論の名著．心と身体の二分法を乗り越え，〈精神としての身体〉の構造を明らかにする．

5) 竹田青嗣『現象学入門』，NHKブックス，1989年
独自の現象学理解を展開する著者による入門書．

●フッサール

6) エトムント・フッサール『ブリタニカ草稿』，谷徹訳，ちくま学芸文庫，2004年
フッサール自身が，心理学との対比を通じて現象学を解説した文章．訳者解説が詳しい．

7) エトムント・フッサール『フッサール・セレクション』，立松弘孝編訳，平凡社ライブラリー，2009年
フッサールの著作から抜粋した論文に，訳者が解説を加えたもの．

8) 谷徹『これが現象学だ』，講談社現代新書，2002年
フッサール現象学の誕生から晩年までを，具体例を入れながら解説．用語解説つき．

●ハイデガー

9) マルティン・ハイデッガー『カッセル講演』，後藤嘉也訳，平凡社ライブラリー，2006年
平易な語り口によるハイデガー自身による入門書．

10) 木田元『ハイデガーの思想』，岩波新書，1993年
『存在と時間』だけでなく生涯の思想の歩みがわかるバランスのとれた概説書．

11) マイケル・ゲルヴェン『ハイデッガー「存在と時間」注解』，長谷川西涯訳，ちくま学芸文庫，2000年
『存在と時間』の内容を非常に平易に解説．

●メルロ＝ポンティ

12) モーリス・メルロ＝ポンティ『メルロ＝ポンティ・コレクション1　人間の科学と現象学』，木田元編，滝浦静雄，竹内芳郎訳，みすず書房，2001年
メルロ＝ポンティ自身による現象学の解説である「『知覚の現象学』序文」と「人間の科学と現象学」を収める．

13) モーリス・メルロ＝ポンティ『知覚の哲学──ラジオ講演1945年』，菅野盾樹訳，ちくま学芸文庫，2011年
哲学だけでなく文学・美学・科学・哲学史などを含めた全構想を解説．

14) 加賀野井秀一『メルロ＝ポンティ──触発する思想』，白水社，2009年

ブックガイド

メルロ=ポンティの生涯と著作を読みやすい文章で解説.

● 現象学的心理学

15）早坂泰次郎『現象学をまなぶ――患者の世界とナース』，川島書店，1986年
現象学的心理学者による看護師むけの現象学入門（入手困難）．

● 解釈学

16）渡邊二郎『構造と解釈』，ちくま学芸文庫，1994年
第9～15章で，ハイデガーからガダマーまでの解釈学を解説．

● 現象学的精神医学

17）木村敏『自己・あいだ・時間』，ちくま学芸文庫，2006年
精神医学と現象学については，第Ⅶ章を参照．

18）木村敏『分裂病と他者』，ちくま学芸文庫，2007年
精神医学における現象学の意味については，第5・6章を参照．

19）ヴァン・デン・ベルク／早坂泰次郎『現象学への招待――見ることをめぐる断章』，川島書店，1982年
精神病理学者と心理学者の共著で，看護学生を対象にした現象学入門．

● 現象学的社会学

20）森元孝『アルフレッド・シュッツ――主観的現実と社会的空間』，東信堂，2001年
シュッツの現象学的社会学を解説．

■現象学の主要著作

現象学者の主要著作を紹介する．選定基準は以下のとおりである．1. 比較的入手しやすい著作，2. 現象学的看護研究に役立つ著作．概要を紹介する．

● フッサール

1）エトムント・フッサール「厳密な学としての哲学」，小池稔訳，『世界の名著51――ブレンターノ，フッサール』所収，中央公論社，1970年
現象学の位置づけを試みたテクスト．同書にはブレンターノの「道徳的認識の源泉について」や，後出の『デカルト的省察』や『ヨーロッパ諸学の危機と超越論的現象学』も収められている．

2）エトムント・フッサール『イデーンⅠ』，渡辺二郎訳，全2巻，みすず書房，1979, 1984年／『イデーンⅡ』，立松弘孝，別所良美，榊原哲也訳，全2巻，みすず書房，2001, 2009年／『イデーンⅢ』，渡辺二郎，千田義光訳，みすず書房，2010年
『イデーンⅠ』は現象学的還元を確立した主著，ⅡとⅢは，その後のアイデア集の草稿である．

3）エトムント・フッサール『間主観性の現象学』，浜渦辰二，山口一郎監訳，全2巻，ちくま学芸文庫，2012, 2013年
フッサールの他者論に関する草稿群が収められている．

4）エトムント・フッサール『デカルト的省察』，浜渦辰二訳，岩波文庫，2001年
フッサール後期の主著，第5省察では間主観性が取り上げられる．

5）エトムント・フッサール『ヨーロッパ諸学の危機と超越論的現象学』，細谷恒夫，木田元訳，中公文庫，1995年
フッサール後期の主著，特に生活世界の問題が論じられている．

● ハイデガー

6）マルティン・ハイデッガー『存在と時間』，細谷貞雄訳，ちくま学芸文庫（上下），1994年／マルティン・ハイデガー『存在と時間』，全3巻，原佑，渡邊二郎訳，中公クラシックス，2003年

20世紀を代表する哲学書．比較的入手しやすい訳書を挙げる．人間にとっての死について考えるときの必読書でもある．

● サルトル

7) ジャン＝ポール・サルトル『存在と無』(Ⅰ〜Ⅲ), 松浪信三郎訳, ちくま学芸文庫, 2007年
サルトルの主著．副題は「現象学的存在論の試み」．

8) ジャン＝ポール・サルトル『自我の超越 情動論粗描』, 竹内芳郎訳, 人文書院, 2000年
初期サルトルの現象学論．

● メルロ＝ポンティ

9) モーリス・メルロ＝ポンティ『知覚の現象学』, 竹内芳郎, 小木貞孝, 木田元, 宮本忠雄訳, 全2巻, みすず書房, 1967-1974年
独自の現象学観を示す序文．幻影肢や失語症の症例などを手がかりに，身体と知覚の役割を浮かび上がらせる主著．

10) モーリス・メルロ＝ポンティ『眼と精神』, 滝浦静雄, 木田元訳, みすず書房, 1966年
「幼児の対人関係」はパリ大学での講義を元にしたもので，両親や兄弟など周囲との関係に注目して，幼児の発達過程を描く．身体を重視した彼独自の現象学的分析がなされている．

● 現象学的精神医学

11) ウジェーヌ・ミンコフスキー『生きられる時間』, 全2巻, 中江育生, 清水誠訳, みすず書房, 1972年

12) ルートウィヒ・ビンスワンガー『現象学的人間学』, 荻野恒一, 木村敏, 宮本忠雄訳, みすず書房, 1967年

13) ヴォルフガング・ブランケンブルク『自明性の喪失』, 木村敏, 岡本進, 島弘嗣共訳, みすず書房, 1978年
「あたりまえ」ということがわからなくなった女性の症例を,「自然な自明性の喪失」と捉え，現象学的に解釈する．

● 現象学的心理学

14) アメデオ・ジオルジ『現象学的心理学の系譜——人間科学としての心理学』, 早坂泰次郎訳, 勁草書房, 1981年

15) アメデオ・ジオルジ『心理学における現象学的アプローチ——理論・歴史・方法・実践』, 吉田章宏訳, 新曜社, 2013年
現象学的心理学の理論から方法までを紹介．

16) アーネスト・キーン『現象学的心理学』, 吉田章宏, 宮崎清孝訳, 東京大学出版会, 1989年

● 解釈学

17) ヴィルヘルム・ディルタイ『ディルタイ全集』, 西村皓, 牧野英二編, 全11巻, 別巻1, 法政大学出版局, 2003-2010年

18) ハンス＝ゲオルグ・ガダマー『真理と方法』, 轡田收, 三浦國泰, 巻田悦郎訳, 全3巻, 法政大学出版局, 1986-2012年

● 社会学・教育学

19) アルフレッド・シュッツ『現象学的社会学』, 森川眞規雄, 浜日出夫訳, 紀伊國屋出版, 1981年

20) モーリス・ナタンソン編『アルフレッド・シュッツ著作集』, 渡部光, 那須壽, 西原和久訳, 全4巻, 社会評論社, 1983-1998年

● 医学

21) ジョナサン・コール『顔の科学』, 茂木健一郎, 恩蔵絢子訳, PHP研究所, 2011年

22) ジョナサン・コール『スティル・ライヴズ：脊髄損傷と共に生きる人々の物語』, 河野哲也, 松葉祥一, 稲原美苗, 齋藤瞳, 宮原克典, 宮原優訳, 法政大学出版, 2013年
神経科医であり現象学者である著者が，前者は顔の表情が失われる疾患，後者は脊椎損傷と共に生きる人々の生きられた経験を，インタビューを通して明らかにする．

あとがき

　幾度も述べてきたとおり，現象学は「事象そのものへ」，あるいは「事象そのものの方から」というテーゼをもつ．本書は，この態度において看護研究を進めていく方法を示すことの試みである．試みとしたのは，「現象学的看護研究」の方法を定式化することが，当のテーゼを裏切る可能性をもつ作業でもあり，そうならないように紹介するには，いかなるスタイルが適しているのかを模索した．そのプロセス自体が一つのまとまりとなって本書が仕上がったためである．そのスタイルとは，固定化された方法を示すのではなく，つねに「事象」にたち帰り，その事象が示すとおりに我々が自身の態度や見方を定め，その事象を浮かび上がらせることを繰り返し説明し，実践するというものである．

　その理由のため，本書では，一つの定まった方法や手続きを示してはいない．そうではなく，事象そのものへたち帰って，そこからその事象の成り立ちや構造を探究する，その探究の筋道と考え方，考えるための概念，具体的な研究例等々を示してみた．事象の特徴に合わせて研究を進めるために，これまで取り組まれた研究やその方法も多様である．その多様性も，事象そのもののほうから生み出されてきたことと考えて，さまざまな方法を紹介してみた．それゆえ，どれが正しいというのではなく，どのような目的をもった研究経過から生まれてきた方法であるのかを読みとっていただきたい．こうした例に触れることを通して，読者の一人ひとりが，探究している事象に即して，方法を考え，見出していくことを期待している．また，その新たな取り組みと本書の方法とが対話をすることによって，新たな方法が生み出されるだけではなく，方法に関する新たな論点を得ることにも繋がる．この方法の更新と議論を，哲学の現象学に倣って看護研究の現象学運動と言ってはどうだろう．

　本書の執筆に当たっては，多くの資料を集めて検討をした．わが国の現象学的研究には，独自の歴史があること，その歴史によって，より厚みのある現象学的研究が展開されていることを示すこともできたと思う．こうした歴史を作ってくれた先人の方々に，敬意を表したい．

　既に述べてきたが，本書は，科学研究費補助金の助成を受けた研究「現象学的看護研究」(研究代表者：松葉祥一)のメンバーが，6年間にわたって取り組んだ成果である．当初は，現象学的看護研究の方法，およびこの現象学的方法によって実際の研究に取り組む大学院生の教育方法を検討してきた．検討にあたって，多くの皆様に，それぞれが取り組んでいる研究，その方法論，さらには，受けてきた教育やそのプロセスにおける課題等々を発表していただいた．皆様の発表がなければ，本書がこのようなスタイルで纏まることはなかったと思う．また，実際の研究においては，多くの研究参加者の皆様のご協力を得ている．ここに記して御礼を申し上げたい．

　最後になりましたが，医学書院の北原拓也さんには，ずいぶん長い間，辛抱強

く待っていただいた．北原さんの励ましがなければ，現象学的看護研究の方法を形にすることはできなかったと思う．ラストスパートを共に駆け抜けて下さったのは石塚純一さんである．何度も研究会に足を運んでいただき，我儘な編者の声を丁寧に聴き取って下さり，多くのメンバーの橋渡しもしていただいた．本当にありがとうございました．

2014 年 10 月

西村ユミ

索引

あ 行

アイデンティティ 101
EBM 159
生きた言葉 94
移行 65
異種現象学 14
移植片対宿主病(GVHD) 141
痛みの診断(アセスメント) 99
一回性 13, 14
一般化 13
意味単位 51
因果仮説検証研究 42
因子探索研究 42
インタビュアーの機能 57
インタビュー 45, 57, 51, 78, 108, 161, 176
　―― の回数 72
　―― のトレーニング 88
インタビューデータ 35, 93
インタビュー法 109, 169
インフォーマント 47
ヴァン・カーム 35, 37
ヴァン・デン・ベルク 30
ヴァン・マーネン 36, 37, 50, **52**, 68
運動 13
エスノグラフィー 44, 49, 135, 152
エポケー 11
オープン・エンディッドな質問 108
オープンコーディング 47
音声データ 122

か 行

ガーダマー 25
解釈 24, 45, 74, 89, 184
　―― の更新 68, 70
　―― のトレーニング 89
　―― の方法 74

解釈学的研究 65, 67
　―― への批判 75
解釈学的現象学 23, 25, 50
解釈学的循環 23, 185
解釈学的心理学 23
解釈後 75
回数, インタビューの 72
概念化 63, 64
顔 184
語られる内容の主体 145
語り方 128
語り手の表情やしぐさ 122
語りの流れ 131
カッコ入れ 11, 92
カテゴリーの構造化 158
カバリング・フレーズ 88
環境の選択 72
関係探索研究 42
還元 10, 14, 18, 167
還元主義 43
看護学 27, 92
看護学教育 94, 106
看護研究 14
看護実践 76
看護師の語り 14
看護職者にとっての現象学 159
看護の実践知 140
看護の視点 95, 102, 106
看護理論 30
関主観性 21, 182
間身体性 21, 183
関連検証研究 42
キアスム(交叉配列) 183
キーワード 155, 156
気がかり 74
記述 11, 96, 147, 176
記述的現象学的方法論 34

索引

記述例　131
既存の知識の役割　47
気遣い　25, 183
気づき　31
気になった表現　126
帰納的中範囲理論　46
基本的社会過程(BSP)　48
基本方針，研究計画の　71
逆説の表現　129
客体　93
客体化　100
客観　100
共通の意味　74, 82
共有された意味　79
キルケゴール　184
筋ジストロフィー　166
グラウンデッド・セオリー
　　　　　　　45, 49, 81, 109, 152
グラウンデッド・セオリー・アプローチ
　　　　　　　14, 134, 167
クラスター(群)　52
クリティーク　98
グループ・インタビュー　72, 78, 88, 140
グループ討論　111
グレイザー　45
クロッティ　108
ケアリング　34
経験　108
　――の更新　146
　――を記述する　163
経験的な水準　15
継承　95
形相的構造派(デュケイン学派)　67
研究
　――の背景　93
　――の例　54
研究課題　98
研究計画　71, 174
研究計画書　113
研究指導　97
研究対象　8, 15
研究動機　93
研究フィールド　162
研究方法　35, 71
研究方法論　27
研究目的　93

言語　184
現象　8
　――の運動　63
現象学　8
　――の歴史　19
現象学的アプローチ　35
現象学的還元　34, 78, 182
現象学的看護研究　35
現象学的教育学　52
現象学的研究　67, 92
現象学的身体論　21
検証可能　69
現象野　183
現存在　25, 183
現存在分析　185
考察　149
構造　13
　――の取り出し　63
　――を読み解く　164
合理主義的経験論　80
コード化　46
個人研究　98
ゴッフマン　112
言葉遣い　61
個別インタビュー　78
コメント　89
コレッツィ　35, 37, 50, **51**
コンセンサス　79
コンテクスト　66

さ行

サマリー　155
参加観察　45, 79
サンプリング　47
ジェンダー現象学　22
ジオルジ　16, 29, 32, 35, 37, **50**, 68
時間　184
時間性　61, 65, 74, 79
時間的変化　66
シグナル　60
志向性　12, 18, 103, 146, 182
事象
　――そのものの方から　128
　――そのものへ　10, 93, 106, 128
　――との関係　97
　――の特徴の検討　105

自然的態度　10, 19, 78, 182
自然な言葉　72
実在論的分析　25
実証主義　17
実践性　66
実存　184
実存主義　20, 184
質的記述的研究　49, 119
質的研究　14, 42, 92, 152
質問紙調査　44
質問と応答のずれ　130
私秘的な経験　94
自分の言いたいことの探究　134
社会性　66
習慣的身体　183
修正フッサール流アプローチ　50
自由変更　11
主観　100
主語が誰であるか　129, 145
主体　93
シュッツ　21
純粋意識　182
状況　74, 79
女性的身体　22
身体化　74, 79
身体性　19, 66
身体の現象学　20
シンボリック相互作用理論　45
心理学的感受性　51
図(主要テーマ)　62
スタークス＆トリニダード　48, 109
ストラウス　45
ストレス対処(コーピング)　71
生活世界　9, 19, 182
世界内存在　25, 183
先行研究の検討　98
全体の構成　148
全体論的(ホリスティック)　43
相対主義　66
測定用具　44
即興的反省　58
卒業論文　97
存在理解　24

た 行

体験
　── の構造化　28
　── の理解　23
対象化　100
対象者　102
タイプＡ性格　84
対話　73
対話型インタビュー　109
他者　184
　── についての現象学　15
たち帰る　106
妥当性　47
探求の文脈　139
地(背景)　62
知覚経験　9, 22, 103
地平　182
チャールズ・テイラー　80
超越論的還元　11
超越論的現象学　34
超越論的自我　18
超越論的主観性　11
超越論的態度　11, 68
超越論的な水準　15
直接経験　9, 10
直接的な経験　92
直観　11, 182
直観的把握　31
追体験　59
ディアーズ　42
ディスカッション　89, 120
ディルタイ　23
ディルタイ-ノール学派　52
データ
　── の解釈方法　163
　── の準備　122
　── の分析　93, 163
　── の読み方　123
データ源　47
データ算出方法　45
データ収集　108
　── と分析　47
データ分析　15, 45, 59, 171
テープ起こし　118
テーマ　134

索引

テーマ分析　75
デカルト主義批判　82
テクストの読解　89
哲学的概念　64
哲学の思想運動　29
デネット　14
デュケイン学派　67
展開を読む　131
トーマス&ポリオ　29, 94
トッピング　42
トランスクリプト　122

な行

ナラティブ・インタビュー　88
人間学的教育学　52
認識論　184
ノイズ　61

は行

パースィ　29, **32**, 37
バイアス　75
ハイデガー　24, 36, 183, 184
ハイデガー的研究方法　67
博士論文　122
パターソン&ズデラッド　30
バックグラウンドデータ　117
発見的解釈　33
早坂泰次郎　27
パラダイムケース　74, 81, 85, 155, 157
パラダイムの違い　42
半構造化インタビュー　108, 119
判断停止（エポケー）　11
非構造化インタビュー　54, 108, 110, 119
ビデオカメラのように　59
標本　75
ビンスワンガー　26
フィールド調査　169
フィールドノーツ　35, 93
フィールドワーク　54, 96, 108, **111**, 116
フェミニズム現象学　22
フォーカス・グループ・インタビュー　111
フッサール　8, 16, **17**, 19, 30, 111, 182
フッサール的研究方法　67
フリークエント・フライヤー　83
ブレンターノ　18
文献研究　71

文献検討　98
分析　154, 176
　——における注意点　156
　——の視点　124, 145
分析者の視線　14
分節化　80
文脈　66, 123
ベナー　30, 36, 54, 63, 154
偏延性植物状態（PVS）　99
方法　92
　——に対する反省　69
ポリオ　37
本質　182
本質直観　157, 182

ま行

マッハ　9, **17**
ミックスメソッド　43
明証　184
メモをとる量　118
メルロ＝ポンティ
　　14, 16, **20**, 22, 30, 36, 37, 97, 107, 183
モチーフ　60

や行

ヤスパース　184
ユトレヒト学派　52
予備的インタビュー　101

ら行

領域密着型中範囲理論　46
了解　65
両義性　183
量的研究　42
　——と質的研究の違い　42
倫理　95
倫理審査委員会　175
倫理的感受性　160
倫理的配慮　116
レヴィ＝ストロース　76
ロジャーズ　32
ロスマン&ウィルソン　43
論文数の推移　49

わ行

ワトソン　**34**

現象学的方法を用いた
インタビューデータ分析の実際

　本別冊は、『現象学的看護研究─理論と分析の実際』第3部「現象学的看護研究の実際」の第4章「データを読み，分析し，記述する」の本文に沿って，インタビューデータの分析について紹介しています．本文と併せてお読みください．

　なお，読みやすさを考慮し，文字データを入力していますが，普段のインタビューデータの分析は，手書きのメモで行っています．

（西村ユミ）

■読み方

- 見開き左ページがインタビューデータのトランスクリプト（書き起こし），右ページがインタビューの分析になります．
- トランスクリプトの左側にある数字は行番号です．これにより書籍第3部第4章（p.122～150）との照合が可能です．また，AはAさん（インタビュイー），Nは西村（インタビュアー）を表します．
- 本別冊の分析は下記のように色分けをしています．
  （トランスクリプトとインタビューの分析にある数字が対応しています）
  赤色：一度目の分析
  緑色：二度目の分析
  青色：三度目の分析

医学書院

図1　1回目（予備的）インタビューのトランスクリプト

1　N：自分がナースだなと思った瞬間… 瞬間じゃないかもしれないですけど，どうい

2　う時期に，何年ぐらい経ったときに？

3　A：私，多分仕事をして1年目ってすごく看護師であることが，まだ窮屈だった時期

4　と思うんですね．（略）その時期って，看護してる中でも先輩に迷惑をかけないっ

5　てこと，すごく考えてたんですね．…とにかく先輩に迷惑かけないっていうことが

6　1年目で，2年目ぐらいになって初めて患者さんにとってどうなのかっていうこと

7　が少しずつ自分で考えられるようになった．多分その先輩に迷惑かけないっていう

8　のがもうできるようになって，そういうものがちゃんと片付けられるようになって，

9　じゃ患者さんにとってそのことどうなのかってやっと考えられるのが2年目ぐらい

10　だと思うんですね．で，私やっぱり最初から色々気がついても，あんまり言わない

11　ようにしようと思ったんですね．…何かそのそこでやられてることって，意味があっ

12　てそうなっている．だから教科書通りではなくても，そうする必然性っていうの

13　があるからしてるから，気がついても，とにかく言わないで，そのことをまず一緒

14　にやるっていうふうに思ってたので，だから3年目ぐらいになって，色々自分も発

15　言できるようになっていって，そこら辺ぐらいからすごく患者さんと自分の近さと

16　か，遠さとか，そこら辺がだんだんわかってきて．それからかな，すごく看護って

17　楽しいっていうふうに思いだした．それとか，実習生が結構来る附属の看護学校が

18　あって，そういう学生とかを見ていて，学生は気がつくけど私たちは気がつかない

19　ことってすごくあって．それってやっぱりその患者さんへの注意の向け方の違いっ

20　ていうかね，何かそういうところがあるんだなっていうことがわかってきたりとか，

21　何かチームでみんなで何とかしようっていうことができたりとか，それからすごく

22　看護が面白くなったっていうか．

図1　解釈

①自分が「ナースだな」と思った瞬間, 時期, 何年ぐらい経ったとき
　↓　　　質問への対応の仕方＝文脈　◎1
これに直接応じていない
「1年目」「窮屈だった時期」「その時期」
　　　「まだ」↑↓
この時期には「ナースだな」と思っていない
②「2年目」
↓　　　➡時期は, そのときだけではなく
　　　　　変化の中で気づくと思う
③「3年目ぐらい」という変化を語り,
着地は「ナースだな」ではなく
「そこらへんから, すごく看護って楽しい」
「それからすごく看護が面白くなった」
　　　　　　　　　　　　◎2　内容が問題でない
※そういう気持ちになったとき, 「ナースだな」と
　思ったのか
①この場合, 2年目, 3年目に何ができるようになったのかという内容が問題なのではなく, 何ができるようになることが, Aさんにどういう経験をさせるのかが問題
　　　　↑
「ナースだな」と思うという経験を問うているため

〈変化の仕方〉
④1年目, 「看護師であること」が, 「まだ窮屈」
　　　　　　　　　　　　　↓
「看護している中でも」　　そうではなくなる
　　　　進行中
看護していることが何をすることなのかは語られていない
｜
先輩に迷惑をかけない(すごく考えていた)
関心が先輩へ
主体は, 私(が迷惑をかけない)

②すぐにわかるのではなく「だんだん」何かができるようになる
　↓
　次に
　↓
　次に

⑤2年目(ぐらいになって)
「初めて」「患者さんにとってどうなのか」
逆にそれまでは考えられていなかった
　関心―患者さんへ
　　　　　　　　　　　　(右段へ)

かかわり―患者さんにとっての意味
「少しずつ」「自分で考えられるようになった」
「やっと考えられる」
そう考えられるのに, なかなかたどり着かなかった
他方で, 先輩に迷惑をかけないようにできるようにならないと, この2年目の状態にはならない
(※自分で…できるという状態になるということ?)

③振り返って語っているため, どうなることが目指されているのかがわかったうえで, 語っている
④看護が面白くなる条件があるようにも語られるが, 「条件」としては語られていない

⑥「気づいても…「言わない」を繰り返す／一緒にやる
　↓　　　　　　　　　　↓
3年目(ぐらい)「発言できるようになっていって」
※言うことがなかったわけではなく, あえて言わないようにしていた. また「自分から」発言しなかった時期を経て, 「そこら辺ぐらいから」「すごく患者さんと自分の近さとか遠さ」が「だんだんわかってきて」
↓それから
「すごく看護って楽しいって思いだした」

①「このあたり, くらいから」➡何かができるようになる
それまで抑えていたこと, 気にかけていたことを気にする必要がなくなる
―だから1年目を窮屈と表現する(感じる)
➡逆に窮屈に感じなくていいような状況になる
窮屈は, 自分でそうしているようにも語られているが, そういう期待が周囲からもかからなくなることを意味している?
「自分で～になる」「自分も発言できるようになっていって」「わかってきた」
　⇒「なる」「できるようになる」⇒「～から」できる
　　能動でも受動でもない
　　これらがおのずと成り立つ

⑦その前は, 「みんなで」ではなく
1年目：迷惑をかけない
2年目：言わないで, まず一緒にやる

②それから「みんなで」ができる

図2　2回目インタビューのトランスクリプト・1

1　A：…でも何かすごく臨床看護を語るときに，絶対譲れないものっていうのが自分に

2　あるんだなと思ったのがその理論の授業なんですけども．

3　N：ええ，それを詳しく（笑）

4　A：…今すごく臨床看護に自分がここは譲れないってものがあるんだなと思ったのは，

5　ジーン・ワトソンのケアリングをやった学生がいて，ジーン・ワトソンはD大学に

6　いるので，私も授業を受けてきたので，

7　N：あー，そうですね．

8　A：はい，なので，すごくよくわかってるとこではないんですけど，ケアリングの理

9　論は自分にはわりと近しい感じがしてるんですけど．で，結局ワトソンの理論って

10　すごく抽象度が高いじゃないですか．で，トランスパーソナルケアっていうのが

11　やっぱりよくわからないっていうふうな話になって，そしたら院生が事例，ケア因

12　子って，10のケア因子っていうのがあるんですけど，それで自分の事例を分析したの

13　で，それを見てもらうとトランスパーソナルケアがわかると思うって言ったんです

14　ね．…その事例っていうのが，彼女が実際に体験したことなんですけど，……彼女

15　は日勤で受け持ちだったときに，その人を車椅子の散歩に誘って．で，屋上か何か

16　にちょっとしたガーデンがあるんですね．そこに行って，その人の表情すごく和ら

17　いで，あのー，どんなに辛いかっていう話をしてくれて，彼女はその患者さんの辛

18　さが，もうすごくよくわかったっていう．それがトランスパーソナルケアなんだっ

19　ていうふうに彼女は言ったんですけど，で，でも私にしたら，患者さんの苦しみが

20　わかるとかいうのは，やっぱりわかったら，あ，わかりましたって言うだけではね，

21　患者さんはその苦しいこと，わかってもらいたいっていう気持ちはひとつあるけれ

22　ども，その苦しいことを問題解決してほしいっていうのもあると思うので，でも

4

図2　解釈

あえて，臨床がつけられるのは，
①「臨床看護」を語るとき
　2回繰り返す
　　　　　‖
「すごく」「絶対に譲れないものが自分にある」
　　　　「自分はここは譲れないってもの」
　　　　　　　｜
「自分」を2回繰り返す──自分の考えを強く意識させられた？

①キーワード

②自分にあるんだなと思った
あらかじめ，持っている（所有）していたことに気づいているわけではなく，自分の発言の仕方や"違うじゃん"という感覚から，そう思う
　→その院生の例に触発された

③今，思った

②「ジーン・ワトソンの理論は自分にはわりと近い」
：
ここでも自分を繰り返す
‖
大学院の授業をしながら自分の親しみや
自分の感覚等々が確かめられているのかもしれない

④ケアリングの理論
‖
Aさんのある種の感覚＝看護に近しい
　→しかし，これを自分の視点とは言ってない
　　この近しさは，いかに形づくられたのか

③彼女（学生）──その患者さんの辛さが，もうすごくわかった
　　　は　　　　　＝トランスパーソナルケア
私にしたら──やっぱりわかったら，…その苦しいことを問題解決してほしい，というのもあると思う
　　　　　　苦しみがわかりましたって──じゃあわかったら何とかしてほしいよって私はやっぱり思う

⑤彼女（院生），私，患者さんをそれぞれ主語にして語り，（そこで行われたり，語られたことが）誰にとっての意味であるのかをわかり区分している

④「でも」と断ってから，
自分がすごく臨床にいたとき，「パキパキ問題解決ができる人ではなかった」

⑥患者さんが思うことを読んでいる

図2　2回目インタビューのトランスクリプト・2

23　彼女はその昼間に散歩に行ってすごく表情が和らいで，で，私はこの人の辛さがす
24　ごくわかった，あ，良かったんですっていう，それだけなんですけど．……，あな
25　たの苦しみがこんなにわかりましたって，じゃわかったら何とかしてよって私は
26　やっぱり思うので．でも自分がすごく臨床にいたときに，いろんなことを勉強して，
27　パキパキ問題解決ができる人ではなかったけれども，でもやっぱりそういうところ
28　に何かこだわりがあるっていうかね．……何かすごくそういう自分の感覚っていう
29　のに，すごく何か自分に自信を持っているんだなっていうのをすごく思ったんです
30　ね．でも，あとから何かそういう発言のときに，あの，自分が教師であるというよ
31　り，もう一人の看護師としてしゃべってしまってるので，だからそれ2人がプレゼ
32　ンをするんですけどね．で，一人の人が出してる事例なんですけど，もう一人私の
33　領域の院生だったんですけどね．あのー，でも本当だったら，そうやって私がこん
34　なんじゃダメなんて言う前にね，やっぱりその一緒にその事例を出した院生はどう
35　いうふうに思ったのかとか，周りの十何人いる院生が，このことのどこがトランス
36　パーソナルケアっていうね，まずそのプレゼンがあって勉強してるわけだから，そ
37　れにどこが一致してどこが一致してないと思うか，みたいなことを，やっぱり教育
38　的には聞かなきゃいけないんですけど．何かもう読んだ瞬間……違うじゃん，全然，
39　全然こんな，ケアになってないじゃん，みたいなことを言ってしまったことは，あ
40　とで反省をするんですけど．だから何かそういうときにすごく自分の中にやっぱり
41　譲れないものがあるっていうことは，すごく思って．それはそれでいいんだけれど
42　も，でも教育的なかかわりとしたら，自分が先に言うよりは，やっぱりもっと院生に
43　その状況でどうかみたいなことをね，聞かなきゃいけなかったってあとで反省する
44　んですけど（笑）．でも何かそこで，うーん，やっぱりそれをきっかけに院生に考え

6

図2 解釈

⑦"彼女は"と繰り返される，その主語の後ろでは，「彼女は，わかった」という文法で語られる，Aさんはこの語り方，（文法）に抵抗しているのかもしれない．「苦しみがわかる」「わかりましたって言うだけでは」「この人の辛さがすごくわかった」「あなたの苦しみがこんなにわかりましたって…」と繰り返しわかったという事実が述べられ，その後に「それだけ」「じゃあ，何とかしてよ」と続けられることから，「わかった」で終わってしまっていることに批判的である

⑧Aさん，「何とかしてよと私は思う」⟷でも自分自身も臨床にいるときには，パキパキ問題解決ができたわけではないと断る

「でも」が繰り返される──患者さんの苦しみがわかったのであれば，「その苦しいことを問題解決してほしい」と語ってはいるが，また，その感覚に自信をもっているが，➡
➡でもを繰り返す
➡でも
〈1〉自分自身もできたわけではない
〈2〉できないけどこだわりがある
〈3〉そう思って発言したが，その場で自分に求められるのは→
〈4〉私がダメと言う前に，院生の考えを聞かなきゃいけない

⑤できるということと，「こだわりがある」こととは違う
それを「でもやっぱり」という表現で示しているのか
こだわり＝「自分の感覚」
　　　　　｜
「自分に自信を持っているんだな」
「すごく思った」
※自信があるという自覚があらかじめあったわけではなく，自分のこだわりに出会ったときに気がついた

⑥このこだわりや発言を「自分が教師であるよりも」「もう一人の看護師としてしゃべってしまっている」と言う
　｜
もう1人
教師／看護師
「教育的には『私がこんなんじゃダメ』聞かなきゃいけない」
「読んだ瞬間…違うじゃん」
「全然，全然こんな，ケアになってないじゃん」「ケアになる」とは
　　　　　　　　｜

⑨でもではなく，けどだが
〈5〉⇒このように言うことが，教師としての自分を反省させるが，同時に，「自分の中にやっぱり譲れないものがある」ことを思う
〈6〉でも教育的なかかわりとしたら…と再び反省する
〈7〉でもやっぱりそれをきっかけに院生に考えてもらいたい

⑦「そこで」Aさんが「読んだ瞬間」に，「違うじゃん 全然 全然」
と言ったそこで
⬇ それをきっかけに
・院生に考えてもらいたい
・私が，これが答えですっていうようなことを言えるわけではないので，

図2　2回目インタビューのトランスクリプト・3

45　てもらいたいとかね，何かそういうことをすごく，本当にそのね，じゃ，トランス
46　パーソナルケア，その理解違ってたら，じゃこれがトランスパーソナルケアなんで
47　すよって私が，これが答えですっていうようなことを言えるわけではないので，
48　でもみんながやっぱりその，要するに人と人として出会って，その中でケアをして
49　いくって，単純に言うと，そういうことだと思うんですけどね，その役割を越えて．
50　……だから，そういうふうになっていないかっていうことを，自分がとても良いケ
51　アをしたと思っていても，それが患者さんにとってどうだったのかっていうことが
52　問われない限りケアではないんだっていう思いがすごくあるので．だからそこを何
53　か少し頭に入れておいてもらって，自分が実習したときに，患者さんに今自分がし
54　ていることが本当に患者さんにとってケアになっているのかっていうことを振り
55　返ってもらえたら，そのワトソンのトランスパーソナルケアっていうのがね，もうこ
56　んなふうですって説明できなくってもいいから，それをきっかけに自分がやってる
57　ことを考えてもらいたいってことをすごく思ってるんだなっていうのは，その授業
58　のときに思いました．
59　N：ちなみに今トランスパーソナルケアってこういうものだっては言えないっておっ
60　しゃったんですけど（笑），ワトソンのトランスパーソナルケアとかケアリングに
61　近いって先ほどおっしゃったのがちょっと気になって，というか面白いなと思って．
62　説明はできなくてもトランスパーソナルケアってこういうイメージがあるとか，そ
63　の近さっていうのが，どの辺りのことをおっしゃってるのか，もうちょっと教えて
64　もらっていいですか．
65　A：えっと，そのケアリング，ワトソンのケアリングに自分が近いっていうふうに
66　感じでいるっていうのは，そんなにたいした意味ではなくて（笑），何かすごい苦労

8

図2 解釈

↑ 単純に言うと
↓
⟨8⟩でも　•人と人として出会って，その中でケアをしていく，というのは
＝役割を越えて　　　　　　　　　｜
　　　　　　　　　　　　　　そういうこと
「自分がとても良いケアをしたと思っていても，それが患者さんにとってどうだったのかっていうことが問われない限りケアではないんだっていう思いがすごくあるので」

⑩ "患者さんは…してほしい"

⑪ "ケアでない" "ケアになっていない"（上述）
Aさんはでもを繰り返し，その中で自分が言ったことを何度も反すうし，（反省し）それでもなお「やっぱり」と言って自分の「譲れないこと」へと接近していく

このプロセスの中で，「ケアになっていない」という表現はするが，これがケアだという表現は用いていない．一連のこの語りの最後の方で，「患者さんにとってどうなのかが問われていない限り」という表現が，Aさんにとっては重要なこと
↓
ここでAさんがしていることは "院生にとってどうか"
言い換えると，「患者さんにとってどうか」ということを考えてもらいたいという「譲れないこと」を，自分の行為が「院生にとってどうか」という語りの実践において行っている

⑧授業のとき（違うじゃんと言ったとき）
自分が「すごく思っていること」に気がついた
∥
自分にとって「違う」と思い，「ケアになっていない」とネガティブな感覚が押し上げられてきたとき，自分の感覚，こだわりに，気がついた
「ワトソンのトランスパーソナルケアっていうものがね，こんなふうですって説明できなくてもいい」
「それをきかっけに自分がやっていることを考えてもらいたいってことをすごく思っている」

⑨ワトソンのトランスパーソナルやケアリングに近いとは？
⟨直接質問に応じている⟩　↓　たいした意味ではなく，
苦労をしながらワトソンの授業を受けた，受けてきて
↓
自分で論文を書く
↓
ワトソンが見る　"だけ"

⑫しかし，近さについては語っておらず，近さが感じられる構造についてのみ語る
　　➔近さそのものについては説明していない
別の意味で，ある種の継承の構造？

図2 2回目インタビューのトランスクリプト・4

67　をしながらワトソンの授業を受けてきてっていうこととか，やっぱりその中でその
68　自分が論文を書かなきゃいけないわけですから，その論文を書いて，それを見るの
69　がケアリングの理論を書いたワトソンだっていうだけの話ですよね(笑).
70　(略)
71　A：……博士に入るともうワトソンの理論だけなんですよね，はい．だから授業とし
72　てあるのは，もうワトソンの理論だけなので，そういう意味で何か．で，何かワト
73　ソンの理論ってすごく言葉が難しいんですけど，何かだんだんそんなたいしたこと
　　　　　　　　　　　　　　　　　　　　　　　　　　⑩
74　言ってないっていうふうに(笑)私は思うようになり，要するに何か人と人としての
75　関係が基盤にあって，あのー，看護師と患者っていうより，やっぱり人と人として
76　出会って誠実に対応して，みたいな，その中で看護師として問題解決をすべきとこ
77　ろはもちろんしていかなきゃいけないので，何かそういうものなのかなっていうふ
78　うに(笑)思ってるんですけど．……本当に何かそんなに，すごく特別なことってい
79　うよりは，何かそのかかわりを見直すみたいな，何かそういうところが私はですけ
80　ど，ワトソンの理論を勉強する院生には考えてもらいたいかなって．

図2　解釈

⑩「だんだん」「そんなにたいしたこと言ってない」私は思うようになり
「人と人としての関係が基盤」(看護師と患者という前に)
「人と人として出会って誠実に対応して」
｜
人と人としてを繰り返す
「すごく特別なことっていうよりは，何かそのかかわりを見直す」私は，考えてもらいたい

図3　3回目インタビューのトランスクリプト・1

1　N：何かを思うところってありますか．さっき，あの，看護の視点っていうふうに

2　　　おっしゃっていて．で，看護の視点っていう言葉ってよく出てくるんですけど，Aさ

3　　　んの看護の視点ってどういうところから？

4　A：私，たぶんね，あの，私の看護の視点ってこうなんですとかね，とうとう説明

5　　　できないんですけど，自分で論文を読んだときに，私がそれを許容するかどうか

6　　　だっていう．

7　N：そう，そう，そうなんですよ．たぶん，看護の視点ってこうですよっていうふう

8　　　に，説明は難しいんだけど……

9　A：できない，そうなんですよね．

10　N：何かを読んだり，何かに触れたり，何か話を聞いたり，まあ，ある人に言われた

11　　ときに，それって，わかってくることだと思うんですけどね．

12　A：そうなんですね．だから，何か，いや，私はこんなふうに書かないみたいな，私

13　　はこんなふうに思わないみたいな，ことなんだろうなと思うんですよね．だから，

14　　看護の視点は何かっていうと，私の視点なんですよね．

15　N：うん，そう，そう．

16　A：だから，その，私が，あの，看護の視点っていうものが，こういうふうに具体的

17　　にあって，それを使っているんではなくて，私の見方そのものが，看護の視点だっ

18　　ていうふうに，私が思っている．だから，何か看護の視点を述べよ，って言われて

19　　も述べれない．よくいわれるね，何か看護観っていうものに似てるかなと，前，何

20　　かその話したかなと思うんですけど．看護観って何か病院ですごいはやってて，何

21　　年目かは私の看護観とか書く．

22　N：書くみたいですね．

12

図3　解釈

①"看護の視点"の前に"私の"という修飾語をあえてつける
↓
②その理由は？
　「論文を読んだとき」…状況，文脈
　「私がそれを許容するかどうか」…"私が"

論文を読むことを語る流れの中で
①論文を読んだときの許容

③ ②の前に，ことわり
　「とうとうと説明できない」
①Aさんの「看護の視点」を質問しているにもかかわらず，それを「とうとうと説明できない」と，まずは，応じられないことから語る．が，続けて文脈に含まれていることを語る

②と③より，状況や文脈を離れて，"看護の視点"のみを説明することはできない
➡看護の視点は，状況や文脈に埋め込まれている
➡（そのため）その文脈を生きる"私の"という修飾語を外せない
➡④そう，自分で語る言葉とNの「そうなんですよ」という了解に触れて，「そうなんですよね」と納得する．自ら，語りつつ，確かめているような語り

⑤ ④の納得を足場として，
「何かを読む，何かに触れる，何か話を聞く，ある人に言われる」➡わかってくる
と言った，Nの言葉を受けて

②思う＝断定していない

⑥ ⑤に対し，「そうなんですね」と了解しつつ，「わかる」ではなく「私はこんなふうに書かない」「私はこんなふうに思わない」
➡「私は」と繰り返す
　書かれたもの，思われたこと，との差異，違い
　そこから"私の視点"が浮かび上がる
　そこに"私の視点"がはさみ込まれている
②私がどう書くか，書かないか思うか➡視点と言いながら，書き方や思う（思わない）を語る＝行為や思考

⑦「だから」と，上での自分の語りを受けて，「私が」，「看護の視点っていうものが具体的にあって，それを使っているんではなくて」
➡"私"とは別に「看護の視点」があるわけではない
　"看護の視点"は使うものではない
➡「私の見方そのもの」が「看護の視点」

③見方そのもの
④文脈，論文から看護観にスライドする．ずらしたのは「書けるものではない」という類似点が軸になっている

図3　3回目インタビューのトランスクリプト・2

23　A：そう，そう，そう．でもね，ああいうものは何か書けるものではなくて，私の看
24　護観ってとうとうと書けるものではなくて，何かが起こったときの，判断の基準に
25　なっているものが，自分の看護に対する考え方だなって，私は思うんですね．だか
26　ら，何にも起こってないのにね，さあ，あなたの看護観って言われて，とうとうと
27　書くっていうのはね．それは何か，たぶん，私も，あの，3年目ぐらいの看護師さ
28　んで，書けって言われたら，何か書くんだろうと思いますけど，でも，そんなもん
29　じゃないような気がするんですよ．
30　　　だから，その，何かデータを見るとき，論文を読むときの看護の視点っていうの
31　も，同じようなもので，それはもう私の中にあるもので，私自身が視点だから，誰
32　かに説明して，あなたもちょっと使ってみたらっていうね．例えば，Nさんが一緒
33　に研究している社会学の人に，ほら，これが看護の視点よ，あなたもちょっと使わ
34　せてあげるわっていうような，何かそんなもんじゃないんじゃないかなって思うん
35　ですね．

36　　　だから，そう言いだすと，みんなそうなんだと思うんですよ．社会学の視点，哲
37　学の視点とか何か言われても，それはやっぱりその領域をやっている人が，自分が
38　もうそれこそ尺度になっているみたいなもので，ちょっと借りてきたりとかね，あ
39　の，するもんではないし．まあ，借りるためには，それが書かれなければいけない
40　んだけれども，でも，そんなもんじゃなんじゃないかなっていう気がするんですけ
41　どね．

42　N：うーん．書かれちゃうと，別のものになってしまう可能性もありますしね．

43　A：うーん．それとか，あの，どんなに詳しくそれが書けたとしても，私が使ってい
44　るように，誰かが使ってくれるってことはないですよね．

図3　解釈

⑧「とうとうと書けるものじゃない」を繰り返す

⑨「何かが起きたとき」…状況，文脈
　「判断の基準」＝「私の看護に対する考え方」
⑩「私の中にあるもの」「私自身が視点」
↓
私と文脈は分けられない．文脈・状況の中で判断や見方が生まれる

③何かが起こらないと看護観は書けない
　　↓
　"何かが起こる"こととともに生まれるような
④気がする＝断定していない

⑤論文を読むだけでなく，「データを見るとき」が加わっているのは，それ以前に"データの分析"の話もしていたため

⑥他の学問領域を取り入れて語る具体的な例を述べてやってみる

⑪使わせてあげる➡「看護の視点」は「私の見方」「私の判断」そのものであるため，それを取り出して，他人に使ってもらうことはできない

⑤断定をさけている

⑫「自分が尺度」になっている

⑥気がする

図3　3回目インタビューのトランスクリプト・3

45　N：うん．

46　A：それは，何か私のものだから，あの，うーん．だから，そういう意味でいうと，

47　　　もしかしたら，看護の視点って言っているけど，Nさんが持っている看護の視点

48　　　とは，また違っていたりとかするかもしれないですよね．一緒のところもあるし，

49　　　えっ，そんな見方するのっていう感じで，いや，私はしないわっていうところと，

50　　　あっ，そんな見方しないけど，そういう見方があるのね，っていうところがあった

51　　　りとかするんだと思うんですよね．

図3　解釈

⑬「私のもの」という言葉に触発され，Nとは違う可能性を語る
　「えっ，そんな見方するの」「いや，私はしないわ」「そんな見方しないけど，そういう見方があるのね」
　➡他人の見方との違いに驚いたし，そうしないと思ったり，別の見方があることに気づく
　　「看護の視点」はそのように確かめられる可能性がある

⑦はっきり説明できない
　＝とうとう説明できない，書けない
　　けれども，しない／する，書かない，思わない
　　はわかる

図4　4回目インタビューのトランスクリプト・1

1　A：…病棟の看護師が，あの，昨日の夜，メールをくれたんですよ．その，先生から
2　　（トイレ歩行しているのにベッドサイドに尿器が置きっ放しになっていることなど
3　　を）聞いて，あの，私は，だから病棟でカンファレンスを企画して，あの，まあ，
4　　そういうことをしましたっていうふうにメールをくれて（略）

5　N：ええ，ええ．

6　A：だから，その，彼女は私が，あの，そうやって取り組んでくれてね，すごくうれ
7　　しいというメールを出したら，すぐまたメールをくれていて，それに，その，朝の
8　　ラウンドのときに，尿器はもう片付けるというのをね，あの，ちゃんとしているし，
9　　患者さんと，あの，コミュニケーションもね，多く取るように頑張っていますって
10　　書いてあって，で，でもね，私の言いたいことが伝わってないなとすごく思ったん
11　　ですよ．

12　N：なるほど．

13　A：その，私が，あの，すごく，あの，言いたかったことは，その，何て言うのかな，
14　　その，例えば使わない尿器の横でご飯を食べる不快さというのはもちろんあるし，
15　　それはもちろん何とかしてほしいんだけど，私が言いたかったのはそういうことよ
16　　りももっと，あの，例えば，その，オペ後に，ええと，夫は4リットル，マスクの
17　　酸素吸入をしてたんですね．

18　N：はい，はい．

19　A：でも，すごく口が渇くって言って，で，私はそれを看護師さんに言って，ガーゼ
20　　をもらって，唇をね，あの，氷水でぬらしてたんですけど，5分ともたないんです
21　　よ．で，何でこんな，こうなるんだろうと思って，で，あの，酸素流量計はカーテ
22　　ンの後ろっていうか，陰になっててわからなかったんだけど，いったい酸素はいく

図4　解釈

①Aさんの指摘 ➡ そのまま一つひとつへ対応

②私の言いたいことが伝わっていないなとすごく思ったんです
　↓
①「私が」が繰り返し強調される

②最後にもう一度これを語る．p.30（別冊内）では何か伝わらないが語られてから，「やっぱ伝わらないのね」と着地する

③「言いたかったこと」と言いながらも「何て言うのかな」と言いよどみ（ためらう）すぐには出てこない
　↓
例えば<1>　先に述べた例（尿器）
➡ そういうことよりも（2度目）
※繰り返されている
例えば<2>　病院で経験した別のことへスライドさせる
※ここでの軸は，まだ明示してない「私が言いたかったこと」である

①私の言いたかったのは，そういうことよりももっと
・もっと，どういうことなのか？

図4　4回目インタビューのトランスクリプト・2

23　　　つで行ってるんだろうと思って見たら，4リッターだったんですね．
24　N：うんうん．
25　A：で，4リッターマスクでこれだけ口渇を訴えてるのに，加湿がしてないんですよ．
26　　（略）で，それは加湿をしてほしいと言ったらすぐ対処をしてくれて，で，その後，
27　　やっぱりすごい，もう言わなくなったんですけどね，でもそれってね，看護師が，
28　　その，尿器を置いている不快さじゃなくて，何か積極的に苦痛を与えてるんですよ
29　　ね，その看護で．
30　N：うん，うん．
31　A：だから，そういうことを病棟の人は，いったいどういうふうに知ってるのかとい
32　　うところを改善してほしかったんですよ．
33　N：ええ．
34　A：だから，（略）だから，あの，朝回ったときに尿器回収しましょうって，そんな話
35　　じゃなくて，その看護のレベルはいったいどうなってるのかっていうのがね，もう，
36　　確かに，その，私がすごく気になったことの中には，あなた，患者の気持ち，家族
37　　の気持ち，考えてるの？っていうこともあったんですよ．
38　　（略）
39　A：だから，あの，それは確かに患者さんともっと話，しましょう，尿器回収しましょ
40　　う，それはやってくれたらいいんですよ．いいんだけれども，そこが私が，その，
41　　譲れないと思ってたり，何とかしてくださいって言っているところではなくて，（略）
42　　なかにはやっぱり，あの，だんながすごくプロフェッショナルな看護師さんだって言
43　　う人もいて，それなのに，何でこんなね，スタンダード以下の看護が提供されてる
44　　ことを誰も知らないんですかってすごく思うんですよ．

20

図4　解釈

Ⅰ.看護師が

④看護師が尿器を置いている不快さじゃなくて
何か積極的に苦痛を与えてる

Ⅱ.病棟の人たちの実践

⑤どういうふうに知ってるのか
これを改善してほしい
↓
(つまり知り方の改善)
※メールをくれた病棟の看護師がしたのは生じた事柄への対策
↓　　　⑥「だから」を繰り返す
⑦その看護のレベルはいったいどうなってるのか
⑧私がすごく気になったことの中には
　　あなた，患者の気持ち，家族の気持ち，考えてるの，ってこと⑥

②同じ改善でも焦点を当てている所が違っている

Ⅲ.一人ひとりに向けている

③そこが私の譲れないと思った，何とかしてくださいって言っているところではなく，なかにはやっぱり
↓
⑨再び言い直す
それなのに，何でこんなね，スタンダード以下の看護が提供されてることを誰も知らないんですか

④誰も知らない
Ⅳ.みんな

図4 4回目インタビューのトランスクリプト・3

45　（略）

46　A：だからね，何か，何て言うのかな，その，自分がやっぱり看護を教えている者と

47　　して，いったいこの状況は何が悪くてこうなってるのか，基礎教育の問題なのか，

48　　継続教育の問題なのか，なぜこのことが，あの，もっとみんなでケアの質をよくし

49　　よう，ケアの質をよくしようなんて，それ，スタンダードに持っていってくださいっ

50　　ていう話なんですよね．

51　（略）

52　A：だからね，何か，その，1年目の人がまだまだなことは，もうそれはしょうがな

53　　いことでね，そうなんだけど，一見，何かすごく経験のありそうな人のそういうケ

54　　アというのがね，やっぱりすごく，こう，許せない．（略）許せないし，譲れない

55　　感じ．

56　（略）

57　A：そう．だからね，何か譲れないのかって，何かすごく大きなことではなくて，何

58　　か普通に看護師だったらすべきことをちゃんとしてほしい．

59　N：うん．

60　A：っていうだけのことなんだなって思ったんですけどね．

61　（略）

62　A：で，一番何か感動したのは，麻酔科医．すっごく丁寧に，あの，今までの，その

63　　どういうことで病院にかかったかとか，そういうのを全部聞いてくれて，で，あの，

64　　硬膜外麻酔，それはリクエストをしたんだけれども，あの，それをすごくだんなが

65　　ね，あの，心配している話をしたら，あの，ちゃんとベッドに横になって，あの，

66　　入れるときにはこういう体勢になるっていうのをやってくれて，何かすごく，あの，

図4　解釈

⑩だから　繰り返す
再度,「何て言うのかな」を繰り返し
「自分がやっぱり看護を教えている者として，いったいこの状況は何が悪くてこうなっているのか」

だから：接続：それゆえ
前に述べた事柄が，後に述べる事柄の原因・理由になることを表す語
→「だから」をずっと繰り返すのは，前に語った例，前に語ったある"結実"が次の事柄の理由になり，これを繰り返すということは，①②…
ひとまず言いたかったことを語る，それが足場となり，次に言いたいことが生まれてくる
これを繰り返すことを介して，何を言いたいのかを探り，自分の看護の視点を見出そうとしている

③自分の視点　夫の家族としてかいま見たことではあったが
視点は看護教育をする者

⑤スタンダードに持っていて下さい，Aさんの要望
ところどころに要望や期待をはさんでいる

④Aさんのある種の基準が語られるが，それ自体は明確に表現されていない
スタンダード，普通とは

だから，と言ってつないでいく
⑪経験のありそうな人の"そういうケア"が，やっぱり，すごく許せない，譲れない感じ

⑫譲れないこと，何かすごく大きなことではなくて
1つの着地　(何か普通に看護師だったらすべきことをちゃんとしてほしいっていうだけのことなんだなって思った)
⑤自分でさがしていく

→普通に看護
この意味についても質問した　　　　N質問
普通というのがどういうことであるのか
↓　ex)
〔感動したかかわり〕
⑬麻酔科医
すっごく丁寧に……そういうのを全部聞いてくれて　～してくれる
硬膜外麻酔…すごくだんながね，あの，心配している話をしたら，
あの，ちゃんとベッドに横になって，あの，入れるときにはこういう体勢になるっていうのをやってくれて，
↓
何かすごく，あの，本当にあなたをケアしていますっていうね，
あなたのことを考えていますっていうメッセージがすごく伝わってくる
↓

図4　4回目インタビューのトランスクリプト・4

67　本当にあなたをケアしていますっていうね．

68　N：うんうん，うんうん．

69　A：あなたのことを考えていますっていうメッセージがすごく伝わってくる．
　　　　⑮

70　N：はい．

71　A：だからすごい時間をかけて，あの，丁寧に聞いてくれて，あれはね，すごくいい
　　　　　⑭

72　　経験だったんですよね．

73　N：ああ．そこがポイントなのかもしれないですよね．いくらたくさんの患者さんを

74　　診ていたとしても，今ここで，うんと，例えばご主人のことをちゃんとこういうふ

75　　うに見てますよっていうことが，その，別に見てますよって言わなくてもいいんで

76　　すが，それが伝わってくるような注意力と関心を持って．

77　A：そうですね．

78　（略）

79　A：そうそう，そうそう．でもすっごい本当にね，あの，その人をケアしているって
　　　　　　　　　　　　　　　　　　　　　　　　⑥⑦

80　　いうことが，あの，伝わってくる態度，話とか聞いてくれることが…．（略）何か，

81　　私とかがんがん使ってもらいたいけど，麻酔は怖いっていうのはね，思うから，で

82　　もあれだけ，あの，過去の病歴のこととかも全部聞いてくれてね，あれはやっぱり

83　　すっごい安心できた．

84　（略）

85　（Nが他の看護師から聞いた話：長くかかわった人が亡くなった．短いかかわりで

86　　も，今でも気になっている人がいる）

87　（略）

88　A：何か私ね，あの，たぶん一度，ノロだったのかもしれないんですけど，日曜日に

24

図4 解釈

↓
⑭《だから》
すごい時間をかけて，丁寧に聞いてくれて
あれはねすごくいい経験だった

⑮何度も"すごい"を繰り返している
- 丁寧
- 本当にあなたをケアしています，あなたのことを考えてます
- 伝わってくる
- 時間をかけて
- いい経験
- 安心できた

Aさんが"すごい"という言葉で修飾したのは
これらの言葉，これらはいずれも，Aさんにとっていい経験に結実していることから
Aさんにとっての「ケア」において大切なこと

⑥主語は麻酔科医
⑦その人をケアしているっていうことが（すごい本当にね）
伝わってくる態度

図4　4回目インタビューのトランスクリプト・5

89　すごい，あの，おなかが痛くて，下痢をして，で，いつも行ってるクリニックは日曜
90　だから休みだから，あの，ええと，休日急病診療所のあれ探して，電話して，（略）
91　そこのクリニックにいた看護師さんが，その，何か呼ばれるまで待ってるだけのと
92　きだったんですけど，だから本当に2～3分しか一緒にいなかったんですけど，あ
93　の，すごくお辛いですよねとか言ってくれて，あの，牛乳がね，温めた牛乳がいい
94　と思う人がいるけど，そうじゃなくて，あの，ええと，ポカリスエットとかね，あ
95　あいうものを常温ぐらいにして飲むのがいいんですよとかね，言ってくれて，何か
96　ね，すごくね，えっ，この人できるっていうようなね．何か本当にちょっとのかか
97　わりなんだけれども，何かすごく的確なアドバイスができるっていう，何かね，あ，
98　この人は何かいい看護師さんっていう言い方，変だけど，何かそういうのって，長
99　く一緒にいないとわからないかって，そんなこと全然ないですよね．
100　N：うん，うん．
101　A：だからああいう看護師さんは，やっぱり人は，あの，頼ると思うんですよね．
102　（略）
103　（ネコの話しました？　と言って語り始める）
104　（略）
105　A：で，そのネコが一時，その，6kgぐらい体重があったのに，やっぱり（血糖の）
106　コントロールがあんまりよくなかった時期に，5kgを切っちゃったことがあるん
107　ですよ．体重を．
108　N：ええ．
109　A：だからすごく体重を気にしているネコの飼い主だったんですけどね．その獣医さ
110　んに行ったら，最初，ほら，あの，動物の看護師さんが出てくるんですね．（略）そ

図4 解釈

長くかかわった人が亡くなった
↓　　自分がクリニックを受診したときのことを語る
⑯いつも行っているクリニックが休み
↓　　呼ばれるまで待っているとき→2, 3分
初めて会った看護師
看護師「すごくお辛いですよね」
　　…ポカリスエットとかね，ああいうものを常温ぐらいにして飲むのがいいんですよね
↓
⑰何かねすごく，この人できる
何か本当にちょっとのかかわりなんだけれども
何かすごく的確なアドバイスができる
この人は何かいい看護師さん　　　　　　　3回強調？
↓
何かそういうのって，長く一緒にいないとわからないかって，
そんなこと全然ないですよね
|
長く一緒にいなくてもわかることがある

⑧看護師が「言ってくれて」を2回繰り返す
|
麻酔科医のところでの「聞いてくれる」と語った
|
〜してもらうときの表現

⑱Aさんが着地したのは，人が"頼る"看護師さん
↓
ネコの話

⑨すごく体重を気にしているネコの飼い主
→当人が何を気にしているかをまず示す

図4　4回目インタビューのトランスクリプト・6

111　の看護師さんったらね，あの，(略)スケールがゼロに合ってないのに，(略)はい，
112　ヨッちゃんどうぞって．でね，そのまま，あの，4.2kg，すごい少ない数字，た
113　ぶんね，マイナス0.7か何かぐらいになってたんですよ(笑)．だからそれをね，平
114　気で書こうとして，でね，あの，それを書きながら，何か，あの，何かお困りのこ
115　とありますかって私に聞いたんですよ．で，私はね，あんたに言う？って思ったん
116　です．言わないですよ．でも，あんたに言う？って．だって，私は体重が減ること
117　をすごく心配しているのにね，何かあんた，それ，全然，気にしてないじゃん．そ
118　んな人にさ，どうされましたって，私は言わないって．でも私ね，その外来の化学
119　療法の研究の場で，同じことが起こってると思ったんですよ(他で語った大学院生
120　の事例)．だって，この人って，問題解決できそうっていうね，私がそのクリニッ
121　クに行って，本当にちょっと接した人が，あの，いや，この人できるわっていうのっ
122　て，短い関わりでも感じるから，だから，私はたぶん何かあったらその人には相
123　談すると思うけど，そうやって人が，もう体重が減ってることをすごく気にしてい
124　るのにね，なのに，0点に合わせずにね，体重，量って，えらい減ってるのをそ
125　のまま書こうとするあなたがね，どう，調子はどうですかって，あっ，大丈夫です，
126　それ以外のこと，何言う？あんたにみたいな．
127　(略)
128　Ａ：でもね，何て言うのかな，その行為って，ああ，やっぱりね，私ね，あの，あん
129　たのことどうでもいいわっていうメッセージにこだわってるんだなって今，思った
130　んだけど，結局，その動物の看護師さんは，うちのネコのことなんかどうでもいい
131　んですよ．本当に．あの，たぶん9時，5時か何かわからないけど，そのシフトを
132　働くっていうことは必要なことなんだろうけど，あんたのこと，あんたのネコはど

図4　解釈

⑩何かあの，何かお困りのことはありますかって私に聞いたんです
➡️私「あんたに言う?」って思った
　　　2回繰り返す

⑲私は体重が減ることをすごく心配しているのにね
あんた，それ全然気にしてないじゃん
➡️そんな人にさ，どうされましたかって，私は言わない
⬇️
その語りに続けて，
・外来化学療法の場で，同じことが起こっていると思った
・私がそのクリニックに行って，本当にちょっと接した人がこの人できるわって…
というように，これまでの語り（語った出来事）をはさみ込み，その人に相談するか，言うか否かを語る
つまり，前の語りがここでＡさんが示そうということの足場となり，それがはさみ込まれることで，
その人が相談したり何かを言うに値する人であるかの判定をさぐっていく

⑳Ａ 何ていうのかな，その行為って
　少し言いよどみ，考える
⬇️
Ａ ああ，やっぱりね．
　　➡️"やっぱり"既にＡさんは気づいていた．それがこだわりだったということを再発見した
私ね，あの，あんたのことどうでもいいわっていうメッセージにこだわってるんだなって今，思ったんだけど　　⑪うちのネコのことなんてどうでもいいんですよ
⬇️
次ページへ

図4　4回目インタビューのトランスクリプト・7

133　うでもいいし，あんたのことはどうでもいいのっていうことなんですよね．

134　N：うん．

135　A：だから，ああ，それがキーワードかもなんて．

136　（略）

137　A：うん．でもね，本当に，あなたが何とかしてくれなかったらどうしようもないの

138　よっていうね，あなたが知らんぷりしたらっていうのをすごくね，何か感じてほし

139　い．あなたが知らんぷりしたら，化学療法で吐いて苦しんでる患者さんはそのまま

140　なのよって．だから，私がいなかったら，だんなは一晩，口が渇くって言ってるの

141　よっていう，何かあなたが何とかしなきゃいけない人でしょうよみたいなことが，

142　まあ，やっぱ伝わらないのね．

図4　解釈

↓
㉑ああ，それがキーワードかも

※「今，思った」「それがキーワード」という語りから，このインタビューで語りながら，Aさんが気づいたことと言える
↓
そして希望，要望が語られる
㉒「何かあなたが何とかしなきゃいけない人でしょうよみたいなことが，やっぱ伝わらない」
↓
病棟の看護師にメールで伝えようとした（図4の最初）
それがうまく伝わらなかった
言いたいこと
↓
これは夫が入院した病院の看護師にも言いたいこと

⑫感じてほしい　　伝わらない

⑬これまでの語ったまま挿入され
最後にだんなの話に戻り伝わらない

⑭あなたが…と呼びかけている

31

(参照)西村ユミによる実際の手書きの分析

Published by IGAKU-SHOIN Ltd. 1-28-23 Hongo, Bunkyo-ku, Tokyo © 2014, Printed in Japan